U0207636

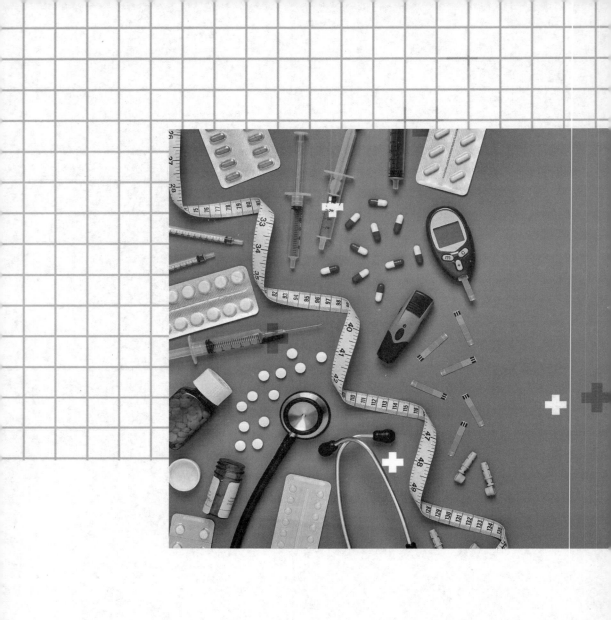

糖尿病管理规范与诊疗进展

TANGNIAOBING GUANLI GUIFAN YU ZHENLIAO JINZHAN

宁英远 主编

王 斌 宋旭萍 马常娥 卢 洋 高东玲 石 红 王天华 副主编

甘肃科学技术出版社

（甘肃·兰州）

图书在版编目（CIP）数据

糖尿病管理规范与诊疗进展 / 宁英远主编 . -- 兰州：
甘肃科学技术出版社，2020.10（2023.12重印）
ISBN 978-7-5424-2522-5

Ⅰ . ①糖… Ⅱ . ①宁… Ⅲ . ①糖尿病 - 诊疗 Ⅳ .
①R587.1

中国版本图书馆CIP数据核字(2020)第199133号

糖尿病管理规范与诊疗进展

宁英远　主编

责任编辑　杨丽丽
封面设计　陈妮娜

出　版　甘肃科学技术出版社
社　址　兰州市城关区曹家巷1号　　730030
电　话　0931-2131576（编辑部）　0931-8773237（发行部）

发　行　甘肃科学技术出版社　　　印　刷　三河市铭诚印务有限公司
开　本　710毫米×1020毫米　1/16　印　张　17.25　插　页　2　字　数　288千
版　次　2020年12月第1版
印　次　2023年12月第2次印刷
印　数　1501~2550
书　号　ISBN 978-7-5424-2522-5　定　价　138.00元

前　言

　　糖尿病是一种最常见的内分泌代谢疾病,随着人们生活方式的改变和老龄化的加速,我国糖尿病的患病率迅速上升,成为继心脑血管疾病、肿瘤之后第三大严重危害人民健康的慢性病,尤其是其慢性并发症累及多个脏器,致残、致死率高,严重影响患者的身心健康,并给患者、家庭和社会带来沉重的负担。

　　虽然,与发达国家相比,我国糖尿病患病率不算高,但由于人口众多,糖尿病患者的绝对数已居世界前列,尤其令人担忧的是,我国糖尿病的检出率、知晓率、控制率均较低,疾病的管理水平与医疗服务需求的差距较大,各地区专科诊疗水平也不均衡,各级医疗单位在糖尿病治疗中的策略和方案亟待规范和统一。尤其糖尿病教育及糖尿病知识普及的现状不容乐观,糖尿病患者案头缺乏一本真正能够指导自己实现自我管理疾病、战胜病魔的指导用书。为此,编者根据患者平时咨询的常见问题和糖尿病近年来的诊疗进展,结合自己从业40余年积累的糖尿病临床经验编撰了《糖尿病管理规范与诊疗进展》一书,希望对广大读者有所裨益。

　　全书共12章,内容涉及糖尿病相关基础、流行病学、分型诊断、专科诊断技术、药物和非药物治疗、急慢性并发症防治、特殊情况的处理、监测随诊、三级预防等。该书非常注重糖尿病临床实际和防治经验,防治观念与知识更新紧跟近年来糖尿病的学术进展,具有较高的学术水平和临床实用价值。内容丰富、全面、新颖、科普性强,深入浅出、语言朴实、通俗易懂,适用于糖尿病教育和科普宣教,是广大患者实现自我管理的良师诤友,是糖尿病专科住院医师、进修医师、研究生、实习生快速掌握糖尿病临床知识的参考书以及糖尿病相关专业临床医师、医疗卫生管理工作者的普及读物。

　　编撰工作虽经深思熟虑,不敢有丝毫马虎,但由于时间仓促,百密一疏,错误在所难免,敬请各界专家学者及广大读者不吝批评指正。

兰州糖尿病肾病专科医院教授　宁英远

2009年10月

出版说明

  《糖尿病防治教育手册》出版后，受到了广大基层医务人员的好评和广大糖尿病患者的欢迎，短短一年多就已售完。该书受欢迎的原因主要是具有较高的学术水平和临床实用价值，内容丰富、全面、新颖，科普性强，深入浅出，语言朴实，通俗易懂。但由于印数较少，远远不能满足广大基层医师和广大糖尿病病友的需要，因此我们决定在原来的基础上，对近年来糖尿病防治出现的新观点、新理论进行补充和修订，编写了《糖尿病管理规范与诊疗进展》一书，补充修订后，本书的内容更加充实。参加本次编写的人员有宋旭萍、石红、王斌、马常娥、高东玲、卢洋、王天华，他们是甘肃省多家医院的专家和兰州糖尿病肾病专科医院的医师，为本书的编写付出了艰辛的努力，使本书得以尽快出版，在此，我深表谢意。

  本书适于广大基层医师、进修医师、研究生、实习生，还有广大糖尿病患者阅读，并希望能对糖尿病专科医师在临床治疗上有所帮助。

兰州糖尿病肾病专科医院教授 宁英远

2020年6月

目　录

001	第一章	糖尿病流行病学与相关基础知识
001	第一节	糖尿病流行病学
004	第二节	糖尿病相关基础知识
008	第二章	糖尿病分型诊断与实验室检查
008	第一节	糖尿病分型和诊断
016	第二节	糖尿病实验室常规检查
022	第三章	糖尿病治疗总则与糖尿病教育
022	第一节	糖尿病治疗总则
029	第二节	糖尿病教育
040	第四章	糖尿病饮食与运动治疗
040	第一节	糖尿病的医学营养治疗
064	第二节	糖尿病的运动治疗
072	第五章	糖尿病降糖药物治疗
072	第一节	口服降糖药物治疗
091	第二节	胰岛素治疗
103	第三节	2型糖尿病药物治疗管理新策略
109	第四节	糖尿病的强化治疗
115	第六章	糖尿病急性并发症的防治
115	第一节	糖尿病酮症酸中毒
120	第二节	高血糖高渗状态（HHS）
123	第三节	乳酸性酸中毒

125	第四节	低血糖症
132	第七章	糖尿病慢性并发症的防治
132	第一节	糖尿病慢性并发症的概述
134	第二节	糖尿病视网膜病变
138	第三节	糖尿病肾脏疾病
154	第四节	糖尿病神经病变
162	第八章	糖尿病大血管病变的防治
162	第一节	糖尿病性下肢血管病变
166	第二节	糖尿病足
173	第三节	糖尿病与冠心病
176	第四节	糖尿病与高血压
182	第五节	糖尿病与高脂血症
186	第六节	糖尿病与脑血管疾病
189	第九章	特殊人群糖尿病
189	第一节	儿童和青少年糖尿病
196	第二节	老年人糖尿病
204	第三节	妊娠与糖尿病
213	第十章	糖尿病的特殊情况
213	第一节	糖尿病与感染
221	第二节	糖尿病与外科手术
225	第三节	糖尿病与肝病
228	第四节	糖尿病与皮肤病变
231	第五节	阻塞性睡眠呼吸暂停低通气综合征与高血糖
234	第十一章	糖尿病心理障碍与日常生活
234	第一节	糖尿病心理障碍
238	第二节	糖尿病与日常生活
243	第十二章	糖尿病监测随访与三级预防
243	第一节	糖尿病监测与随访
252	第二节	糖尿病三级预防
258	参考文献	

第一章 糖尿病流行病学 与相关基础知识

第一节 糖尿病流行病学

近年来,随着世界各国社会经济的发展和人民生活水平的不断提高,1型糖尿病(T_1-DM)的发病率及2型糖尿病(T_2-DM)的患病率逐年上升,尤其是T_2-DM已成为威胁人民群众健康的严重社会问题, 糖尿病已经成为世界各国的主要卫生保健问题,引起各国政府卫生部门以及广大医务工作者的关注和重视。

一、我国糖尿病流行特点

1. 以2型糖尿病为主,1型糖尿病及其他类型糖尿病少见。2013年全国调查中2型糖尿病患病率为10.4%,男性高于女性(11.1%∶9.6%)。

2. 各民族间的糖尿病患病率存在较大差异:满族15.0%、汉族14.7%、维吾尔族12.2%、壮族12.0%、回族10.6%、藏族4.3%。

3. 经济发达地区的糖尿病患病率明显高于不发达地区, 城市高于农村(12.0%∶8.9%)。

4. 未诊断糖尿病比例较高。2013年全国调查中,未诊断的糖尿病患者占总数的63%。

5. 肥胖和超重人群糖尿病患病率显著增加, 肥胖人群糖尿病患病率升高了2倍。2013年按体质指数(BMI)分层显示,BMI<25kg/m² 者糖尿病患病率为7.8%、25kg/m²≤BMI<30kg/m² 者患病率为15.4%,BMI≥30kg/m² 者患病率为21.2%。

二、我国糖尿病流行的可能影响因素

(一)种族与遗传因素

1. 城市化。随着经济的发展,我国的城市化进程明显加快,全国城镇人口比例从 2000 年的 34%上升到 2016 年的 57%。城市化导致人们生活方式改变,体力活动明显减少,生活节奏的加快也使得人们处于应急环境,这都与糖尿病的发生密切相关。

2. 老龄化。我国 60 岁以上老年人的比例逐年增加,2000 年为 10%,到 2016 年增加到 13%,2008、2013 年的调查中 60 岁以上的老年人糖尿病患病率在 20%以上。

3. 超重肥胖患病率增加。《中国居民营养与慢性病状况报告(2015)》显示,全国 18 岁以上成人超重率为 30.1%、肥胖率 11.9%,比 2002 年上升了 7.3 和 4.8 个百分点,6~17 岁儿童青少年超重率为 9.6%,肥胖率为 6.4%,比 2002 年上升了 5.1 和 4.3 个百分点。

4. 中国人的遗传易感性。2 型糖尿病的遗传易感性存在着种族差异。与高加索人比较,在调整性别、年龄和 BMI 后,亚裔人糖尿病的风险增加了 60%;在发达国家及地区居住的华人,糖尿病的患病率显著高于高加索人。目前全球已经定位了超过 100 个 2 型糖尿病易感点,其中近 30%在中国人群中得到验证,另外,在中国人中发现了 PAX4、NOS1AP 等多个 2 型糖尿病易感基因,这些基因使中国人 2 型糖尿病发生风险增加 5%~25%。与中国人 2 型糖尿病显著相关的 40 个易感位点构建的遗传评分模型可应用于预测中国人 2 型糖尿病的发生,且主要与胰岛 β 细胞功能衰退有关。

(二)环境因素

1. T_2-DM患病率与经济水平呈正比。T_2-DM患病率随经济水平增长而上升:①不同经济发展水平国家之间的患病率不同,如美国为6%~8%,中国为3.2%;②同一国家不同经济发展阶段患病率不同,我国不同年份经济水平与糖尿病患病率呈正相关;③同一民族生活在不同经济发展水平地区的患病率也不同。

2. 生活方式。与饮食结构改变、活动量减少具有明显的关系。

(1)饮食结构的改变:我国1980—1996年16年间,糖尿病患病率增加了5倍,1978—1987年,人均粮食消费增加了30%、肉食增加了100%、蛋类增加了180%、含糖饮料增加了95%。

（2）活动量减少：调查分析显示，不常活动的人群患糖尿病的风险比经常活动的人群高6倍。

超体重或肥胖者糖尿病患病率高于正常体重者，脑力劳动者高于体力劳动者。饮食改善、体力活动减少，造成营养过剩，肥胖人群增加，因而糖尿病患病率上升。儿童、青少年T_2-DM患病率上升与肥胖平行增加，我国缺乏全面资料，但北京市近10年来肥胖儿童增加了5~7倍。

3. 人口老龄化。随着生活条件和医疗条件的改善，老龄人口不断增加，患者以40岁以上多见，不论男女，T_2-DM患病率均随年龄增长而上升。

三、糖尿病并发症是患者致残和早亡的主要原因

糖尿病为终身性疾病，其慢性并发症患病率高的问题严重，严重危害人民健康。对糖尿病及并发症的防治是目前研究的重点。2001年中国糖尿病学会对30省、市住院病人调查显示：合并高血压及心、脑血管病患者占60%；合并肾病、眼病患者各占34%。糖尿病并发症已成为糖尿病病人主要致残、致死的原因，糖尿病的预后取决于糖尿病并发症的发生情况。

（一）我国糖尿病患者慢性并发症的特点

1. 糖尿病住院病人大血管病变现状。高血压患病率增高的倍数与国外相似，冠心病及脑卒中患病率增高的倍数远远高于国外资料。

2. 糖尿病住院病人微血管病变现状。双目失明患病率增高的幅度较小，仅为非糖尿病者失明率的2倍左右，但尿毒症的患病率在糖尿病患者中增幅极高，说明糖尿病肾病可能是构成对我国糖尿病患者威胁巨大的并发症。

3. 我国糖尿病并发症高的原因。可能有：①公众防病意识差，不能早期诊断、早期治疗；②已诊断的糖尿病患者，对疾病的认识差、治疗意识差；③糖尿病专业人员及各医疗单位的专业水平不均衡；④受到社会经济的制约。

（二）糖尿病慢性并发症的危险因子

这些危险因子包括：糖尿病家族史、糖尿病的类型、发病年龄、病程以及体质指数（BMI）、高血压、高血糖、血脂异常、吸烟和性别等。①糖尿病发病年龄及病程与多种糖尿病慢性并发症及大血管病变密切相关，而且危险系数较高。发病年龄越小，病程越长，慢性并发症的患病率越高。②在危险因素中，BMI≥24kg/m²、高血压和血脂异常出现的频率较高。肥胖和超重的患者胰岛素抵抗

（IR）明显，这可能是引起BMI与糖尿病慢性并发症相关的原因，同时提示，减肥有利于糖尿病慢性并发症的防治。高血压与大血管、微血管和神经并发症均密切相关，收缩压与各种并发症均相关，高血压是可以控制的因素，说明预防和治疗高血压的重要性。③高胆固醇血症、高TG血症、高LDL-C血症和低HDL-C血症等血脂异常，对并发症的影响提示我们，在糖尿病并发症的预防中，不但要关注血压的控制，也要关注血脂的调节。④吸烟是大血管病变独立的危险因子。

四、2型糖尿病防治的原则措施

1. 加强对糖尿病高危人群的筛查和干预治疗。降低糖尿病发病率的关键是保持健康的生活方式，预防的重点是中老年人和易感人群。研究表明：IGT病人心血管病死患者亡率已高于正常人；单纯通过改变生活方式可以阻止IGT向T_2-DM的转化；某些药物（如二甲双胍、α-糖苷酶抑制剂等）的干预治疗也取得了效果。

2. 提高对糖尿病的诊治水平，尽量减少糖尿病并发症的发生。目前，约80%的糖尿病患者死于并发症，而80%的医疗费用用于治疗糖尿病并发症，所以，强调早期诊断、早期治疗。糖尿病并发症是致残和折寿的主要原因，约80%的糖尿病患者死亡于心血管并发症，因此，糖尿病治疗的总目标就是要减少糖尿病的并发症，必须更新糖尿病治疗目标的概念，由单纯强调血糖控制转变到全面治疗糖尿病病人的心血管危险因子。控制高血糖可减少和延缓糖尿病微血管病变，必须全面控制以2型糖尿病—胰岛素抵抗（IR）为中心的代谢异常（代谢综合征），如减轻体重、降血压、降血糖、调血脂、改善IR、戒烟等。加大对公共健康"四大基石"的管理，即合理膳食、适量运动、戒烟限酒、心态平衡，可使糖尿病患者的各种并发症减少，从而平均寿命延长。

3. 建立和开展糖尿病三级防治体系。

4. 加强糖尿病治疗教育。包括对社会公众的宣传教育和对糖尿病人的治疗教育。

第二节　糖尿病相关基础知识

一、什么是糖尿病

糖尿病是一种常见病、多发病，是以高血糖及蛋白质、脂肪、水电解质等代谢紊乱为特征的疾病，其致病因素是由于胰岛β-细胞合成及分泌胰岛素绝对不足或相对不足、胰岛素本身存在结构上的缺陷、胰岛素受体变异或受体反应异常等所致。有一定的遗传倾向，病情严重者或遇有外伤、手术、感染等各种应激时可导致急性并发症，久病或长期血糖控制不良，可导致特异性的微血管病变和大血管病变的发生，受累器官包括心、脑、肾、眼、神经等，严重地威胁着患者的健康甚至生命。

糖尿病是一种慢性病，终身性疾病，需长期监测和治疗。患糖尿病后，应正确认识、认真对待、科学治疗。不可悲观失望或有病乱投医，不要奢望有灵丹妙药，会药到病除；也不要满不在乎，不认真遵照医嘱治疗，就会延误病情，导致各种急性和慢性并发症的发生和发展，影响健康。糖尿病目前虽尚不能根治，但在医务人员及病人的共同努力下，病情是可以得到有效控制的，病人可以正常工作和学习，愉快地度过一生，享有正常人的寿命。

二、正常血糖代谢过程

人们每日所进食的米、面等食物，所含的成分主要是碳水化合物，也称为糖类。糖类在体内的代谢变化，称糖代谢。糖代谢的过程是很复杂的，简言之，主要经过以下变化：①食入的糖类经胃肠道的消化作用转变为葡萄糖；②葡萄糖经肠道吸收进入血液，称为血糖，血糖被输送到肝脏，其中部分在肝脏转变为肝糖原贮存，其余则通过血循环分布到全身各器官、组织；③在组织中葡萄糖进入细胞，被利用产生热量，供给人体生理活动的需要；在肌肉细胞中生成肌糖原，在脂肪组织中转化成脂肪。以上代谢过程中，无论是葡萄糖在各组织中被利用或转变为糖原、脂肪贮存，均需有足够的胰岛素才能正常进行。如果胰岛素不足或胰岛素生理效应降低，都可导致血糖升高，发生糖尿病。

三、糖尿病患者糖代谢紊乱及临床表现

糖尿病病人由于体内胰岛素不足，肌肉和脂肪组织自血浆移出葡萄糖减少，糖原合成减少以及糖原分解和葡萄糖异生作用增加，所有这些过程均可引起血糖水平增高（高血糖）。高血糖的急性效应临床表现为"三多一少"症状，慢性效应表现为各种并发症的发生。

1. 多尿。当血液葡萄糖由肾脏滤过的浓度超过肾小管细胞的重吸收能力时，葡萄糖则在尿中出现（糖尿），滤过液中葡萄糖的渗透效应导致渗透性利尿，就出现多尿，每日排尿次数多，每日尿量也多。

2. 多饮。由于多尿失水，血浆高渗状态刺激口渴中枢，患者感口渴思饮，饮水量多,当体液摄入不足时,水和伴随的电解质丢失可造成脱水,并最终引起外周循环衰竭。

3. 多食。患者动—静脉血糖浓度梯度差缩小,刺激饥饿中枢,导致饥饿、多食。

4. 体重减少、疲乏。由于患者体内利用葡萄糖的作用减弱,就要动用体内的蛋白质和脂肪供给人体所需能量,其结果是蛋白质和脂肪分解增多,患者逐渐消瘦,并感全身乏力,儿童可影响生长发育。

总之,糖尿病的急性代谢效应表现可全部归因于胰岛素作用的不足,典型症状为"三多一少"加疲乏,即多尿、多饮、多食、体重减少。所有这些糖、蛋白质、脂肪代谢的急性代谢变化均可通过给予适量的胰岛素而得到控制或逆转。但是许多糖尿病患者"三多一少"的症状并不典型,甚至根本没用任何表现,而是在体检或看其他疾病时才被发现有糖尿病。

四、胰岛素的分泌与调节

胰岛素是胰腺的胰岛细胞内所分泌的一种具有降血糖作用的激素。胰岛细胞由4类主要细胞组成,各类细胞具有不同的内分泌机能。其中,B细胞(β-细胞)占60%~80%,合成和分泌胰岛素(INS);A细胞(α-细胞)占10%~20%,合成和分泌胰高血糖素(GLU);D细胞(σ-细胞)数量较少,合成和分泌生长抑素(SS);F细胞(PP-细胞)数量很少,合成和分泌胰多肽(IAPP)。各类细胞之间存在着某种机能联系,尽管每种胰岛细胞合成和分泌激素的特殊机能有所不同,但都参与了营养物质代谢的调节过程。

胰岛素是由51个氨基酸排列而成的两条多肽链构成,其前身为胰岛素原,胰岛素原裂解形成胰岛素和C-肽,由B细胞释放入血循环。胰岛素的分泌分为基础分泌和餐时分泌两部分;餐时分泌又有第一时相胰岛素分泌和第二时相胰岛素分泌,前者为血糖升高后刺激胰岛素快速释放,持续数分钟即降低,释放出胰岛B细胞内已合成的胰岛素;后者为缓慢的胰岛素释放过程,释放出胰岛B细胞内新合成的胰岛素。通过餐后这两个时相的胰岛素分泌,在正常人中,使餐后血糖逐渐降至正常。

正常人胰岛素的分泌,一日中不同时间胰岛素的分泌不同,随进餐前后血糖的高低而有所增减。正常人空腹时分泌胰岛素1U/h,外周血浆胰岛素浓度为5μU/ml,称为基础胰岛素分泌,如餐前及夜间的分泌,以维持夜间及空腹血糖在正常范围。每餐进食后，胰岛素分泌增加，30~60min达高峰，120min恢复到原基础水平，称为餐时胰岛素分泌，以调节餐后血糖。正常稳态下，胰岛素分泌率与血糖浓度之间呈平行关系。轻度高血糖可增强胰岛β-细胞分泌胰岛素，而高浓度血糖反而抑制胰岛素分泌。循环胰岛素降解迅速，在人类血浆半衰期仅为6~8min，肝脏和肾脏是其代谢的主要部位。胰岛所分泌的胰岛素有40%~50%在经由肝门静脉通过肝脏时，一次性即被移出而不会到达体循环。经血液运送到肾脏的胰岛素约有40%通过肾小球滤过，但大部分则由近曲小管吸收并被小管细胞降解，正常时几乎没有完整的胰岛素从尿中排泄。而C-肽不被降解，是以完整肽链的形式经肾脏排泄。

五、胰岛素的生理作用

胰岛素在调节人体糖、蛋白质、脂肪代谢过程中起重要作用。胰岛素为唯一的降血糖激素，当血糖升高时，迅速引起胰岛素的分泌。胰岛素可促进全身各组织利用葡萄糖产生能量，又可促使葡萄糖在肝脏、肌肉等组织内转化为糖原贮存起来；另一方面，胰岛素又可抑制肝糖原分解，抑制蛋白质及脂肪的糖原异生作用，其结果可使血糖下降。

胰岛素对蛋白质代谢的作用主要为促进氨基酸通过细胞膜，促进蛋白质合成，抑制蛋白质分解。对脂肪代谢的作用为促进脂肪合成，抑制脂肪分解。总体来说，胰岛素是葡萄糖、蛋白质和脂肪三大代谢物质的合成激素，胰岛素对代谢的影响主要是通过对多种酶活性的影响来实现。

第二章 糖尿病分型诊断与实验室检查

第一节 糖尿病分型和诊断

一、糖尿病新分型

糖尿病的分类名目繁多,随着人们对糖尿病病因、发病机制与临床研究的不断深入,糖尿病的分类、分型与诊断标准也在不断变化,1985年以来,糖尿病的研究取得了许多新的进展,原分类报告已不完全切合实际。1997年美国糖尿病学会(ADA)提出了一个可反映病因和(或)发病机制的糖尿病新分型建议,并与国际糖尿病联盟(IDF)达成共识,1999年世界卫生组织(WHO)公布了协商性的报告,目前,ADA新的分型方法已被世界各国普遍采用,此糖尿病新分型见表2-1。

表2-1 糖尿病新分型(WHO,1999)

---

1. 1型糖尿病。胰岛β-细胞破坏导致胰岛素绝对缺乏,有两种亚型:

(1)免疫介导型:①急进型:多见于青少年;②迟发型(LADA):多见于成年人。

(2)特发型:无免疫学证据。

2. 2型糖尿病。一般从显著的胰岛素抵抗伴相对胰岛素不足,到显著胰岛素分泌不足伴胰岛素抵抗。

3. 其他特殊类型糖尿病。

(1)β-细胞功能遗传缺陷:①12号染色体HNF-1α(MODY3);②20号染色体HNF-4α(MODY1);③7号染色体,葡萄糖激酶(MODY2);④线粒体DNA;⑤其他。

(2)胰岛素作用遗传缺陷:①A型胰岛素抵抗;②妖精综合征;③Rabson-Mendenhall综合

续表2-1

征;④脂肪萎缩型糖尿病;⑤其他。

(3)胰腺外分泌疾病:①胰腺炎;②创伤胰腺切除术;③肿瘤;④囊性纤维化;⑤血色病;⑥纤维钙化性胰腺病;⑦其他。

(4)内分泌病:①肢端肥大症;②Cushing综合征;③胰升糖素瘤;④嗜铬细胞瘤;⑤甲状腺功能亢进症;⑥生长抑素瘤;⑦醛固酮瘤;⑧其他。

(5)药物或化学品所致糖尿病:①Vacor(吡甲硝苯脲);②羟己磺酸戊氧苯咪;③烟酸;④糖皮质激素;⑤甲状腺激素;⑥二氮嗪;⑦β-受体激动剂;⑧噻嗪类利尿剂;⑨苯妥英钠;⑩干扰素α;(11)其他。

(6)感染:①先天性风疹;②巨细胞病毒;③其他。

(7)不常见免疫介导性糖尿病:①僵人综合征;②胰岛素自身免疫综合征;③其他。

(8)其他可能与糖尿病有关的遗传综合征:①Down综合征;②Klinefelter综合征;③Turner综合征;④ Wolfram综合征;⑤Friedreich综合征;⑥Huntington舞蹈病;⑦Laurence-Moon-Biedel综合征;⑧强直性肌营养不良征;⑨卟啉病;⑩Prader-Willi综合征;(11)其他。

4. 妊娠糖尿病(GDM)。

二、各型糖尿病的特点

(一)1型糖尿病

是指胰岛β-细胞遭受破坏或功能缺失导致胰岛素绝对缺乏，呈酮症酸中毒倾向。目前认为，最具有诊断价值的是血清胰岛细胞自身抗体的测定,此外,本病还与HLA-DQA和DQB基因有关,有两个亚型。

1. 免疫介导型。与病毒感染等介导的自身免疫有关。自身免疫标志有胰岛细胞自身抗体(ICAs)、胰岛素自身抗体(IAAs)、谷氨酸脱羧酶抗体(GAD_{65})、酪氨酸脱羧酶抗体(IA-2和IA-2β)。有85%~90%的病例在发现高血糖时,有一种或几种自身抗体阳性。该类糖尿病与HLA有很强的关联,有以下2种情况。

(1)速发型1型糖尿病:β-细胞迅速大量破坏。其特点:①多见于儿童和青少年,但可发生于任何年龄;②发病后病情在短期内迅速加重,血糖波动大,多饮、多尿、多食、消瘦及乏力(三多一少)症状十分明显;③容易发生酮症酸中毒(DKA);④血浆C-肽水平低甚至测不出。

（2）缓发型1型糖尿病：这部分病例起病缓慢，开始时β-细胞破坏速度并不快，当遇到感染或其他诱因时可产生大量的抗体，加速β-细胞破坏，表现为产生严重高血糖或DKA。又称为迟发性1型糖尿病。有时，这个过程可发生在成人或大于40岁的中老年人身上，残存的β-细胞功能可维持多年，开始阶段用口服降糖药物有效，由于自身抗体的持续存在，β-细胞逐渐被破坏，胰岛素逐渐减少，最终必须依赖胰岛素才能生存，称为成人隐匿性自身免疫性糖尿病或成人发病的青少年型糖尿病（LADA）。其特点：①成年起病，平均年龄43~50岁；②临床表现与2型糖尿病相似，起病隐匿，早期"三多一少"症状不明显，但以非肥胖者多见；③病情进展缓慢，最终出现酮症倾向；④口服降糖药物易发生继发性失效。总之，LADA的DKA和胰岛素依赖出现晚，有一个较长时期的不依赖胰岛素阶段，至少超过半年，平均2年左右，在此阶段易误诊为2型糖尿病，易误认为是口服降糖药物发生继发性失效，或胰岛β-细胞分泌功能不足而需胰岛素治疗的2型糖尿病。

2. 特发型糖尿病。具有1型糖尿病的表现而无明显的免疫病因学发现，其特点：①容易发生酮症酸中毒；②缺乏自身免疫反应证据；③遗传性强但与HLA无关联。这类病人很少，多见于亚洲和非洲地区。

（二）2型糖尿病

是指以胰岛素抵抗为主，伴随胰岛素分泌不足，或者胰岛素分泌不足伴或不伴胰岛素抵抗所致的糖尿病为最常见的糖尿病类型，其发病与遗传因素、环境因素（营养过剩、肥胖、体力活动减少）有关，而与自身免疫无关。其特点：①多数患者肥胖，尤其是内脏脂肪分布过多；②高血糖发展缓慢，许多患者早期无症状而不被注意，难以确定起病时间，有些病人在健康体检或出现并发症后才发现糖尿病；早期症状为"三多"者不多见，而低血糖反应、视力下降、体重减轻、女性外阴瘙痒等较为常见；③很少发生酮症酸中毒，但在应激情况下也可以诱发；④口服降糖药治疗有效，但由于感染、手术或其他应激诱发酮症酸中毒或口服降糖药治疗失效后，也需采用胰岛素治疗；⑤呈异质性多基因方式遗传。

（三）特殊类型糖尿病

如表2-1所示，特殊类型糖尿病有8个方面的病因，50多种疾病可以导致，但此类糖尿病患病人数较少，诊断较为困难，本书不做详细叙述。

（四）妊娠糖尿病（GDM）

是指妊娠期发现的糖尿病，包括妊娠前血糖正常或可能有糖代谢异常，但未发现者,不包括已经明确诊断糖尿病以后的妊娠者。在确定妊娠后,若发现有各种程度的葡萄糖耐量减低(IGT)或明显的糖尿病,不论分娩后这种情况是否持续,均可认为是GDM。妊娠结束以后6周或以上,复查糖耐量试验并重新进行分型。大部分GDM妇女分娩以后血糖恢复正常,但仍有部分妇女在产后5~10年有发生糖尿病的高危险性。

三、糖尿病的诊断标准

(一)可疑糖尿病筛查

有下列临床表现者,应警惕糖尿病的可能,应进行必要的筛查:①有多尿、多饮、多食症状者;②有原因不明的体重下降,特别是原来超重或肥胖者;③肥胖或超重者;④有糖尿病家族史者;⑤虽无糖尿病家族史,但年龄大于40岁者;⑥皮肤、外阴瘙痒,反复出现皮肤疖肿或皮肤溃疡、伤口经久不愈者;⑦有一过性高血糖史或尿糖阳性史者;⑧有反应性低血糖发作史者;⑨视力下降者;⑩有巨大儿(出生体重≥4kg)分娩史、反复流产或胎死宫内等异常产史的女性或有阳痿症状的男性。

(二)诊断标准

糖尿病的临床诊断应依据静脉血浆血糖而不是毛细血管血糖检测结果。若无特殊提示,文中所提到的血糖均为静脉血浆葡萄糖水平值。

目前国际通用的诊断标准和分类是WHO(1999年)标准。糖尿病诊断、糖代谢状态分类标准和糖尿病的分型体系见表2~4[14、15]。

表2-2　糖代谢状态分类(WHO,1999)

糖代谢分类	静脉血浆葡萄糖(mmol /L)	
	空腹血糖	糖负荷后 2h 血糖
正常血糖	<6.1	<7.8
空腹血糖受损(IFG)	≥6.1, <7.0	<7.8
糖耐量异常(IGT)	<7.0	≥7.8, <11.1
糖尿病	≥7.0	≥11.1

注:IFG 和 IGT 统称为糖调节受损,也称糖尿病前期

表2-3　糖尿病的诊断标准

(1)具有典型糖尿病症状(烦渴多饮、多尿、多食、不明原因的体重下降)且随机静脉血浆葡萄糖≥11.1mmol/L

(2)空腹静脉血浆葡萄糖≥7.0mmol/L

(3)OGTT葡萄糖负荷后2h血浆葡萄糖≥11.1mmol/L

注:空腹状态指至少8h没有进食热量;随机血糖指不考虑上次用餐时间,一天中任意时间的血糖,不能用来诊断空腹血糖异常或糖耐量异常;ª无典型糖尿病症状,需改日复查空腹静脉血浆葡萄糖或葡萄糖负荷后2h血浆葡萄糖以确认空腹血浆葡萄糖或75g OGTT后的2h血浆葡萄糖值可单独用于流行病学调查或人群筛查。如OGTT目的是用于明确糖代谢状态时,仅需检测空腹和糖负荷后2h血糖。我国资料显示,仅查空腹血糖则糖尿病的漏诊率较高,理想的调查是同时检查空腹血糖及OGTT后2h血糖值。OGTT其他时间点血糖不作为诊断标准。建议已达到糖调节受损的人群,进行OGTT检查,以提高糖尿病的诊断率

急性感染、创伤或其他应激情况下可出现暂时性血糖增高,若没有明确的糖尿病病史,就临床诊断而言不能以此时的血糖值诊断糖尿病,须在应激消除后复查,再确定糖代谢状态,检测糖化血红蛋白(HbA1c)有助于诊断。

2011年,WHO建议在条件具备的国家和地区采用HbA1c诊断糖尿病,诊断切点为HbA1c≥6.5%[16]。我国2010年开始进行"中国糖化血红蛋白教育计划",随后国家食品药品监督管理局发布了《糖化血红蛋白分析仪》的行业标准,国家卫生和计划生育委员会(卫计委)临床检验中心发布了《糖化血红蛋白实验室检测指南》,并实行了国家临床检验中心组织的室间质量评价计划,我国的HbA1c检测标准化程度逐步提高,但各地区差别仍较大。因此,本指南推荐,对于采用标准化检测方法并有严格质量控制的医院,可以开展用HbA1c作为糖尿病诊断及诊断标准的探索研究。国内一些研究结果显示,在中国成人中HbA1c诊断糖尿病的最佳切点为6.2%~6.4%,以6.3%的证据为多。

四、糖尿病的分型

本指南采用WHO(1999年)的糖尿病病因学分型体系,根据病因学证据将糖尿病分4大类,即1型糖尿病、2型糖尿病、特殊类型糖尿病和妊娠期糖尿病(GDM,表4)。

表2-4　糖尿病病因学分型（WHO1999的分型体系）

一、1 型糖尿病

 1. 免疫介导性

 2. 特发性

二、2 型糖尿病

三、特殊类型糖尿病

 1. 胰岛 β 细胞功能遗传性缺陷：第 12 号染色体，肝细胞核因子–1α（HNF–1α）基因突变（MODY3）；第 7 号染色体，葡萄糖激酶（GCK）基因突变（MODY2）；第 20 号染色体，肝细胞核因子–4α（HNF–4α）基因突变（MODY1）；线粒体 DNA 突变；其他

 2. 胰岛素作用遗传性缺陷：A 型胰岛素抵抗；矮妖精貌综合征（leprechaunism）；Rabson–Mendenhall 综合征；脂肪萎缩性糖尿病；其他

 3. 胰腺外分泌疾病：胰腺炎、创伤胰腺切除术后、胰腺肿瘤、胰腺囊性纤维化、血色病、纤维钙化性胰腺病及其他

 4. 内分泌疾病：肢端肥大症、库欣综合征、胰高糖素瘤、嗜铬细胞瘤、甲状腺功能亢进症、生长抑素瘤、醛固酮瘤及其他

 5. 药物或化学品所致的糖尿病：Vacor（N-3 吡啶甲基 N-P 硝基苯尿素）、喷他脒、烟酸、糖皮质激素、甲状腺激素、二氮嗪、β–肾上腺素能激动剂、噻嗪类利尿剂、苯妥英钠、γ 干扰素及其他

 6. 感染：先天性风疹、巨细胞病毒感染及其他

 7. 不常见的免疫介导性糖尿病：僵人（stiff–man）综合征、胰岛素自身免疫综合征、胰岛素受体抗体及其他

 8. 其他与糖尿病相关的遗传综合征：Down 综合征、Klinefelter 综合征、Tumer 综合征、Wolfram 综合征、Friedrdich 共济失调、Huntington 舞蹈病、Laurence-Moon-Beibel 综合征、强直性肌营养不良、卟啉病、Prader-Willi 综合征及其他

四、妊娠期糖尿病

注：MODY：青少年的成人起病型糖尿病

 1 型糖尿病、2 型糖尿病和 GDM 是临床常见类型。1 型糖尿病病因和发病机制尚不清楚，其显著的病理学和病理生理学特征是胰岛 β 细胞数量显著减少和消失所导致的胰岛素分泌显著下降或缺失。2 型糖尿病的病因和发病机制

目前亦不明确,其显著的病理生理学特征为胰岛素调控葡萄糖代谢能力的下降(胰岛素抵抗)伴随胰岛 β 细胞功能缺陷所导致的胰岛素分泌减少(或相对减少)。特殊类型糖尿病是病因学相对明确的糖尿病。随着对糖尿病发病机制研究的深入,特殊类型糖尿病的种类会逐渐增加。

五、各种类型糖尿病的特点

1. 1 型和 2 型糖尿病的主要鉴别点

血糖水平不能区分 1 型还是 2 型糖尿病。即使是被视为 1 型糖尿病典型特征的糖尿病酮症酸中毒(DKA)在 2 型糖尿病也会出现。在患者起病初期进行分类有时的确很困难。目前诊断 1 型糖尿病主要根据临床特征。

1 型糖尿病具有以下特点:发病年龄通常小于 30 岁;三多一少症状明显;以酮症或酮症酸中毒起病;体型非肥胖;空腹或餐后的血清 C 肽浓度明显降低;出现自身免疫标记:如谷氨酸脱羧酶抗体(GADA)、胰岛细胞抗体(ICA)、人胰岛细胞抗原 2 抗体(IA-2A)、锌转运体 8 抗体(ZnT8A)等。如果不确定分类诊断,可先做一个临时性分类用于指导治疗。然后依据对治疗的反应以及随访观察其临床表现,再重新评估、分型。在 1 型糖尿病中,有一种缓慢进展的亚型,即成人隐匿性自身免疫糖尿病(LADA),在起病早期与 2 型糖尿病的临床表现类似,需要依靠 GADA 以及其他胰岛自身抗体的检测才能明确诊断。

2. 胰岛 β 细胞功能遗传性缺陷所致特殊类型糖尿病

(1)线粒体 DNA 突变糖尿病:线粒体基因突变糖尿病是最为多见的单基因突变糖尿病,占中国成人糖尿病中的 0.6%。绝大多数线粒体基因突变糖尿病是由线粒体亮氨酸转运 RNA 基因[tRNALeu(UUR)]上的线粒体核苷酸序位 3243 上的 A→G(A3243G)突变所致。最为常见的临床表现为母系遗传、糖尿病或伴耳聋。对具有下列一种尤其是多种情况者应疑及线粒体基因突变糖尿病:①在家系内糖尿病的传递符合母系遗传;②起病早伴病程中胰岛 β 细胞分泌功能明显进行性减低或尚伴体重指数低且胰岛自身抗体检测阴性的糖尿病者;③伴神经性耳聋的糖尿病者;④伴中枢神经系统、骨骼肌表现、心肌病、视网膜色素变性、眼外肌麻痹或乳酸性酸中毒的糖尿病患者或家族中有上述表现者。对疑似者首先应 tRNALeu(UUR)A3243G 突变检测。

(2)青少年的成人起病型糖尿病(MODY):MODY 是一种以常染色体显性遗传方式在家系内传递的早发但临床表现类似 2 型糖尿病的疾病。MODY 是临床诊断。目前通用的 MODY 诊断标准是三点：①家系内至少三代直系亲属内均有糖尿病患者，且其传递符合常染色体显性遗传规律；②家系内至少有一个糖尿病患者的诊断年龄在 25 岁或以前；③糖尿病确诊后至少在两年内不需使用胰岛素以控制血糖。目前，国际上已发现了 14 种 MODY 类型，中国最常见的类型及特征见表 5[17-29]。

表2-5　中国人常见的青少年的成人起病型糖尿病（MODY）

MODY 分型	基因	临床特征
1	肝细胞核因子-4α（HNF-4α）	青春期或成年早期进行性胰岛素分泌受损；高出生体重及新生儿暂时性低血糖；对磺脲类敏感
2	葡萄糖激酶（GCK）	病情稳定，非进行性空腹血糖升高；通常无须药物治疗；微血管并发症罕见；OGTT 后 2h 血糖较空腹血糖轻度升高（<3mmol/L）
3	肝细胞核因子-1α（HNF-1α）	青春期或成年早期进行性胰岛素分泌受损；肾糖阈下降；OGTT 后 2h 血糖较空腹血糖显著升高
5	肝细胞核因子-1β（HNF-1β）	血糖升高伴肾发育性疾病（肾囊肿）；泌尿生殖道畸形；胰腺萎缩；高尿酸血症；痛风
10	胰岛素（INS）	胰岛素分泌缺陷，通常需要胰岛素治疗
13	钾离子通道 Kir6.2（KCNJ11）	胰岛素分泌缺陷，对磺脲类敏感

3. 孕期糖尿病与诊断标准

（1）GDM：GDM 是指妊娠期间发生的不同程度的糖代谢异常，但血糖未达到显性糖尿病的水平，占孕期糖尿病的 80%~90%。根据 2008 年高血糖与不良妊娠结局研究，以围产期不良结局增加 75% 的界值作为切点，国际妊娠合并糖尿病共识小组制定了新的 GDM 诊断切点，并于全球普遍应用。本指南采用此标准：孕期任何时间行 75g OGTT，5.1mmol/L≤空腹血糖<7.0mmol/L，OGTT1h 血糖≥10.0mmol/L，8.5mmol/L≤OGTT2h 血糖<11.1mmol/L，上述血糖值之一达标即诊断 GDM。但孕早期单纯空腹血糖>5.1mmol/L 不能诊断 GDM，需要随访。

（2）妊娠期显性糖尿病：也称妊娠期间的糖尿病，指孕期任何时间被发现且达到非孕人群糖尿病诊断标准：空腹血糖≥7.0mmol/L 或糖负荷后 2h 血糖≥11.1mmol/L，或随机血糖≥11.1mmol/L。

（3）孕前糖尿病（PGDM）：指孕前确诊的 1 型、2 型或特殊类型糖尿病。

第二节　糖尿病实验室常规检查

一、尿液检测

尿液检查对于判断疾病及演变，随访和观察各种治疗效果具有一定的参考意义。糖尿病患者尿液检查主要包括尿糖、尿酮体、尿蛋白、尿微量白蛋白、尿液细胞学分析等。

（一）尿糖检测

尿糖检测是诊断糖尿病及观察糖尿病病情控制好坏常用而又简便的指标。即血糖增高时出现尿糖阳性，血糖愈高，尿糖愈多，但不能反映即刻血糖的水平。为了能够更好地反映血糖水平，应于早晨先将膀胱排空，然后再于半小时后留取尿液测定尿糖。目前，所用的尿糖试剂条含有葡萄糖氧化酶和过氧化氢酶，产生的过氧化氢作用于成色试剂而显色，从而可通过肉眼比色，判断尿中葡萄糖的含量。试剂条应尽量不要暴露在潮湿的空气中，防晒、防热、密闭保存，并按照说明书进行操作，过期试剂条不能再使用。

尿糖阳性者绝大多数为糖尿病，但尿糖阳性者并非都是糖尿病。尿糖阳性的非糖尿病患者，即血糖值正常，肾糖阈值降低，肾小管葡萄糖再吸收减少。见于以下的情况：①妊娠期葡萄糖尿，分娩后可恢复正常，当孕妇尿糖阳性时，应检查血糖或糖耐量试验，以区别为妊娠糖尿或妊娠糖尿病；②肾性糖尿，特点为尿糖增多而血糖正常，患者并无糖代谢障碍，若做糖耐量试验为正常曲线；③应激性糖尿，在严重应激如精神创伤、外伤、剧痛、感染等情况下，体内使血糖升高的激素分泌增加，使血糖升高超过肾糖阈值，尿糖阳性。当上述情况消失，血糖恢复正常，尿糖阴性；④饥饿性糖尿，长期处于饥饿状态，突然进食大量食物时，胰岛β-细胞不能立即做出敏感反应，不能分泌与血糖增高相应量的胰岛素，于是引起一过性餐后高血糖及糖尿。

此外，并不是所有的糖尿病患者尿糖都为阳性。糖尿病已并发肾病的患者，或原有肾脏疾病并发了糖尿病的患者，也可因肾糖阈值升高，而出现血糖高、尿糖阴性的检查结果。故尿糖阴性者,也不能排除糖尿病的可能性。因此,对于肾糖阈值不正常的患者,在诊断糖尿病或观察糖尿病治疗效果时,最好还是监测血糖。

正常健康人,由肾脏的肾小球滤出的滤液中含有一定量的葡萄糖,但尿液流经肾小管时,其中绝大部分被再吸收到血液中去。所以正常人尿中仅有极微量的葡萄糖,用一般方法检查不出来,所以尿糖为阴性。当血糖浓度超过一定水平时,由肾小球滤出的葡萄糖超过了肾小管重吸收的能力,尿中可出现葡萄糖,即尿糖阳性。肾糖阈值就是尿中不出现葡萄糖的最高血糖浓度。老年人糖尿病,肾糖阈值可升高。

判断尿糖结果时,应注意患者肾糖阈的影响,若肾糖阈升高时,尿糖呈假阴性;若肾糖阈减低时,尿糖呈阳性(肾性糖尿)。

(二)酮尿

尿酮体阳性见于1型糖尿病、糖尿病酮症酸中毒、2型糖尿病处于应激状态时,如急性感染、创伤、手术等。酮体阳性也见于长期饥饿、妊娠、哺乳、高脂肪饮食、酒精中毒、发热等。应注意,目前测定尿酮体的方法不能检出尿中的β-羟丁酸成分,故尿酮体阴性时,不能除外以β-羟丁酸为主的酮症酸中毒。

(三)蛋白尿

正常肾小球可滤出一些低分子量的蛋白质,再经近端肾小管重吸收,24h尿白蛋白排出量低于30mg,尿蛋白定性试验呈阴性反应。所谓显性蛋白尿,系指24h尿蛋白量>0.5g,相当于尿白蛋白>300mg,尿蛋白定性阳性。剧烈运动、发热、体位改变、寒冷等因素,可引起一过性生理性蛋白尿。由于肾小球器质性病变引起的蛋白尿呈持续性,蛋白尿程度与病变部位和性质有关,持续蛋白尿为临床期糖尿病肾病的主要标志,被临床医生或病人所识别。1型糖尿病患者中35%~45%者有糖尿病肾病,而2型糖尿病患者中15%~25%者有肾病。

(四)微量白蛋白尿(UAlb)

UAlb是最早预示糖尿病肾病及其发展的重要指标,是识别临床前期糖尿病肾病的标志。糖尿病肾病最早的表现为肾血流量增加,肾小球滤过率(GFR)>150ml/min,临床不易发现,直到出现UAlb时,才被识别为早期糖尿病肾病。在此阶段,24h UAlb在30~300mg,若不予积极治疗,任其发展即可逐渐发展为显性蛋白尿,并由间歇性蛋白尿发展为持续性蛋白尿,肾功能逐渐衰竭,最终出现氮质血症和尿毒症,即所谓终末期肾功能衰竭。UAlb多见于诊断5~10年后的糖尿病患者,再经过5~10年可发生肾病综合征,GFR明显降低,最终出现终末期肾衰。导致糖尿病肾病的危险因素除了UAlb外,尚与糖化血红蛋白增高、高血压以及具有糖尿病肾病家族史等有关。

一次UAlb检查,有时难以确定糖尿病肾病的诊断,需要在3~6个月内重复检查3次,更能反映UAlb的实际排出量,从而判断其性质。UAlb排出呈昼夜变化,运动、直立位、失水、高血糖、食物蛋白过量,均可增加其排出量。UAlb也是血管内皮细胞损伤的标志,提示有大血管病变的存在,可见于胰岛素抵抗综合征,即高胰岛素血症、糖和脂肪代谢异常、肥胖、高血压、动脉粥样硬化等,故UAlb已被作为心血管疾病的独立危险因素。

二、血糖测定

血糖是指血浆中葡萄糖的含量,是诊断糖尿病最主要的依据。由于2型糖尿病起病隐匿、进程缓慢,不少患者无任何自觉症状,感觉精神体力良好,貌似"健康",若不予血糖筛查,可能较长时期不能发现和确诊,等到出现典型的"三多一少"症状时,可能已经存在某些糖尿病慢性并发症,甚至已经失去了医治的机会,所以,对糖尿病高危人群,应做血糖筛查或葡萄糖耐量试验(OGTT),以便早期诊断,早期防治。

(一)血糖测定的方法

现临床多用葡萄糖氧化酶法检测血糖,此法特异性较高。测血糖常用静脉血或毛细血管血(指尖血),用毛细血管血测血糖,简便易行,病人痛苦小,可由病人自己或家属操作,对于监测血糖、指导治疗、随访病情带来极大方便。现有多种血糖测定仪,将一滴指血覆盖于试剂片,随即自动计时,并读出血糖浓度,操作极为方便,数据基本可信,适宜床边监测(急诊和门诊即刻测定)和家庭自我监测血糖。

(二)血糖监测的时间和频率

目前,对日常和紧急情况下,大多采用快速血糖测定仪监测血糖。必要时也可静脉取血,应用葡萄糖氧化酶法测定,可提供更加可靠的血糖数据,也可核对血糖测定仪测定的结果。临床上根据患者的实际情况、实验室的设备条件、医生判断的需要及患者经济承受能力,血糖测定可采取不同时间和不等频率。①一般门诊复查患者,可测清晨空腹血糖(FPG)和早餐后2h血糖(2hPG),服用降糖药物或应用胰岛素治疗者,饮食及用药照常,不必停用,2型糖尿病稳定期患者,每周复查1次,血糖控制正常者可15d至1个月复查1次;②住院调整血糖者或血糖不稳定的门诊患者,可进行空腹、中餐前、晚餐前、临睡前血糖监测(4个点),也可在早餐后2h、中餐后2h、晚餐后2h,甚至次晨3点加测血糖(7~8个点),以便发现夜间低血糖或黎明现象,掌握血糖控制的整体情况,以便调整胰岛素剂型和剂量,每周3d按上述要求监测血糖;③对于急性失代偿抢救患者,如酮症酸中毒、非酮症高渗性综合征等,可酌情增加血糖监测次数,如每1~2h监测1次,以便及时调整胰岛素的治疗方案。

(三)口服葡萄糖耐量试验(OGTT)

OGTT被认为是诊断糖尿病的"金标准",也用于糖尿病、糖耐量减低(IGT)的筛查,对于可疑糖尿病、妊娠糖尿病、继发性糖尿病患者以及鉴别肾性糖尿,应进行OGTT。

1. 晨 7~9 时开始,受试者空腹(8~10h)后口服溶于 300ml 水内的无水葡萄糖粉75g,如用 1 分子水葡萄糖则为82.5g。儿童则予每千克体重 1.75g,总量不超过 75g。糖水在 5min 之内服完。

2. 从服糖第一口开始计时,于服糖前和服糖后 2h 分别在前臂采血测血糖。

3. 试验过程中,受试者不喝茶及咖啡,不吸烟,不做剧烈运动,但也无须绝对卧床。

4. 血标本应尽早送检。

5. 试验前 3d 内,每日碳水化合物摄入量不少于 150g。

6. 试验前停用可能影响 OGTT 的药物,如避孕药、利尿剂、苯妥英钠等 3~7d。

三、糖化血红蛋白测定

糖尿病患者测定糖化血红蛋白(HbA1c)很重要,HbA1c作为糖尿病长期控制与否的"金指标",是目前公认的监测糖尿病控制的理想手段。

糖化血红蛋白是血中葡萄糖与红细胞中的血红蛋白进行非酶促糖化反应的产物,它的高低和血中葡萄糖呈正比关系,可反映测定前2~3个月血中葡萄糖的平均水平,正常值为4%~6%。检测血糖和尿糖,只能反映抽血或留尿当时的病情,不能反映一段时间内血糖的全貌,而HbA1c可代表2~3个月以来的平均血糖水平,可以较好地反映糖尿病的血糖控制情况。HbA1c可用来衡量患者血糖、尿糖自我监测的可靠性。

需要强调的是,HbA1c反映的是血糖"平均值",但并不能反映每天和每时刻的血糖变化,一些病人血糖波动显著(如频繁发生高血糖和低血糖),但HbA1c值仍然可以正常,所测HbA1c值为高血糖和低血糖的综合情况。1型糖尿病患者病情不稳定,HbA1c值正常者易发生低血糖;而2型糖尿病患者的病情相对较稳定,HbA1c主要代表了高血糖的控制情况。对于有冠心病、增殖性视网膜病变、无感觉的低血糖患者,尤其是老年糖尿病患者,不宜将HbA1c控制在正常范围,否则,会遭受低血糖的直接危害。一般3个月监测HbA1c一次即可。除测定糖化血红蛋白外,定期测血糖仍然很必要,两种测定相结合,能较好地反映体内糖代谢状况,但不可互相取代。

四、胰岛β-细胞功能测定

胰岛的各种细胞所分泌的激素都参与葡萄糖、脂肪和蛋白质的代谢,尤其胰岛素和胰高血糖素,既相互促进,又相互制约的精细调节,维持着血糖的动态平衡。测定血浆胰岛素和C-肽的水平,有助于了解胰岛β-细胞功能,有助于糖尿病的分型诊断及指导临床药物治疗方案的确定。

(一)胰岛素释放试验

1. 方法。在正常情况下,口服葡萄糖或馒头餐,使血糖升高,刺激胰岛β-细胞使其兴奋,分泌胰岛素增加。利用此原理,观察胰岛β-细胞的分泌功能,即为胰岛素释放试验。本试验临床用于区别糖尿病的类型和作为选择治疗方案的重要依据。试验准备及方法同口服葡萄糖耐量试验(OGTT),分别于服糖前及服糖后60min、120min、180min抽血测血糖及胰岛素。

2. 结果分析。正常人服糖后胰岛素分泌高峰在30~60min,可达空腹时的5~8倍,至120min降至正常水平。空腹血浆胰岛素正常值为5~20mU/L。1型糖尿病患者空腹血胰岛素低于正常或不能测出,服糖后亦不增高,呈低平反应曲线。2型糖尿病患者,空腹血胰岛素正常或稍高,亦可稍低。服糖后高峰值延迟,多在120~180min出现,可呈高反应延迟型或正常反应延迟型。肥胖型患者多有高胰岛素血症,空腹血胰岛素水平比正常体重者高,释放曲线常呈高反应延迟型。

但由于胰岛素测定易受多种因素的影响,如经血循环后大部分被肝、肾降解,半衰期极短,与胰岛素原及其代谢产物、外源性胰岛素可出现免疫交叉反应等,故不能精确地反映胰岛β-细胞的实际分泌功能,限制了胰岛素测定的临床价值。C-肽的测定弥补了胰岛素测定的不足之处,能够更好地反映β-细胞功能。

(二)血清C-肽测定

C-肽为胰岛素的代谢产物,具有以下特点:①在胰岛β-细胞分泌中,胰岛素和C-肽以等分子释放;②胰岛素在血浆中半衰期约为6~8min,而C-肽可达30min;③胰岛素经血循环后大部分被肝、肾降解,而C-肽则以完整C-肽链从肾脏排泄;④C-肽无生物活性,具有很强的种属特异性,与胰岛素抗体无交叉反应;⑤C-肽与胰岛素原之间有交叉反应,但由于胰岛素原的浓度不足C-肽的1/10,故用免疫反应法测得的总C-肽值,基本代表了血中游离C-肽的水平。

由于C-肽和胰岛素是以等分子从β-细胞的胰岛素原裂解而来,与胰岛素抗体无免疫交叉反应,不受胰岛素抗体的干扰,并且用于治疗的外源性胰岛素不含有C-肽,所以测定血中C-肽水平可较为准确地反映了胰岛β-细胞的功能。

C-肽释放试验准备及方法与胰岛素释放试验相同。正常人服糖后30~60min达高峰,较空腹时增高5~6倍。结果分析:血C-肽水平降低或升高的意义与胰岛素测定的意义相同,1型糖尿病患者血C-肽低或测不出。

五、自身免疫学检查

1型糖尿病的发病机制中有自身免疫因素, 包括细胞免疫和体液免疫机制的共同参与,可伴随自身免疫多发性内分泌腺病,如桥本氏甲状腺炎、艾迪森氏病等,也可伴有其他非内分泌性自身免疫病,如恶性贫血、特发性血小板减少性紫癜、类风湿性关节炎等,它们有共同的遗传免疫缺陷基础,与多种环境因素相关。临床监测的自身抗体主要有胰岛细胞抗体(ICA)、胰岛素自身抗体(IAA)、谷氨酸脱羧酶抗体(GADA)和酪氨酸脱羧酶抗体(IA-2)。

1型糖尿病患者血清中可检出ICA及其他胰岛β-细胞自身抗体阳性,尤其新近发生的1型糖尿病患者及尚处于亚临床期的患者家庭成员中,在貌似2型糖尿病(尤其消瘦型)患者中,也可查及ICA、IAA和GADA,称为成人隐匿性自身免疫性糖尿病(LADA),其进程类同2型糖尿病患者,这些患者最终均需应用胰岛素治疗,口服降糖药物难以控制血糖。在所谓的"2型糖尿病患者"中,大约有10%患者可有胰岛自身抗体阳性,实质上为1型糖尿病。自身抗体是自身免疫的重要标志,为早期发现1型糖尿病,尽早采取预防措施提供了极为重要的线索。

第三章　糖尿病治疗总则
与糖尿病教育

第一节　糖尿病治疗总则

一、治疗目的及原则

(一)治疗目的

1. 缓解或消除因高血糖等代谢紊乱而引起的糖尿病各种症状。

2. 纠正体内代谢紊乱,使血糖、脂肪、蛋白质等代谢紊乱恢复正常。

3. 预防、减少或延缓糖尿病各种并发症的发生与发展,如酮症酸中毒等急性并发症和心血管、肾脏、眼底及神经系统等慢性并发症,延长寿命,提高生存质量,降低病死率。

4. 维持标准体重,肥胖患者应积极减肥,以改善胰岛素抵抗,增加对胰岛素的敏感性;消瘦患者应增加热量摄入,使体重接近于标准体重。

5. 维持和保证儿童、青少年的正常生长发育。

6. 维持和保证糖尿病孕妇及其婴儿的健康。

7. 改善人体机能状况,维持正常的生理活动,增进和保持成人的劳动能力及日常生活能力。

(二)治疗原则

1. 纠正糖尿病患者不良的生活方式和代谢紊乱,以防止急性并发症的发生和减小慢性并发症的风险。

2. 提高糖尿病患者的生活质量和保持患者良好的感觉,是糖尿病治疗目标中不可缺少的成分。

3. 考虑到患者个体化的要求,不可忽略患者的家庭和心理因素。

4. 对糖尿病的治疗,需强调全面的控制,一是全面控制血糖,包括饮食控制、运动、血糖监测、糖尿病教育和药物治疗——"五架马车";二是糖尿病的综合治理,包括降血糖、降血压、调血脂、减肥(尤其腹型肥胖)、改变不良生活习惯(如戒烟、限酒)等,其他还包括改善高血液凝聚状态、纤维蛋白溶解功能减退等。

(三)治疗前的评估

1. 医疗小组。糖尿病为终身性疾病,其治疗涉及生活方式的改变、心理障碍的调整、各种药物的合理应用。因此,调动患者及其家属积极地参与,以及与医务人员的密切配合,方能取得较满意的效果。医务人员中应包括对糖尿病治疗有经验的医生、护士、营养师,对有并发症的患者还应包括相应的专科医生。由上述人员组成的医疗小组,应与患者保持经常性的联系,定期随访并建立良好的医患关系,直至成为患者的良师益友。必须对患者进行细致、耐心、系统的糖尿病健康教育,使其对疾病本身的性质,以及各种治疗措施的实施原则有所了解,并掌握必需的相关技术如血糖和尿糖测定、注射胰岛素的方法、合理健康的饮食安排等。

2. 总体评估。在制订治疗计划前,应先对患者进行全面的临床及有关实验室检查,据此对患者做全面的评估。①确定患者的糖尿病类型,以避免将一些需要用胰岛素治疗的类型,如成人迟发型自身免疫性糖尿病(LADA)误认为2型糖尿病;②明确患者处于2型糖尿病的哪一阶段,胰岛素抵抗及β-细胞功能状态如何;③是否已出现了某些糖尿病并发症,有无感染等合并症,其严重程度如何,同时对患者的预后做出判断;④全天7~8次血糖状况及糖化血红蛋白水平。

3. 个体评估。在制订个体糖尿病患者的治疗计划以前,需通过详细的病史采集,系统的体格检查,以及必要的实验室检查,对糖尿病患者进行全面的评估,以了解患者处于病程的哪一阶段,并选择合理的处理方案。评估过程中,应注意收集对糖尿病患者与鉴别诊断有帮助的信息,并详细了解患者代谢紊乱状况及严重程度;胰岛素分泌缺陷和胰岛素敏感性下降的严重程度,有无各种糖尿病急、慢性并发症等。对于新诊断的糖尿病患者,应通过评估明确其所患糖尿病的类型,有无各种并发症,教育患者坚持正规的糖尿病治疗计划,并为患者提供基本的随访。若就诊时已明确糖尿病的诊断,则还应了解患者以前的治疗情况,过去以及现在血糖控制的程度,从而根据评估结果,制订出更适合患者的个体化治疗方案。

4. 了解糖尿病治疗的影响因素。在糖尿病治疗过程中,如发生以下变化,可能系病情恶化:①倦怠无力、思睡或情绪激动;②口渴思饮,尿量较前增多;③体重减轻;④视力模糊;⑤食欲不振,甚至恶心、呕吐;当有以上表现时,应及时查血糖、尿糖,证实是否较前更高,以便及时加强治疗,并寻找诱发原因。糖尿病病人应了解各种能加重病情的因素,在日常生活和治疗中应加以注意。在治疗过程中下列因素均可使血糖升高,影响病情:

(1)精神紧张、暴怒、恐惧、过度悲伤、劳累、寒冷、生活不规律等。

(2)外伤、手术、感染及其他疾病的发生。

(3)进食含糖食物过多。

(4)未按医嘱定时定量服降糖药物。

(5)胰岛素注射剂量不足或注射部位吸收不良。

(6)加服了拮抗降糖作用的药物,如肾上腺糖皮质激素等。

二、代谢控制目标

1. 糖尿病的管理过程。糖尿病是一种复杂的慢性终身性疾病,其治疗是一项长期的、并随病程的进展不断调整的管理过程。包括:①根据糖尿病的自然病程和病情,及时调整糖尿病的治疗方案;②糖尿病教育,帮助患者掌握糖尿病自我管理的技巧;③糖尿病并发症的监测和治疗;④糖尿病患者相关数据的系统管理。

2. 代谢控制目标。关于代谢控制的要求,应根据不同情况而定。血糖、HbA1c、血压、血脂、体重等的控制目标,当前主要按照循证医学进行的一些大型临床试验结果而制订,如此制订的治疗目标更加合理,是建立在客观的治疗效果基础上。糖尿病患者的血糖、血脂、HbA1c及BMI、血压等代谢控制目标,目前,我国采用亚洲—太平洋地区2型糖尿病政策组制订的控制目标(2002年,第3版),如表3-1。

表3-1　糖尿病代谢控制目标(西亚太区2型糖尿病政策组,2002)

		理想	尚可	差
血糖 *	空腹	4.4~6.1(80~110)	≤7.0(126)	>7.0(126)
mmol/L(mg/dl)	非空腹	4.4~8.0(80~144)	≤10.0(180)	>10.0(180)
HbA1c(%)		<6.5	6.5~7.5	>7.5
血压(mmHg)		<130/80	>130/80~<140/90	≥140/90
BMI(kg/m²)	男性			
	女性	<25	<27	≥27
		<24	<26	≥26
TC(mmol/L)△		<4.5	≥4.5	≥6.0
HDL-C(mmol/L)		>1.1	1.1~0.9	<0.9
TG(mmol/L)▲		<1.5	<2.2	≥2.2
LDL-C(mmol/L)		<2.6	2.6~4.0	>4.0

*血糖测定为真糖法,若为全血应换算

▲国内饮食条件下血总胆固醇正常范围2.84~5.18mmol/L(110~200mg/dl),高限为5.98mmol/L(230mg/dl)。

▲甘油三酯正常范围0.23~1.24mmol/L(20~110mg/dl),高限为1.47mmol/L(130mg/dl)。

(1)对于尚无慢性并发症的患者,治疗的基本目标是防止或延缓并发症的发生,保持体内各种代谢紊乱完全恢复至正常范围内。其临床标准应以病人临床症状基本消失、体征减轻、体重及劳动能力恢复正常为度。DCCT结果已经证明,保持血糖正常化可以防止约2/3患者免于微血管并发症,因此,对于这部分患者,只要无低血糖的发生,应尽量使其血糖保持正常化或接近正常。此外,对于妊娠糖尿病或糖尿病妊娠者,须严格控制血糖。血糖理想控制的目标应为"4、6、8",即任何时候的血糖不要低于4.0mmol/L、空腹血糖<6.0mmol/L、餐后血糖<8.0mmol/L。同时血压、体质指数、糖化血红蛋白及血脂浓度控制也应理想。

(2)对于已有并发症者,或老年、常发生低血糖反应者,或脆性型糖尿病,则血糖控制的要求应放宽一些。必须从临床实际出发,以免因血糖控制过严而出现低血糖等不良反应。如对于老年糖尿病患者,空腹血糖控制的计划目标不妨采用"66、77、88、99"的经验来制订,即60岁以内者空腹血糖控制<6.0mmol/L,70

岁以内者空腹血糖控制<7.0mmol/L,以此类推。只要治疗得当,多数病人都有可能在短期内得到理想控制或较好控制。但在长期治疗过程中,也有不少病人的治疗效果并不满意,需要认真查找原因。临床上制订糖尿病控制目标的目的,是为了医生和病人对病情的判断提供一个参考指标,事实上许多病人,尤其是久病者,很难达到理想控制标准。

(3)代谢紊乱预防的原则可归纳为:"一、二、三、四、五、六、七、八"。即一个信念:与肥胖决裂。二个要素:不多吃一口,不少走一步;即管好嘴、用好腿。三个不沾:不吸烟、不酗酒、不熬夜。四个检查:定期检测血压、血糖、血脂、血黏度。五六个月:减肥不求速成,每月减1~2kg,五六个月后就很见成效。七八分饱:饮食上要"总量控制、结构调整、持之以恒"。

三、2型糖尿病的综合控制目标 [72、73、75]

2型糖尿病理想的综合控制目标视患者的年龄、合并症、并发症等不同而异(表3-2)。治疗未能达标不应视为治疗失败,控制指标的任何改善对患者都将有益,将会降低相关危险因素引发并发症的风险,如HbA1c水平的降低与糖尿病患者微血管并发症及神经病变的减少密切相关(图3-1,HbA1c从10%降至9%对减低并发症发生风险的影响要大于其从7%降至6%)。

制订2型糖尿病患者综合调控目标的首要原则是个体化,应根据患者的年龄、病程、预期寿命、并发症或合并症病情严重程度等进行综合考虑。

HbA1c是反映长期血糖控制水平的主要指标之一。对大多数非妊娠成年2型糖尿病患者而言,合理的HbA1c控制目标为<7%。更严格的HbA1c控制目标(如<6.5%,甚或尽可能接近正常)适合于病程较短、预期寿命较长、无并发症、未合并心血管疾病的2型糖尿病患者,其前提是无低血糖或其他不良反应。相对宽松的HbA1c目标(如<8.0%)可能更适合于有严重低血糖史、预期寿命较短、有显著的微血管或大血管并发症,或有严重合并症、糖尿病病程很长,尽管进行了糖尿病自我管理教育、适当的血糖监测、接受有效剂量的多种降糖药物包括胰岛素治疗,仍很难达到常规治疗目标的患者。儿童、孕妇、住院和病情危重患者等特殊人群的控制标准参见相关章节。应该避免因过度放宽控制标准而出现急性高血糖症状或与其相关的并发症。在治疗调整中,可将HbA1c≥7%作为2型糖尿病启动临床治疗或需要调整治疗方案的重要判断标准。血糖控制应根据SMBG的结果以及HbA1c水平综合判断。表3-3列举了HbA1c浓度与平

均血糖水平之间的关系。

糖尿病合并高血压的情况临床常见。较年轻和病程较短的患者,可能不需要过多治疗就可以实现将血压降至 130/80mmHg 以下。老年患者血压目标值可适当放宽至 150/90mmHg。

表3-2　中国2型糖尿病综合控制目标

指标	目标值
血糖(mmol/L)	
空腹	4.4~7.0
非空腹	<10.0
糖化血红蛋白(%)	<7.0
血压(mmHg)	<130/80
总胆固醇(mmol/L)	<4.5
高密度脂蛋白胆固醇(mmol/L)	
男性	>1.0
女性	>1.3
甘油三酯(mmol/L)	<1.7
低密度脂蛋白胆固醇(mmol/L)	
未合并动脉粥样硬化性心血管疾病	<2.6
合并动脉粥样硬化性心血管疾病	<1.8
体质指数(kg/m²)	<24.0

注:1mmHg =0.133 kPa;毛细血管血糖

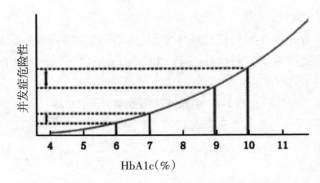

图3-1　糖化血红蛋白(HbA1c)与并发症危险性关系

表3-3　糖化血红蛋白(HbA1c)与平均血糖关系对照表[57]

HbA1c(%)	平均血浆葡萄糖水平 [mmol/L(mg/dl)]
6	7.0(126)
7	8.6(154)
8	10.2(183)
9	11.8(212)
10	13.4(240)
11	14.9(269)
12	16.5(298)

四、2型糖尿病高血糖控制的策略和治疗路径

2型糖尿病是一种进展性的疾病,随着病程的进展,血糖有逐渐升高的趋势,控制高血糖的治疗强度也应随之加强,常需要多种手段的联合治疗。生活方式干预是2型糖尿病的基础治疗措施,应贯穿于糖尿病治疗的始终[72-74,76]。如果单纯生活方式不能使血糖控制达标,应开始单药治疗,2型糖尿病药物治疗的首选是二甲双胍。若无禁忌证,二甲双胍应一直保留在糖尿病的治疗方案中[77,78]。不适合二甲双胍治疗者可选择α-糖苷酶抑制剂或胰岛素促泌剂[72]。如单独使用二甲双胍治疗而血糖仍未达标,则可进行二联治疗,加用胰岛素促

泌剂[40,79]、α-糖苷酶抑制剂、DPP-4抑制剂、TZDs、SGLT2抑制剂、胰岛素或GLP-1受体激动剂[80,81]。三联治疗:上述不同机制的降糖药物可以三种药物联合使用。如三联治疗控制血糖仍不达标,则应将治疗方案调整为多次胰岛素治疗(基础胰岛素加餐时胰岛素或每日多次预混胰岛素)。采用多次胰岛素治疗时应停用胰岛素促分泌剂。

2型糖尿病高血糖治疗路径见图3-2。

一日多次胰岛素注射见胰岛素章节。

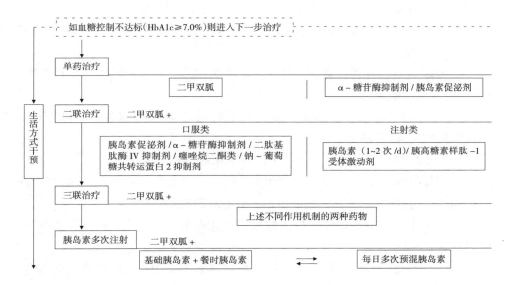

HbA1c:糖化血红蛋白;二甲双胍为单药治疗的首选,在胰岛素多次注射时,对于肥胖患者可考虑加用二甲双胍;本图是根据药物疗效和安全性、卫生经济学等方面的临床证据以及我国国情等因素权衡考虑后推荐的主要药物治疗路径

图3-2 2型糖尿病高血糖治疗简易路径

第二节 糖尿病教育

糖尿病是一种长期慢性疾病,患者日常行为和自我管理能力是糖尿病控制关键因素之一,因此,糖尿病的控制不是传统意义上的治疗而是系统的管理。糖尿病自我管理教育可促进患者不断掌握疾病管理所需的知识和技能,结合不同

糖尿病患者的需求、目标和生活经验,并受循证指导[50]。接受糖尿病自我管理教育的患者,血糖控制优于未接受教育的患者,同时,拥有更积极的态度、科学的糖尿病知识和较好的糖尿病自我管理行为[51,52]。

一、基本原则

糖尿病治疗的近期目标是通过控制高血糖和代谢紊乱来消除糖尿病症状和防止出现急性代谢并发症,糖尿病治疗的远期目标是通过良好的代谢控制达到预防慢性并发症、提高患者生活质量和延长寿命的目的。为了达到这一目标,应建立完善的糖尿病教育和管理体系,主要推荐如下[53-55]。

1. 糖尿病患者在诊断后,应接受糖尿病自我管理教育,掌握相关知识和技能,并且不断学习。

2. 糖尿病自我管理教育和支持应以患者为中心,尊重和响应患者的个人爱好、需求和价值观,以此指导临床决策。

3. 糖尿病自我管理教育是患者的必修教育课,该课程应包含延迟和预防 2 型糖尿病的内容,并注重个体化。

4. 糖尿病自我管理教育和支持可改善临床结局和减少花费。

5. 当提供糖尿病自我管理教育和支持时,健康教育提供者应该考虑治疗负担和患者自我管理的自我效能和社会与家庭支持的程度。

6. 医护工作者应在最佳时机为糖尿病患者提供尽可能全面的糖尿病自我管理教育。

7. 在规范化的专科糖尿病教育护士培养基础上,为患者提供糖尿病自我管理教育。

二、教育和管理的目标

每位糖尿病患者一旦确诊即应接受糖尿病教育,教育的目标是使患者充分认识糖尿病并掌握糖尿病的自我管理能力。糖尿病自我管理教育的总体目标是支持决策制定、自我管理行为、问题解决和与医疗团队积极合作,最终改善临床结局、健康状况和生活质量[50]。

三、教育和管理的形式

糖尿病自我管理教育可以是集体教育,如大课堂式、小组式,也可以是个体教育。内容包括饮食、运动、血糖监测和自我管理能力的指导,小组式或个体化形式的针对性更强。糖尿病自我管理教育的方式包括个体教育、集体教育、个体和集体教育相结合、远程教育[56]。

集体教育:包括小组教育和大课堂教育。小组教育指糖尿病教育者针对多个患者的共同问题同时与他们沟通并给予指导,每次教育时间 1h 左右,患者人数 10~15 人为佳。大课堂教育[57]指以课堂授课的形式由医学专家或糖尿病专业护士为患者讲解糖尿病相关知识,每次课时 1.5h 左右,患者人数在 50~200 人不等,主要针对对糖尿病缺乏认识的患者以及糖尿病高危人群。

个体教育:指糖尿病教育者与患者进行一对一的沟通和指导,适合一些需要重复练习的技巧学习,如自我注射胰岛素、自我血糖监测(SMBG)。在健康教育目标制订时重视患者的参与,在方案实施过程中,细化行为改变的目标,重视患者的回馈,以随时对方案做出调整[57]。

远程教育：可通过手机或互联网传播糖尿病自我管理健康教育相关资讯[56,58]。

根据患者需求和不同的具体教育目标以及资源条件,可采取多种形式的教育。包括演讲、讨论、示教与反示教、场景模拟、角色扮演、电话咨询、联谊活动、媒体宣传等[57]。

糖尿病的教育和指导应该是长期和及时的,特别是当血糖控制较差、需调整治疗方案时,或因出现并发症需进行胰岛素治疗时,必须给以具体的教育和指导。而且教育应尽可能标准化和结构化,并结合各地条件做到"因地制宜"。

四、教育管理的流程和框架

应包含对教育对象的基本评估,确定需解决的问题,制订有针对性的目标及计划、实施的方案以及效果评价。

1. 评估。资料收集,包括病情、知识、行为、心理。

2. 发现问题。找出患者在知识和行为上主要存在的问题。

3. 制订目标。确定经教育后患者在知识和行为上所能达到的目标。

4. 列出计划。根据患者情况(初诊、随诊),体现个体化和可行性。

5. 实施。采用具体教育方法和技巧对患者进行教育。

6. 效果评价。反馈频度、内容,制订下一步教育方案[57]。

五、自我管理教育和支持的实施

1. 自我管理教育和支持者,强调多学科团队

每个糖尿病管理单位应有一名受过专门培训的糖尿病教育护士,设专职糖

尿病教育者的岗位,以保证教育的质量。最好的糖尿病管理模式是团队式管理。糖尿病管理团队的基本成员应包括:执业医师[普通医师和(或)专科医师]、糖尿病教员(教育护士)、营养师、运动康复师、患者及其家属。

2. 自我管理教育和支持者的关键时间点

(1)诊断时。

(2)每年的教育、营养和情感需求的评估时。

(3)出现新问题(健康状况、身体缺陷、情感因素或基本生活需要),影响自我管理时。

(4)需要过渡护理时[52]。

3. 自我管理教育和支持的有效评估

逐步建立定期随访和评估系统,以确保所有患者都能进行咨询并得到及时的正确指导。

六、糖尿病教育的基本内容

1. 糖尿病的自然进程。

2. 糖尿病的临床表现。

3. 糖尿病的危害及如何防治急慢性并发症。

4. 个体化的治疗目标。

5. 个体化的生活方式干预措施和饮食计划。

6. 规律运动和运动处方。

7. 饮食、运动、口服药、胰岛素治疗及规范的胰岛素注射技术。

8. SMBG 和尿糖监测(当血糖监测无法实施时),血糖测定结果的意义和应采取的干预措施。

9. SMBG、尿糖监测和胰岛素注射等具体操作技巧。

10. 口腔护理、足部护理、皮肤护理的具体技巧。

11. 特殊情况应对措施(如疾病、低血糖、应激和手术)。

12. 糖尿病妇女受孕必须做到有计划,并全程监护。

13. 糖尿病患者的社会心理适应。

14. 糖尿病自我管理的重要性。

糖尿病标准健康教育内容具体如下:

对病人及/或家属进行糖尿病健康卫生宣教,是为了让病人及/或家属掌握糖尿病及常见并发症的自我保健和应急处理方法。糖尿病标准健康教育计划的内容包括以下方面：

(一)讲解糖尿病的诱因、分型及其特点

1. 糖尿病的诱发因素。包括遗传因素、感染、肥胖、妊娠、精神刺激、饮食不节和酗酒等。这些因素不仅可以诱发糖尿病，而且还可以加重病情、促使多种并发症的发生。

2. 糖尿病的分型。特殊类型糖尿病和妊娠糖尿病较为少见。常见类型有1型糖尿病和2型糖尿病，其主要特点为：

1型糖尿病：多见于幼年和青少年。起病较急，症状明显，必须应用胰岛素治疗，血糖易波动，易发生酮症酸中毒，对胰岛素敏感，治疗中易出现低血糖症，病情不易控制。

2型糖尿病：多见于成人和老年人。起病缓慢，症状较轻，口服降糖药物和/或饮食治疗有效，病情好转迅速。

(二)讲解如何测尿糖和使用快速血糖测定仪

1. 试纸法测尿糖。4次尿糖定性法较为简便，即每日三餐前及睡前1h排空尿，然后饮温开水500ml左右，再于饮水后30min排尿留样，用尿糖试纸进行检测。

结果判断：根据试纸条实际测试结果与标准纸条对比进行判断。一般蓝色代表(−)，定量0.2g/dl；绿色代表(+)，定量0.5g/dl；黄色代表(2+)，定量0.5g/dl~1.0g/dl；橘黄色代表(3+)，定量1.0g/dl~2.0g/dl；砖红色代表(4+)，定量>2.0g/dl。

2. 快速血糖测定仪的使用和注意事项。由讲解员进行血糖仪实物示范和操作演示，讲解注意事项。血糖仪测定的是毛细血管血糖(全血)，与静脉血真糖法血糖值稍有差别，前者约低于后者10%~15%。静脉空腹血浆葡萄糖正常值：4.4~6.1mmol/L(氧化酶法)。

(三)讲解口服降糖药物的服用方法和注意要点

1. 口服降糖药物。分类、代表药物、服用方法、适应证。

2. 服药与进餐时间。磺脲类(SUs)药物一般在饭前30min服药；二甲双胍、文迪雅在饭后立即服用；拜糖平应随第一口主食同时嚼服；诺和龙进餐时服药，不进餐不服药。

3. 副反应。临床常用磺脲类、二甲双胍和拜糖平。

(1)磺脲类：体重增加，低血糖反应(尤其是老年人和肾功能不全患者)，发生时进食糖类食品或糖果汁可缓解。

（2）二甲双胍：可有腹泻、恶心等消化道反应，症状一般较轻，常为自限性，严重时需要停药；罕见乳酸性酸中毒，对于肝肾功能不全、充血性心力衰竭、败血症性休克、大手术、代谢性酸中毒、缺氧和酗酒的患者禁用。

（3）拜糖平：腹胀、排气和腹痛、腹泻等，从小剂量服用起，逐渐增加剂量。与磺脲类或胰岛素合用出现低血糖症时，必需口服或静注葡萄糖，而进食糖类食品不能缓解。

（四）介绍胰岛素的分类、储存方法和有效期限

1. 胰岛素分类。按照种属可分为提取动物胰岛素、合成人胰岛素和人胰岛素类似物；按照胰岛素起效时间快慢和作用时间长短分为短效、中效、长效三类，此外，还有方便临床使用的预混型制剂。目前临床常用的胰岛素类型及名称见表3-4。

表3-4 常用胰岛素及其作用特点

胰岛素制剂	起效时间	峰值时间（h）	作用持续时间（h）
短效胰岛素（RI）	15~60min	2~4	5~8
速效胰岛素类似物（门冬胰岛素）	10~15min	1~2	4~6
速效胰岛素类似物（赖脯胰岛素）	10~15min	1.0~1.5	4~5
速效胰岛素类似物（谷赖胰岛素）	10~15min	1~2	4~6
中效胰岛素（NPH）	2.5~3.0h	5~7	13~16
长效胰岛素（PZI）	3~4h	8~10	长达20
长效胰岛素类似物（甘精胰岛素）	2~3h	无峰	长达30
长效胰岛素类似物（地特胰岛素）	3~4h	3~14	长达24
长效胰岛素类似物（德谷胰岛素）	1h	无峰	长达42
预混胰岛素（HI 30R，HI 70/30）	0.5h	2~12	14~24
预混胰岛素（50R）	0.5h	2~3	10~24
预混胰岛素类似物（预混门冬胰岛素30）	0.17~0.33h	1~4	14~24
预混胰岛素类似物（预混赖脯胰岛素25）	0.25h	0.50~1.17	16~24
预混胰岛素类似物（预混赖脯胰岛素50，预混门冬胰岛素50）	0.25h	0.50~1.17	16~24

2. 储存与有效期。置于冰箱冷藏箱,温度在2℃~8℃可保存2年效价不变;不可冷冻,温度太低时可使胰岛素变性;室温25℃以下,置于通风、避光、阴暗处,可保存1个月;如已开瓶后,必须放在冰箱冷藏箱内,可保存1个月。

3. 性状与失效识别。普通胰岛素为无色透明溶液,若变混则失效;中效或长效胰岛素为浑浊悬液,若结为团块则失效。注射前必须注意有效期。

(五)介绍胰岛素的注射方法及注射部位的选择

1. 两种胰岛素的抽吸方法。短效和长效胰岛素混合使用时,应先抽吸普通(短效)胰岛素,后抽吸鱼精蛋白锌(长效)胰岛素,否则,剩余瓶内的短效胰岛素就会变性。中、长效胰岛素用前应先摇匀,但要避免剧烈振荡。

2. 胰岛素注射及胰岛素笔的使用方法。如诺和笔、东宝笔等,由讲解员进行实物示范和操作演示,讲解注意事项。

特别提醒:只有短效胰岛素制剂可以静脉注射,用于糖尿病高血糖急症治疗或加入糖胰比例液中。任何中效、长效、预混胰岛素制剂,禁忌静脉注射。

3. 胰岛素注射部位的选择。注射部位有上臂三角肌、臀部、大腿和腹部等。长期注射时应经常更换部位,以防注射部位组织硬化、脂肪萎缩,导致胰岛素吸收不良。

4. 胰岛素注射时间和消毒。于饭前15~30min皮下注射,注射剂量和次数须经专科医生指导。消毒用2%的碘酊、75%的酒精、消毒棉签。注射器最好使用一次性BD胰岛素注射器(1ml),有条件者使用胰岛素笔更为方便。

(六)介绍饮食疗法的意义、注意事项,推荐适宜的饮食

饮食控制是糖尿病治疗的基础,应长期坚持。总原则为限制每日总热量和碳水化合物的摄入量,从而减轻胰岛β-细胞的负担。

1. 饮食治疗的意义。饮食治疗的主要意义包括:

(1)可减轻胰岛β-细胞的负担。饮食控制有利于胰岛细胞功能的恢复。

(2)维持正常体重。肥胖者减轻体重,可改善机体对胰岛素的敏感性。

(3)消瘦者增加体重,可增强机体抵抗力,防止感染等并发症的发生;延缓或防止并发症的发生和发展。

2. 饮食治疗的注意事项。饮食治疗应注意以下方面:

(1)根据病人的身高、体重、性别、年龄及所从事工作的劳动强度来计算每日所需总热量,三餐热量和主食分配大致为1/5、2/5和2/5。

（2）按一定比例合理安排三大物质，即高碳水化合物、低脂肪和适量蛋白质饮食。高纤维食物可延缓胃排空时间，增加饱腹感，可延缓食物消化、吸收，有利于降低餐后血糖。另外，还应限制食盐的摄入（<6g/d）和补充维生素。

（3）进餐时间和食量要准确，不得随意增减，如体能消耗过大或减少时，应酌情增减食物。按要求进餐后仍感饥饿时，可使用低热量、高容积的食物，如瓜子、黄瓜、西红柿等。

（4）水果应在病情稳定时食用，一次量不宜过多，时间以餐前1h为宜，每进食300g水果应减少50g主食，应选择含糖量较低的水果，如西瓜、草莓、橙子、樱桃和苹果、鸭梨等。血糖较高时，不主张食用水果。

3. 糖尿病病人适宜的食物。包括：①豆制品及粗粮，如燕麦片、莜麦面、苦荞（荞麦）面、玉米面、麦麸等；②蛋白类，如牛奶、瘦肉、鸡蛋等；③蔬菜类，如西红柿、黄瓜、紫菜、油菜、白菜、萝卜、洋葱、银耳、百合、山药、莲子等。

（七）糖尿病病人如何安全运动，介绍可行的运动方式

1. 运动的好处。运动也是糖尿病的基本疗法之一，规律、适量的运动有许多好处：①运动可促进葡萄糖的利用，使血糖降低；②运动是减肥最有效的方法；③运动可以增强胰岛素受体的敏感性、改善胰岛素抵抗，从而可减少降糖药物或胰岛素的剂量，可改善高脂血症等代谢紊乱综合征。

2. 运动的原则。糖尿病患者运动疗法的原则为：规律适量，循序渐进，持之以恒。小强度的运动达不到治疗目的，大强度运动时，可致低血糖症的发生。

3. 运动时间的选择。宜选择在饭后1h进行，每次以30~40min为宜。每周至少3次，每次至少30min。

4. 运动注意事项。运动治疗应注意以下事宜：①病情不稳定的患者不宜运动，如并发急性感染或酮症酸中毒，有心、脑、肾、视网膜、下肢血管病变、高血压等合并症者；②运动前注射胰岛素最好在腹部，若在四肢注射，由于活动多，会加快胰岛素的吸收；③随身携带一些食物，如糖果、点心，一旦出现低血糖应及时食用；④运动时要携带疾病卡，注明姓名、电话、所患疾病、所服药物，以便出现低血糖昏迷时，能及时得到救助。

5. 运动方式的选择。根据病人的年龄、性别、身体状况和个人爱好等，选择适宜（竞技性不强）的运动方式。如散步、扭秧歌、慢跑、体操、跳舞、太极拳、骑车、打球等。

（八）讲解足部护理的方法（鞋、袜的选择，剪趾甲的方法）

糖尿病病人因神经病变使足部感觉异常；同时，因血管病变使足部缺血，局部组织血流受阻，容易发生严重的损伤、溃疡及坏疽。所以，糖尿病足部护理十分重要。

1. 鞋、袜的选择。选择柔软、合脚的平底鞋和腰口宽松的袜子为好，要经常检查鞋内有无小石子等硬质物质，不要穿高跟鞋和腰口过紧的袜子。

2. 剪趾甲的方法。要勤剪趾甲并细心磨平甲端，防止剪破皮肤或趾甲剪得过短。

3. 足部的自我护理。患者应从以下方面进行足部自我护理：①定期检查足部是否有水疱、裂口、擦伤及感染征象（如皮肤发红、肿胀等）；②秋冬两季可用甘油涂抹双足皮肤，防止干裂；③每晚用温水及碱性较小的肥皂洗脚，并用软棉布擦干（尤其是趾缝）；使用热水袋时，要用棉布或毛巾包裹后，才可放在足下；不使用电热毯；④每天做足部按摩，以促进血液循环；⑤不赤脚走路，伴有严重足部血管病变患者，暂时停止进行运动疗法。

（九）讲解糖尿病的主要并发症及其临床表现

1. 酮症酸中毒（DKA）。为糖尿病最常见的急症。由于各种原因引起糖尿病症状加重，脂肪分解加速，大量游离脂肪酸在肝脏内经β-氧化产生酮体，血酮体升高，尿酮体呈强阳性，大量丙酮酸等酸性物质，在体内蓄积而发生酮症酸中毒。

（1）诱因：①感染；②胰岛素中断或减量过多、过快；③饮食失调，如摄入过多脂肪、糖类物质；④应激，如外伤、手术、麻醉、分娩、妊娠、合并其他急重症等。

（2）症状：糖尿病症状加重，极度乏力和口渴，尿量显著增多，食欲不振、恶心、呕吐，深大呼吸伴有丙酮味（烂苹果味）、头痛、头昏、精神萎靡、甚至昏迷等，应立即送往医院进行救治。

2. 慢性并发症。分为大血管病变和微血管病变。

（1）大血管病变：可以侵犯主动脉、冠状动脉、脑动脉和肢体外周动脉等，引起高血压病、冠心病、缺血性脑血管病（脑梗死）和糖尿病足等，临床出现相应病症的表现。

（2）微血管病变：重要的微血管病变有糖尿病肾病、视网膜病变和神经病变等。

糖尿病肾病:表现为蛋白尿、水肿、高血压。最初出现微量白蛋白尿和间歇性蛋白尿,以后呈持续性,晚期呈氮质血症,最终出现肾功能衰竭、尿毒症。

周围神经病变:以对称性、多发性神经病变最为多见,表现为肢端呈手套或袜套状分布的感觉异常、麻木、触电样感觉、烧灼或针刺样痛(尤其夜间疼痛)等。

自主神经病变:①神经原性膀胱(尿潴留),男性阳痿等;②胃轻瘫(上腹饱胀、恶心、呕吐),糖尿病性肠病(腹泻、便秘或腹泻与便秘交替出现);③无汗症(代偿性阶段性发汗,多见于上半身出汗);④心血管神经受损(静息性心动过速、体位性低血压、无痛性心肌梗死等)。

眼部病变:以视网膜病变、眼底动脉硬化及白内障为多见,表现为视力减退、视物模糊,严重者可导致失明。

3. 感染。皮肤疖肿、痈常见,结核感染、真菌感染(外阴瘙痒)、泌尿系感染(肾盂肾炎)等也很常见。

(十)如何自我看护低血糖症

1. 低血糖症发生的原因。常见于胰岛素或磺脲类药物剂量过大、未按时进餐或漏餐、食欲骤减、运动量过大等情况下。

2. 低血糖反应的表现。难忍的饥饿感、乏力、心慌、手抖、出冷汗、头昏、意识模糊,严重者可出现昏迷。

3. 低血糖症的自救。低血糖反应发生时,应立即食用少量饼干或饮料、糖水,若仍不能缓解时应立即前往医院救治。

(十一)讲解馒头餐耐量试验标本的留取方法

1. 试验前日晚餐后禁食8~14h,清晨采空腹血样。

2. 于10min内进食100g(2两)精白粉馒头,可以饮水。

3. 从进食第一口馒头起开始计时,分别于餐后1h、2h、3h采集血样。

4. 将上述四点的血样送检测定血糖,目前,多主张测定空腹血糖及餐后2h血糖。

(十二)讲解吸烟对糖尿病的不良作用和戒烟方法

1. 吸烟对糖尿病的危害。包括:①吸烟可加重胰岛素抵抗,能促进糖尿病的发生和发展;②吸烟与糖尿病大血管并发症密切相关;③吸烟与糖尿病微血管并发症亦有相关。

2. 戒烟方法。可进行行为干预和药物戒烟。①干预戒烟,主要是行为的改变,包括自我教育(阅、视、听有关宣传材料)及个别和集体心理咨询;②药物戒烟,主要采用烟碱替代治疗。

第四章 糖尿病饮食与运动治疗

第一节 糖尿病的医学营养治疗

饮食治疗是各种类型糖尿病病人最基本的治疗措施。无论是轻型还是重型,不论有无并发症,也不论是胰岛素治疗还是口服降糖药物治疗,都必须严格和长期地坚持控制饮食。合理的控制饮食,可以减轻胰岛β-细胞的负荷,有利于血糖水平的控制。对于2型糖尿病病人,尤其是肥胖者,一经明确诊断,就要立即控制饮食;对于1型或2型重症者,更应合理控制饮食,在制订饮食方案的基础上调整胰岛素或口服降糖药物剂量;否则,可导致病情恶化,甚至导致或加速酮症酸中毒等急性并发症的发生。要正确看待糖尿病的饮食治疗,一定要纠正一些不正确的饮食治疗观点,不能将饮食治疗片面地理解为少吃主食和不吃某些食物。任何情况下的饮食治疗都应讲究平衡饮食,即各种营养物质要保持一定的比例,达到营养物质摄入的均衡。

一、医学营养治疗的目标

1. 维持健康体重。超重/肥胖患者减重的目标是3~6个月减轻体重的5%~10%。消瘦者应通过合理的营养计划达到并长期维持理想体重。

2. 供给营养均衡的膳食,满足患者对微量营养素的需求。

3. 达到并维持理想的血糖水平,降低HbA1c水平。

4. 减少心血管疾病的危险因素,包括控制血脂异常和高血压。

根据上述要求和目的,不同类型的糖尿病病人要有不同的饮食治疗方案。对肥胖2型糖尿病者,饮食治疗的重点是减少总热量和脂肪的摄入量,减轻体重;对1型糖尿病病人,饮食治疗的重点是强调定时、定量、定餐,正确处理好饮食、胰岛素剂量调整和运动量之间的关系。

二、认识膳食营养因素

(一)能量

1. 糖尿病前期或糖尿病患者应当接受个体化能量平衡计划,目标是既要达到或维持理想体重,又要满足不同情况下营养需求。

2. 超重或肥胖的糖尿病患者,应减轻体重,不推荐2型糖尿病患者长期接受极低能量(<800 kcal/d)的营养治疗。

(二)脂肪

1. 膳食中由脂肪提供的能量应占总能量的20%~30%。

2. 饱和脂肪酸摄入量不应超过饮食总能量的7%,尽量减少反式脂肪酸的摄入。单不饱和脂肪酸是较好的膳食脂肪酸来源,在总脂肪摄入中的供能比宜达到10%~20%。多不饱和脂肪酸摄入不宜超过总能量摄入的10%,适当增加富含n–3脂肪酸的摄入比例。

3. 参考中国居民膳食指南(2016),应控制膳食中胆固醇的过多摄入。

(三)碳水化合物

1. 膳食中碳水化合物所提供的能量应占总能量的50%~65%。对碳水化合物的数量、质量的体验是血糖控制的关键环节。

2. 低血糖指数食物有利于血糖控制,但应同时考虑血糖负荷。

3. 糖尿病患者适量摄入糖醇和非营养性甜味剂是安全的。过多蔗糖分解后生成的果糖或添加过量果糖易致TG合成增多,不利于脂肪代谢。

4. 定时定量进餐,尽量保持碳水化合物均匀分配。

5. 控制添加糖的摄入,不喝含糖饮料。

(四)蛋白质

1. 肾功能正常的糖尿病患者,蛋白质的摄入量可占供能比的15%~20%,保证优质蛋白质比例超过三分之一。

2. 推荐蛋白摄入量约0.8g/(kg·d),过高的蛋白摄入[如>1.3g/(kg·d)]与蛋白尿升高、肾功能下降、心血管及死亡风险增加有关,低于0.8g/(kg·d)的蛋白摄入并不能延缓糖尿病肾病进展,已开始透析患者蛋白摄入量可适当增加。蛋白质来源应以优质动物蛋白为主,必要时可补充复方α–酮酸制剂。

3. 推荐摄入范围内,单纯增加蛋白质不易引起血糖升高,但可能增加胰岛素分泌反应。

(五)饮酒

1. 不推荐糖尿病患者饮酒。若饮酒应计算酒精中所含的总能量。

2. 女性一天饮酒的酒精量不超过15g，男性不超过25g（15g酒精相当于350ml啤酒、150ml葡萄酒或45ml蒸馏酒）。每周不超过2次。

3. 应警惕酒精可能诱发的低血糖，避免空腹饮酒。

(六)膳食纤维

豆类、富含纤维的谷物类(每份食物≥5g纤维)、水果、蔬菜和全谷物食物均为膳食纤维的良好来源。提高膳食纤维摄入对健康有益。建议糖尿病患者达到膳食纤维每日推荐摄入量，即10~14g/1000kcal。

(七)钠

1. 食盐摄入量限制在每天6g以内，每日钠摄入量不超过2000mg，合并高血压患者更应严格限制摄入量。

2. 应限制摄入含钠高的调味品或食物，例如味精、酱油、调味酱、腌制品、盐浸等加工食品等。

(八)微量营养素

糖尿病患者容易缺乏B族维生素、维生素C、维生素D以及铬、锌、硒、镁、铁、锰等多种微量营养素，可根据营养评估结果适量补充。长期服用二甲双胍者应预防维生素B_{12}缺乏。不建议长期大量补充维生素E、维生素C及胡萝卜素等具有抗氧化作用的制剂，其长期安全性仍待验证。

(九)膳食模式

不同的膳食干预模式要求在专业人员的指导下，结合患者的代谢目标和个人喜好(例如：风俗、文化、宗教、健康理念、经济状况等)，设计个体化的饮食治疗方案。合理膳食模式指以谷类食物为主，高膳食纤维摄入、低盐低糖低脂肪摄入的多样化膳食模式。合理膳食可以降低2型糖尿病风险20%。6项大型队列研究和21项随机对照试验的Meta分析：每天摄入48~80g全谷物，2型糖尿病发病风险降低26%。此外，Meta分析多个国家研究的43万人群，高畜肉摄入增加2型糖尿病发生风险20%，因此，建议控制畜肉摄入量。同时监测血脂、肾功能以及营养状况的变化。

三、饮食治疗的要求和分配

饮食治疗的基本要求是控制总热量、限制脂肪摄入量、适当放宽碳水化合物摄入量、高膳食纤维,限制食盐摄入,补充必需的微量元素和维生素。

中国营养学会建议(2000年):碳水化合物占总热量的55%~65%;蛋白质占10%~20%,其中优质蛋白占1/3;脂肪占20%~25%,其中,饱和脂肪酸<10%,胆固醇每日<300mg;矿物质、维生素、膳食纤维要充足,每日摄入膳食纤维在20g左右。

(一)总热量

糖尿病患者总热量的供给可根据患者的年龄、性别、身高、体重、生理条件、劳动强度及工作性质等而定。这里的体重是指患者的标准体重,而不是指现有的实际体重。

标准体重有两种计算方法。①简单计算:体重(kg)=身高(cm)-105(常数);②精确计算:体重(kg)=[身高(cm)-100(常数)]×0.9;这两个公式为成年男子计算公式,如为女子则再减2kg,即为成年妇女标准体重。如超过标准体重20%为肥胖,超过40%为重度肥胖,低于20%为消瘦。

另一个常用指标为体质指数(BMI)。计算公式为:BMI=体重(kg)/身高(m)^2。2003年4月卫生部疾病控制司根据中国肥胖工作组建议,公布了中国人超重和肥胖诊断分割点:以BMI值"24"为中国成人超重的界限,BMI"28"为肥胖的界限;体重过低<18.5;正常18.5~23.9;超重24.0~27.9;肥胖≥28.0。

对于肥胖病人给予低热量饮食,并增加运动量,使体重逐渐下降(减肥)至正常标准上、下的5%左右。对于消瘦病人则要相应提高饮食的总热量,使体重逐渐恢复(增肥)至正常标准。儿童由于生长代谢旺盛,所需热量则相应要多些。孕妇、乳母、营养不良者或伴有慢性消耗性疾病的患者,总热量宜酌情增加10%~20%;老年人及伴有其并发症的病人,可根据具体情况酌情增减。总的来说,合理的全日总热量摄入,应以维持标准体重为宜。成人糖尿病患者每日每千克标准体重热能供给量见表4-1。

表4-1　成人糖尿病患者每日每千克标准体重热能供给量

体　型	卧　床 [KCAL(KJ)]	轻体力 [KCAL(KJ)]	中等体力 [KCAL(KJ)]	重体力 [KCAL(KJ)]
肥　胖	15(62)	20~25(83~104)	30(125)	35(146)
正　常	15~20(62~83)	30(125)	35(146)	40(167)
消　瘦	20~25(83~104)	35(146)	40(167)	45~50(188~209)

（二）碳水化合物

碳水化合物也称糖类，是维持人体体温、供给热能的主要食物来源。近年来对碳水化合物所占比例已放宽，占总热量的55%~65%，即200~350g；但对于单纯饮食控制的病人，每日碳水化合物摄入量不宜过高，以200~250g为宜。

人体所有的组织细胞都离不开糖分，如脑组织所需的能源，几乎全部由葡萄糖氧化来供给，若供应不及时，则会引起大脑功能障碍，出现昏迷，甚至死亡。因此，如将病人的主食限制得过严，使病人处于半饥饿状态，则体内能量供应时，就需要动用贮存的脂肪和蛋白质，病情反而容易波动。每日进食的碳水化合物太少，如每日不足125g时，则脂肪分解氧化，产生酮体增多，发生饥饿性酮症，此时，若胰岛素水平不足，血酮体增高超过了机体利用酮体的能力时，就会导致酮症酸中毒，故碳水化合物的限制要适量。

通常所说的主食重量，是指生食称重，如50g精面粉约相当于75g馒头，或相当于70g切面；50g大米约相当于125~150g米饭（软饭）。通常所说的碳水化合物重量，也不等于主食（生食）重量，由于碳水化合物不仅仅主食中含有，主食中除了碳水化合物之外，还有其他营养素，如100g精面粉中，只含77.8g碳水化合物；相反，蛋白质食物、蔬菜、水果等，也含有一定量的碳水化合物（糖分）。常用主食营养素含量见表4-2。

表4-2 常用主食营养素含量简表

（每100g食物）

食物名称	蛋白质(g)	脂肪(g)	糖(g)	食物名称	蛋白质(g)	脂肪(g)	糖(g)
大 米	7.8	1.2	76.6	切 面	7.4	1.4	56.4
糯 米	6.7	1.4	78.3	挂 面	9.6	3.5	70.0
面 粉				小 米	9.7	3.5	72.8
（蛋白）				玉米面	8.5	4.3	72.2
面 粉	10.4	1.7	74	荞麦面	9.3	2.3	66.5
（标准）				燕麦片	15.0	6.7	61.6

（三）脂肪

一般将每日进食脂肪量超过100g的饮食称为高脂饮食；低于50g者称为低脂饮食。糖尿病病人的脂肪需要量可根据实际需要及民族习惯而定，一般占总热量的20%~30%（包括烹调油和食物中所含脂肪）；或每日<1.0g/kg标准体重。每日进食的脂肪量为40~60g，并限制饱和脂肪酸（<8%），即动物脂肪，如牛、羊、猪油等。但鱼油例外，因为鱼油中所含不饱和脂肪酸较多。不饱和脂肪酸应占到10%，有利于降低机体血清胆固醇。

胆固醇的摄入量，每日应限制在300mg以下，尽量少食用动物大脑、肝脏、肾脏、鱼子、蛋黄等胆固醇含量多的食物。对肥胖病人，尤其是伴有心血管病变者，脂肪摄入量应控制在总热量的25%以下。糖尿病病人所食用的脂肪以不饱和脂肪酸为宜，尽量选用鱼、瘦肉和禽类等动物油脂食物；植物油选用豆油、花生油、芝麻油、玉米油、葵花籽油等，每日15~25g。部分油脂食物脂肪含量见表4-3，常用食物胆固醇含量见表4-4。

表4-3 部分油脂食物脂肪含量简表

（每100g食物中的含量）

食物名称	总脂肪量	饱和脂肪酸	不饱和脂肪酸	
			单 价	多 价
猪 油	99	43.5	46.6	8.9
牛 油	99	51.1	41.7	6.2
豆 油	100	14.8	20.9	62.8
玉米油	100	15.2	36.5	48.3
花生油	100	19.9	42.5	37.6
芝麻油	100	12.5	40.9	46.6
菜籽油	100	4.5	74.0	21.5

表4-4 常用食物胆固醇含量简表

（每100g食物的含量）

食物名称	胆固醇(mg)	食物名称	胆固醇(mg)	食物名称	胆固醇(mg)
猪瘦肉	77	羊 肾	254	鸭	80
猪肥肉	107	羊 肚	124	鸡	117
猪 肉	3100	对 虾	150	鸡 蛋	680
猪 舌	116	螃 蟹	235	鸡蛋黄	1705
猪 心	158	牛瘦肉	63	鸭 蛋	634
猪 肝	368	牛肥肉	194	鸭蛋花	1522
猪 肾	405	牛 脑	2670	松花蛋	649
猪 肚	159	牛 舌	102	松花蛋黄	1132
羊瘦肉	65	牛 心	125	黄 鱼	79
羊肥肉	173	牛 肝	257	带 鱼	97
羊 脑	2099	牛 肾	340	鲳 鱼	83
羊 心	130	牛 肚	132	鲤 鱼	83
羊 舌	147	牛 奶	13	黄 鳝	117
羊 肝	150	酸牛奶	12	墨 鱼	275

（四）蛋白质

蛋白质是生命的基础,是构成人体细胞的重要组成部分。糖尿病病人蛋白质的需要量与正常人近似或略高些, 成人按每日0.8~1.2g/kg标准体重计算,约占总热量的10%~20%。若病情控制欠佳,体内蛋白质分解加速,容易出现负氮平衡。应根据病情决定蛋白质的每日摄入量。

1. 低蛋白饮食。糖尿病肾病宜采用低蛋白饮食,在临床蛋白尿期,可按0.8~1.0g/kg标准体重计算,或大约占总热量的15%;对伴有明显氮质血症、尿毒症及肝昏迷者,限制蛋白质摄入量以0.6~0.8g/kg标准体重为宜,或大约占总热量的10%, 并以优质的动物蛋白为佳, 一般动物性蛋白应占总蛋白摄入量的40%~50%较为合适。这是由于高蛋白饮食,可增加肾脏血流而加重肾小球的工作负担和滤过率,使肾脏损害进一步加重,此外,蛋白质的一些代谢废物也会加重肾功能的损害。近年来,国外有人提出,只要糖尿病病人尿中出现微量白蛋白(UAlb),即应开始严格限制蛋白质的摄入量。

2. 高蛋白饮食。当伴有妊娠、哺乳及营养不良、慢性消耗性疾病时,对蛋白质的需要量增加,此时,蛋白质的供给可增加到每日1.5g/kg标准体重,个别可达2.0g/kg标准体重。儿童由于生长发育的需要,蛋白质按每日1.5~2.0g/kg标准体重供给。

3. 蛋白质的食物来源。动物性食物的瘦肉类,包括鱼、虾、鸡、鸭等,含量为12%~24%;蛋类含量10%~16%;乳类3%~4%。植物食物中干黄豆含量为35%~40%,豆制品10%~20%;谷类7%~10%。蔬菜、水果类中蛋白质含量很少。常用蛋白质食物营养素含量见表4-5。

表4-5 常用蛋白质食物营养素含量简表

(每100g食部)

食物名称	蛋白质(g)	脂肪(g)	糖(g)	食物名称	蛋白质(g)	脂肪(g)	糖(g)
猪瘦肉	16.7	28.8	1.0	鲤 鱼	17.3	5.1	—
猪 肝	21.3	4.5	1.4	鲫 鱼	13.0	1.1	0.4
牛瘦肉	20.3	6.2	1.7	黄 鳝	18.8	0.9	—
羊瘦肉	17.3	13.6	0.5	对 虾	20.6	6.7	0.2
鸡	21.5	2.5	0.3	鸡 蛋	14.7	11.6	1.6
鸭	10.8	7.5	0.5	咸鸭蛋	11.3	13.3	3.4
黄 鱼	18.7	3.8	—	豆 浆	4.4	1.8	1.5
带 鱼	18.1	7.4	—	豆腐干	19.2	6.7	6.7
草 鱼	17.9	17.9	4.3	豆 腐	4.7	1.3	
鲢 鱼	15.3	0.9	—	花生仁	26.2	39.2	22.1

（五）食物纤维

研究表明,提高食物中的纤维素含量,有降血糖、改善葡萄糖耐量和降血脂的作用,并可减少胰岛素和口服降糖药物的剂量。其机制可能与延缓食物在胃肠道的排空时间及高纤维素饮食的吸水性强, 致使肠道凝胶过滤系统形成,从而影响了碳水化合物的吸收有关;也可能是通过减少肠道激素如抑胃肽或胰高血糖素的分泌,刺激胰岛素的释放,并增加周围组织胰岛素受体的敏感性,从而促使葡萄糖代谢得到改善的缘故。

食物纤维分为可溶性和不可溶性两类,每日需10~25g。可溶性纤维包括果胶(水果中)、藻胶(海藻类)、豆胶(某些豆类的多糖类)等,可溶性纤维素的降血糖作用比较肯定。不可溶性食物纤维,包括纤维素、半纤维素和木质素等,来源于谷类和豆类的表皮以及植物茎、叶。目前主张糖尿病病人多食用天然纤维,而尽量不用精细加工过的提纯纤维,即多食用粗粮、杂豆、海藻、青菜(芹菜、菠菜、豆芽)等类食品,也有人试用南瓜制品,但水果不宜过多食用。部分食物纤维含量见表4-6。

表4-6 部分食物纤维含量简表

食物	纤维含量(%)	食物	纤维含量(%)
白　面	3.45	绿　豆	23.52
糯　米	3.35	干海带	23.84
大　米	2.33	心里美萝卜	1.38
小　米	4.58	圆白菜	1.67
玉米渣	7.78	芹　菜	1.64
高粱米	7.27	胡萝卜	1.67
燕麦面	9.84	蒜　苗	2.20
燕麦片	10.4	鸭　梨	1.07
玉米面	11.4	苹　果	1.11
荞麦面	12.33		

(六)无机盐和维生素类

无机盐又称矿物质,是无机化合物中盐类的统称,已知有20余种无机盐为人体所必需。近年来,许多动物实验及临床研究发现,糖尿病与微量元素之间关系密切,认为糖尿病患者往往缺乏某种微量元素,如钒、铬、锌、硒、镁、铜等。维生素是生物生长、代谢中所必需的微量有机物。施尔康等保健品中含有丰富的微量元素及多种维生素,可以选用。

当病人出现病情控制不佳,合并感染或酮症酸中毒时,必须补充无机盐钠、钾、镁及维生素B和维生素C等。但平时应限制食盐的摄入量,因为容易引起高血压,诱发动脉粥样硬化。许多糖尿病人伴有高血压和肥胖,若进食食盐过多,不仅不利于高血压的防治,还可能诱发冠心病。因此,要求糖尿病患者每日食盐的摄入量应限制在4~6g。

四、食物的选择与禁忌

(一)食物选择

主食如大米、白面、玉米面、小米、荞麦等淀粉类食物都可食用,但每日最好控制在250~350g。这些食物经过胃肠道消化后,逐渐变成葡萄糖,再被吸收入血,使血糖缓慢上升。副食可选择蛋白质含量多的大豆和豆制品,豆芽中富含维生素C,也可以适当食用。但这些植物蛋白不能太多,因为干黄豆中碳水化合物的含量为20%~30%。此外,还应选配食用瘦肉、鱼、鸡、牛奶等动物蛋白,以补充体内所必需的氨基酸。对于脂肪类,应适当多食用植物油,如豆油、菜籽油、花生油、玉米油等。由于这些植物油中脂肪酸含量较少,且含有较多的不饱和脂肪酸,可降低胆固醇,预防动脉粥样硬化的发生。同时,应尽量少食动物油,如猪油、牛油、羊油等,因为动物油中所含饱和脂肪酸较多,容易引起动脉粥样硬化。以植物油代替动物油是重要的,但食用太多同样也会引起肥胖。糖的代用品有木糖醇等,每日用量应少于50g,以避免引起腹泻。

当病人控制主食量后,如仍有饥饿感时,可食用白菜、菠菜、油菜、韭菜、青椒、黄瓜、冬瓜、南瓜、角瓜、西红柿、绿豆芽、莴笋、茄子、菜花、扁豆芽,酸菜、空心菜、生菜等蔬菜来充饥。常用蔬菜含糖量见表4-7。

表4-7　常用蔬菜含糖量简表(每100g含量)

含糖量	蔬菜名称
1%	◆紫菜苔、南瓜、蒲菜、西葫芦、水生菜
2%	◆芹菜、韭黄、小白菜、茴香菜、菠菜、冬瓜、黄瓜、菜瓜、莴笋、青菜
3%	◆韭黄、绿苋菜、油菜、莴笋叶、苦瓜、番茄、大白菜、豌豆苗、茼蒿
4%	◆青蒜、菜花、萝卜缨、绿豆芽、雪里蕻、茄子、青笋、空心菜、西红柿、荸荠、红豆、丝瓜
5%	◆冬笋、小葱、苜蓿、扁豆、红豆角
6%	◆黄豆芽、白萝卜、青豆芽、大葱
7%	◆青水萝卜、洋葱、香椿、红柿椒、香菜
8%	◆黄胡萝卜
9%	◆蒜头、鲜黄花菜、毛豆、豌豆、蒜苗、蚕豆
12%	◆山药
15%	◆藕
17%	◆土豆
20%	◆甜薯、白薯

(二)食物禁忌

应强调禁止食用各种糖类,如红糖、白糖、糖块以及糕点、冰激凌、白薯等,否则,血糖会迅速升高,促使病情加重,当然,低血糖时例外。粉条、绿豆和小红豆中,碳水化合物含量高,要适当限制。此外,应限制摄入动物肝脏、肠、蛋黄等胆固醇含量高的食物。对土豆、蒜苗、胡萝卜、豌豆等含碳水化合物较多的蔬菜,也要适当限制食用量,或按计算比例摄入。由于水果中含葡萄糖和果糖等,食入后消化吸收很快,能使血糖迅速升高,因此,糖尿病病人一般应尽量少食水果,如果血糖控制较为理想,病情稳定,可在两餐之间少量食用,并酌情相应减少主食进量。应嘱病人忌饮各种酒类,尤其是白酒。

五、饮食计算法与具体安排

(一)细算法

第一步:确定病人的肥胖程度。按患者的性别、年龄、身高、体重,查《理想体重表》或应用身高-体重测量法公式计算,得出标准体重,确定病人的肥胖程度。成年男性和女性的理想体重见表4-8及表4-9。

表4-8 成年男性理想体重表(kg)

年龄(岁)	身高(cm)										
	140	144	148	152	156	160	164	168	172	176	180
15	41	42	43	44	45	47	48	50	53	55	58
17	44	44	45	47	48	49	51	53	55	58	61
19	45	46	47	49	50	51	53	55	57	60	62
21	47	48	49	50	51	53	54	56	59	61	64
23	48	49	50	51	52	54	55	57	59	62	65
25	48	49	50	51	52	54	56	58	60	62	66
29	49	50	51	52	53	55	56	58	60	63	66
31	49	50	51	52	54	55	57	59	61	64	67
33	50	51	52	53	54	56	57	59	62	64	67
35	50	51	52	53	55	56	58	60	62	65	68
37	51	52	52	54	55	57	58	60	62	65	68
39	51	52	53	54	55	57	59	60	63	65	69
41	51	52	53	54	56	57	59	61	63	66	69
43	51	52	53	55	56	57	59	61	63	66	69
45	52	53	54	55	56	58	59	61	63	66	69
47	52	53	54	55	56	58	60	62	64	66	70
49	52	53	54	55	57	58	60	62	64	67	70
51	52	53	54	56	57	58	60	62	64	67	70
53	52	53	54	56	57	58	60	62	64	67	70
55	52	53	54	55	57	58	60	62	64	67	70
57	52	53	54	55	56	58	59	61	64	66	69
59	52	52	53	55	56	57	59	61	63	66	69
61~71	51	52	53	55	56	57	59	61	63	66	69

表4-9 成年女性理想体重表（kg）

年龄（岁）	身高（cm）										
	140	144	148	152	156	160	164	168	172	176	180
15	38	39	40	42	44	45	48	51	54	58	64
17	42	43	44	46	47	49	52	54	58	62	67
19	43	44	46	47	49	51	53	56	59	63	69
21	43	45	46	47	49	51	53	56	59	64	69
23	44	45	46	47	49	51	53	56	59	64	69
25	44	45	46	48	49	51	54	56	60	64	69
27	45	46	47	48	50	52	54	57	60	65	70
29	45	46	47	49	51	53	55	58	61	65	71
31	46	47	48	49	51	53	55	58	61	66	71
33	46	47	48	50	51	53	56	58	62	66	72
35	46	48	49	50	52	54	56	59	62	67	72
37	47	48	49	5	53	55	57	60	63	67	73
39	48	49	50	52	53	55	58	60	64	68	73
41	48	50	51	52	54	56	58	61	64	69	74
43	49	50	51	53	55	56	59	62	65	69	75
45	49	50	51	53	55	56	59	62	65	69	75
47	50	51	52	53	55	57	59	62	65	69	75
49	50	51	52	53	55	57	59	62	66	70	75
51	50	51	52	54	55	57	60	62	66	70	75
53	50	51	53	54	56	58	60	63	66	70	76
55	51	52	53	54	56	58	60	63	66	71	76
57	51	52	53	55	56	58	60	63	67	71	76
59	51	52	53	55	56	58	60	63	67	71	76
61~75	50	51	52	54	55	57	60	62	65	70	75

第二步:计算出全天总热量(Q)。根据成人糖尿病患者每日每千克标准体重热能供给量(见表4-1),决定每日每千克标准体重的热能供给量,结合平时食量计算出全天总热量(Q)。年龄超过50岁者,每增加10岁应减少热能供给量的10%。

每日总热量Q(kcal/d)=标准体重(kg)×热能供给量(kcal/kg/d)

第三步:确定三大营养素的供给量(g)。根据病情,按碳水化合物、蛋白质、脂肪各占总热量的比值分别为55%~65%、10%~20%和20%~25%,来确定三大营养素的供给量(g)。每克碳水化合物或蛋白质产生4kcal热量,每克脂肪产生9kcal热量。

(1)全日碳水化合物供给量(g)= Q×(0.55-0.65)÷4。

(2)全日蛋白质供给量(g)= Q×(0.10-0.20)÷4。

(3)全日脂肪供给量(g)= Q×(0.20-0.25)÷9。

第四步:饮食分配,食谱处方。根据饮食习惯、个人饮食嗜好等情况,全日三餐按总热量的1/5、2/5、2/5进行分配,并转化为食谱,合理配餐。

(二)粗算法

1.糖尿病普通饮食。一般适用于身体状况较好,体重正常者。粗算法仅适用于病情稳定、无严重并发症的门诊病人,如病情较重者则必须用细算法精确计算。

(1)每日主食量:休息病人200~250g,轻体力劳动者250~300g,中等体力劳动者300~400g,重体力劳动者400~500g。

(2)每日副食量:蛋白质30~40g,脂肪50~60g。如牛奶250ml,鸡蛋1个,瘦肉100g,豆制品50~100g,烹调油15~25g。

(3)每日蔬菜和食盐量:新鲜蔬菜500g以上,食盐<6g。

正常体重、病情稳定、正常体力活动的门诊病人,推荐"1、2、3、4、5"原则的实用食谱,即:少量烹调油(20g)、半斤至1斤牛奶(250~500g)、1个鸡蛋(50g)、2两豆腐(100g)、2~3两瘦肉(100~150g)、4种蔬菜(600g)、5两主食(250g)。消瘦和肥胖患者进行适当加减,为了避免饮食单调,可应用食物等值交换法,如1个大鸡蛋交换瘦肉50g或豆腐100g。

2.肥胖糖尿病患者饮食。减肥是治疗肥胖型糖尿病的主要措施,应严格采取低碳水化合物、低脂肪及较高蛋白质的饮食。但减肥不宜过快过猛,否则易导致酮症,对肥胖妊娠者更应慎重,否则会妨碍胎儿的生长发育。节食要注意营养素的齐全和平衡,以满足机体的需要。每日可供给主食200~250g;副食中蛋白质30~60g,脂肪<25g。

3. 糖尿病高蛋白饮食。适用于儿童、孕妇、乳母、营养不良和并发消耗性疾病者。每日主食300~400g,副食中蛋白质为100g左右,脂肪60g左右。

4. 伴有各种严重并发症或合并症患者的饮食。如伴有急性心肌梗死、心衰、重度高血压、肾功能不全、尿毒症、肝硬化腹水等患者,往往需要限制钠盐、糖类、脂肪及总热量,视病人具体情况而定,常常需要胰岛素控制血糖。有高血压者也需限制钠盐,并与降血压药物配合治疗。有高热和各种感染、胃肠疾病患者,大部分给予流质或半流质饮食,也需按具体病情个体化处理。有各种外科情况者则可能暂时禁食,如急性胰腺炎、肠梗阻伴重度恶心、呕吐者等,经急性应激阶段后,逐渐过渡到常规饮食。

(三)主食固定法

糖尿病病人最好采用少量多餐制膳食,这样,可以避免饮食量超过胰岛的负担,使血糖不至于猛然升得过高,或于血糖下降时进食,避免低血糖反应。一般至少一日三餐,定时定量。根据活动强度,将每日三餐中的主食相对固定,可按早餐1/5、午餐和晚餐各2/5,或三餐各1/3的比例分配。注射胰岛素者,可根据注射胰岛素的情况,安排加餐次数和数量,例如,注射长效胰岛素者应注意晚上睡前的加餐。加餐食品可从前一餐中匀出一小部分主食约50g左右。主食既要相对固定,又要灵活掌握,如在活动量增大时可适当增加一些,病情加重时可适当限制。

有的病人取消早餐,只吃午餐和晚餐,或者认为只要主食不变,餐次就无所谓了,很不规律。这些做法都是错误的,其结果极易造成餐后高血糖,对治疗十分不利。对于注射胰岛素或口服降血糖药物易出现低血糖者,要在三次正餐之间加2~3次副餐,加餐食物来自于正餐中匀出的小部分主食。配餐应主、副食搭配,既要符合营养配餐要求,又要有益于自身胰岛素的分泌。

(四)食物交换份法

食物是指从市场上购来的食物样品中除掉不可食的部分后,所剩余的可食部分。食物交换份始源于美国,现已推广到其他各国。北京协和医院参考美、日等国资料,根据我国人民的饮食习惯,制订出"食物交换份法"。即将食品根据成分不同划分为6大类,制订出每类食物一个交换单位的重量、热量和三大营养素数量,以及各类食物的《等值交换表》。医生可指导糖尿病病人首先制订出全日所需总热量(kcal)和三大营养素的重量(g),然后参照食物交换份表,酌情选择其食品的种类和单位份数,订出个体全日食谱。

不同热量糖尿病饮食内容的交换见表4-10,各种食品每份重量成分见表4-11,各类食物等值交换见表4-12至表4-17。

表4-10　不同热量糖尿病饮食内容的交换表

热量		谷类(米、面)		蔬菜类		瘦肉类		豆乳类		油脂类	
kJ(kcal)	交换单位	单位约重(g)		单位约重(g)		单位约重(g)		单位约重(g)		单位约重(g)	
4184(1000)	8	3	150	1	500	2	100	1	40	1	9
5021(1200)	9.5	4	200	1	500	2	100	1	40	1.5	14
5858(1400)	11	4.5	225	1	500	3	150	1	40	1.5	14
6694(1600)	12.5	5	250	1	500	4	200	1	40	1.5	14
7531(1800)	14	6	300	1	500	4	200	1	40	2	18
8368(2000)	15.5	7	350	1	500	4.5	225	1	40	2	22
9205(2200)	16.5	8	400	1	500	4.5	225	1	40	2	22
10042(2400)	18	9	450	1	500	5	250	1	40	2	27

表4-11　各种食品每份重量成分

分类	食品类别	份	重量或容量(g)	热量 kJ(kcal)	蛋白质(g)	脂肪(g)	糖(g)
Ⅰ	谷类:包括米、面、杂粮、红(绿)豆类、粉皮(条)类等	1	(米或面)50	753(180)	4	1	38
Ⅱ	蔬菜类: 含糖1%~3%类 含糖4%~10%类	1 1	500~750 100~350	— —	— —	— —	— —
Ⅲ	水果类:	1	200~250	377(90)	1	—	21
Ⅳ	瘦肉类:包括精瘦肉、鱼虾、禽、蛋、豆制品	1	(精瘦肉)50	3350(80)	9	5	—

续表4-11

分类	食品类别	份	重量或容量 (g)	热量 KJ(kcal)	蛋白质 (g)	脂肪 (g)	糖 (g)
V	豆乳类：包括干黄（青）豆、豆腐粉、豆浆、牛奶、奶粉等	1	（干黄豆）40 11（牛奶）250	670（160）	12	8	
VI	油脂类：包括调油、花生、核桃等	1	（烹调油）1汤匙	335（80）	—	9	—

表4-12　等值谷类交换表
（按规定量可互换任何一种食品）

名称	重量	名称	重量
大米或面粉	25g	小　米	25g
生　挂　面	25g	凉　粉	400g
干　粉　条	25g	银　耳	25g
玉　米　面	25g	土　豆	125g
生　面　条	30g	莰　菇	75g
苏打饼干	25g(4块)	山　药	125g
咸　面　包	37.5g	藕　粉	25g
绿　豆	25g		
备　注	每一交换单位相当于大米或面粉25g，含有热量377kJ（90kcal），碳水化合物19g，蛋白质2g，脂肪0.5g		

表4-13　等值蛋白（瘦肉）交换表
（按规定量可互换任何一种食品）

名称	重量	名称	重量	名称	重量
猪瘦肉	25g	牛瘦肉	50g	鱼	75g
大排骨	25g	羊瘦肉	50g	虾	75g
猪　舌	50g	兔　肉	100g	豆腐干	50g
猪　心	70g	家禽类	50g	豆腐丝	50g
猪　肝	70g	鸡　蛋	55g(1个)	麻豆腐	125g
酱　肉	25g			豆腐脑	200g
香　肠	20g	鸭　蛋	55g(1个)	干黄豆	20g
肉　松	20g			豆　腐	100g
备　注	每一交换单位提供热量335kJ（80kcal），其中蛋白质9g、脂肪5g				

表4-14 等值豆类、乳类交换表
（按规定量可互换任何一种食品）

名称	重量或容量	名称	重量或容量
牛奶粉	15g	豆腐粉	20g
淡牛奶	110ml（市售1袋）	豆浆	200ml（市售1袋）
牛奶	60ml	豆叶	500ml
酸牛奶	100ml（市售1袋）		
备注	每一交换单位提供热量335kJ（80kcal），其中碳水化合物6g、蛋白质4g、脂肪5g			

表4-15 等值油脂类交换表
（按规定量可互换任何一种食品）

名称	重量或容量	名称	重量或容量	名称	重量或容量
豆油	1汤匙	花生米	15g（30粒）	芝麻酱	15g（1汤匙）
花生油	1汤匙	花生仁	12.5g	南瓜子	30g
菜油	1汤匙	杏仁	15g（10粒）	黑瓜子	30g
麻油	1汤匙	葵花子	30g		
备注	每一交换单位提供热量335kJ（80kcal），其中脂肪5g					

表4-16 等值蔬菜交换表
（按规定量可互换任何一种食品）

名称	重量	名称	重量	名称	重量	名称	重量
黄瓜	500g	白菜	500g	茄子	500g	扁豆	250g
冬瓜	500g	圆白菜	500g	柿椒	350g	四季豆	250g
苦瓜	500g	菠菜	500g	萝卜	350g	鲜豌豆	100g
丝瓜	300g	韭菜	500g	胡萝卜	200g	鲜蘑菇	500g
倭瓜	350g	芹菜	500g	绿豆芽	500g	龙须菜	500g
西红柿	500g	莴笋	500g	菜花	500g	水浸海带	70g
西葫芦	500g	油菜	500g	蒜苗	200g	鲜红豆	250g
备注	每一交换单位提供热量335kJ（80kcal），其中碳水化合物15g、蛋白质5g							

表4-17 等值水果交换表

名称	重量	名称	重量
香 蕉	100g(2个)	鲜荔枝	225g(6个)
鲜 枣	100g(10个)	鸭 梨	250g(2个)
桃 子	175g(1大个)	蜜 橘	250g(2中个)
李 子	200g(4小个)	橙	350g(3中个)
苹 果	200g(2小个)	西 瓜	750g
葡 萄	200g(20粒)		
备 注	每一交换单位提供热量377kJ(90kcal),其中碳水化合物21g、蛋白质1g		

六、食谱制订和饮食管理

(一)食物数量的建立

糖尿病是一种终身性疾病,有人说:糖尿病管理需要一个半医生,即一个医生在医院,半个医生就是病人自己或其家属。饮食管理是一项长期而艰巨的任务,这就要求病人要主动参与到自己的治疗中来。糖尿病的饮食管理要求病人定量进食,必须要对食物的数量做到心中有数,特别是对主食和副食中的肉、蛋、乳、豆制品和烹调用油的用量,不能忽多忽少。如果不加注意,则难以控制热量的摄入量,对病情控制不利,对延缓并发症的发生、发展也不利。因此,及早而准确地掌握食物的数量是必要的。作者建议:

1. 开始饮食治疗时使用称重法将所用的主、副食进行称量。如100g大米或面粉做成的米饭或面条究竟有多少,100g瘦肉可以切成几块或几片,10g油有多少汤匙,称量几次后就有了数量的概念,以后就可以用衡量的方法来估计了。

2. 为了便于衡量,最好备一套专用的餐具,如饭碗、菜碟、汤勺等。每次与家人共餐时取出自己吃的食物,久而久之,就可以衡量出自己进食的多少了。

3. 让病人观察饮食模型,增强对食品容积和数量关系的感性认识。

采用以上方法让病人建立数量的概念,平时及逢年过节就可以掌握哪些食物吃多少,并且根据进食量,灵活调节口服降糖药或胰岛素的用量。

(二)基本食谱的制订

在食谱转换中,应根据病人的饮食习惯,按照食物成分表中谷类、牛奶、蔬菜、瘦肉、鸡蛋、植物油等，各自所含的营养成分具体制订。根据糖尿病饮食的配制原则，推荐住院病人糖尿病饮食Ⅰ～Ⅴ号的基本食谱，其主要营养成分组成见表4-18。

表4-18　糖尿病病人的膳食组成表（每日）

名　称	Ⅰ号	Ⅱ号	Ⅲ号	Ⅳ号	Ⅴ号
大　米(g)	175	200	250	300	350
（两）	3.5	4.0	5.0	6.0	7.0
牛　奶(ml)	250	250	250	250	250
鸡　蛋(1个)	—	1	1	1	1
猪瘦肉(g)	—	50	50	50	100
羊瘦肉(g)	50	—	75	100	50
豆　腐(g)	100	100	100	150	150
豆腐干(g)	50	50	50	50	50
蔬　菜(g)（含糖1%~3%）	500~750	500~750	500~750	500~750	500~750
蔬　菜(g)（含糖4%~3%）	—	100	150	150	250
水　果(份)	0.25	1.5	1.5	1	2
植物油(g)	20	10	15	20	20
营养成分					
蛋白质(g)	50	56	75	92	91
脂　肪(g)	42	47	60	66	77
碳水化合物(g)	155	214	239	274	330
总热量(kcal)	1200	1500	1800	2100	2400

（三）食谱的应用

根据住院患者的性别、年龄、身高、体重、饮食习惯及体力活动情况，结合病情制订每日所需总热量，然后选择Ⅰ~Ⅴ号饮食基本食谱的合适方案，按饮食处方制订食谱,举例说明如下。

【例1】Ⅱ号饮食食谱的制订。王洪涛,男,42岁,身高179cm,体重90kg,从事办公室轻体力工作,饮食量中等,采用单纯饮食治疗,为该患者设计一份治疗饮食处方。

1. 计算标准体重,确定体型胖瘦。标准体重=179-105=74(kg),该患者实际体重为90kg,超标准体重21.6%(16/74),属超重。

2. 计算全天所需总热量。该患者属超重,年龄42岁,平均食量中等,从事办公室轻体力活动,故每日每千克体重以20kcal热量的供给为宜,全日所需总热量为:20kcal/kg/d×74kg(标准体重)=1480kg/d。

3. 把总热量分别按碳水化合物占56%、蛋白质占17%、脂肪占27%的比例进行分配,计算各自所占的热量和重量。碳水化合物重量=(1480×56)÷4=207g;蛋白质重量=(1480×17)/4=63g;脂肪重量=(1480×27)÷9=44.5g。

因此,该患者的饮食医嘱为:全天所需总热量为1480kcal,碳水化合物207g,蛋白质63g,脂肪44.5g。

4. 根据该患者的饮食习惯,主食量按1/5、2/5、2/5分配于三餐中。按照食物成分表中谷类、牛奶、蔬菜、瘦肉、鸡蛋、植物油等各自所含的营养成分,该患者一日饮食处方如表4-19。

表4-19　糖尿病饮食处方(Ⅱ)

姓名:王洪涛　性别:男　年龄:74岁　科室:普内　床号:2床

住院号:00002　　身高(cm):179　　标准体重(kg):42

实际体重(kg):90　体重指数:28.1

劳动强度:轻度　　总热量(kcal/kg/d):1480

饮食类型(号):Ⅱ号　　主食(两):4两

餐次	食物名称	重量(g)	蛋白质(g)	脂肪(g)	碳水化合物(g)	备注
早餐	大米	50	3.5	—	38.3	咸菜少许 苹果半个 (含糖6g)
	牛奶	250	8.3	10	12.5	
	豆腐干	50	9.6	3.4	3.4	

续表4-19

餐 次	食物名称	重量(g)	蛋白质(g)	脂肪(g)	碳水化合物(g)	备注
午餐	精白面	75	5.4	—	58.3	切面条90g 鸡蛋 肉末芹菜 用油5g 食盐少许
	鸡 蛋	50	7.3	5.8	—	
	猪瘦肉	25	4.2	7.2	—	
	3%蔬菜	500	5.0	—	15.0	
晚餐	大米	75	5.8	—	57.5	大米饭200g 用油5g 食盐少许
	猪瘦肉	25	4.2	7.2	2.8	
	豆 腐	100	4.7	1.3	2.8	
	4%蔬菜	100	5.0	—	15.0	
热源分布(%)			17	27	56	
总重量(g)			63	45	208	

注:实际配餐时,数字上允许有少许出入

【例2】Ⅳ号饮食食谱的制订。张雯,女,55岁,身高165cm,体重61kg,中等体力劳动。根据该患者情况设计一份治疗饮食处方。

1. 标准体重=165-105=60(kg),实际体重61kg,属正常体重。

2. 由于从事中等体力劳动,故以35 kcal/kg/d来计算,则每日所需总热量为2100(60×35)kcal。

3. 分别按碳水化合物占54%、蛋白质占17%、脂肪占29%的比例分配总热量。计算三大物质的重量分别为:碳水化合物283(2100×54÷4)g、蛋白质89(2100×17÷4)、脂肪67.5(2100×29÷9)g。

4. 将283g碳水化合物(主食6两)按1/5、2/5、2/5的比例,分别分配到早、中、晚三餐中。根据患者的饮食喜好,设计一日饮食处方如表4-20。

表4-20 糖尿病饮食处方（Ⅳ）

姓名:张雯　　　　性别:女　　　年龄:60岁　　　　科室:普内

床号:4床　　　　　住院号:00004　　　　　　身高(cm):165

标准体重(kg):55　　　　　　　　　　　　　实际体重(kg):61

体重指数:22.4　　劳动强度:中度　　　　　　总热量(kcal/kg/d):2100

饮食类型(号):Ⅳ号　　主食(两):6两

餐 次	食物名称	重量(g)	蛋白质(g)	脂肪(g)	碳水化合物(g)	备注
早餐	大 米	60	4.7	—	50.0	咸菜少许
	牛 奶	250	8.3	10.0	8.5	
	豆腐干	50	9.6	3.3	3.3	
午餐	精白面	120	8.6		93.4	用油10g 食盐少许
	猪瘦肉	50	8.3	14.4	—	
	鸡 蛋	50	7.4	5.8	—	
	3%蔬菜	500	5.0	—	15.0	
晚餐	精白面	120	8.6		93.4	用油10g 食盐少许
	羊瘦肉	100	17.3	13.6	—	
	4%蔬菜	150	5.0	—	15.0	
	豆 腐	150	7.1	1.9	4.2	
热源分布(%)		17	29	54		
总重量(g)		90	69	283		

【例3】Ⅴ号饮食食谱的制订。赵文,男,45岁,身高173cm,体重52kg,轻体力劳动。给该患者设计一份治疗饮食处方。

1. 标准体重=173-105=68(kg),低于标准体重23.5%,属消瘦体型。

2. 由于从事轻体力劳动,故以35kcal/kg/d来计算,则每日所需总热量为2380(68×35)kcal。

3. 分别按碳水化合物占56%、蛋白质占15.5%、脂肪占28.5%的比例分配总热量。计算三大物质的重量分别为:碳水化合物333(2380×56÷4)g、蛋白质92

（2380×15.5÷4）g）、脂肪75（2380×28.5÷9）g。

4. 将333g碳水化合物（主食7两）按1/5、2/5、2/5的比例，分别分配到早、中、晚三餐中。根据患者的饮食喜好，设计一日饮食处方如表4-21。

表4-21 糖尿病饮食处方（Ⅴ）

姓名：赵文　　性别：男　年龄：45岁　科室：普内　　床号：5号

住院号：00005　　身高（cm）：173　　标准体重（kg）：68

实际体重（kg）：52　体重指数：17.3　　劳动强度：轻度

总热量（kcal/kg/d）：2380　　饮食类型（号）：Ⅴ号　主食（两）：7两

餐 次	食物名称	重量(g)	蛋白质(g)	脂肪(g)	碳水化合物(g)	备注
早餐	精白面	70	5.1	—	54.5	咸菜少许水果半个（含糖6g两餐间吃）
	牛 奶	250	8.3	10.0	12.5	
	豆腐干	50	9.6	3.	3.4	
午餐	大米饭	140	9.4	—	15.0	用油10g食盐少许
	4%蔬菜	250	5.0	—	15.0	
	鸡 蛋	50	7.3	5.8		
	猪瘦肉	100	16.7	28.8	—	
晚餐	大米饭	140	10.2	—	109.2	用油10g食盐少许水果半个（含糖6g,晚餐后2h食用）
	3%蔬菜	500	5.0	—	15.0	
	羊瘦肉	50	8.6	6.8	—	
	豆 腐	150	7.0	2.0	4.2	
热源分布(%)			15.5%	28.5	56	
总重量(g)			92	76.5	334.5	

注：实际配餐时，数字上允许有少许出入

（四）饮食治疗管理

有人说：糖尿病治疗中70%~80%的问题与饮食控制有关。可见饮食治疗在糖尿病治疗中的重要性，但是要把病人的饮食真正管理好却不是一件容易的事，所以，要求医护、营养师及患者三方面密切配合。为此，建议以下几点：

1. 使病人了解饮食治疗的意义、要求、内容。让患者参加宣教活动是个好办法,在宣教中既要讲解糖尿病的基本知识、如何注射胰岛素和服药等,还要有饮食和运动治疗的内容。

2. 饮食治疗方案要切实可行,不能只凭一张"食谱单"了事。因此,一定要与病人共同制订食谱,食谱制订要结合治疗原则、病人平日食量、饮食嗜好及经济条件等。

3. 还要加强随访工作,在随访中观察体重的变化(体重是衡量热能摄入量是否合适最可靠的指标),从而了解规定的饮食量是否恰当,了解病人的困难和顾虑,及时解决存在的问题和调整饮食方案。

总之,饮食控制是治疗糖尿病的关键,应取得病人的积极配合,从而掌握治疗的主动性。

第二节　糖尿病的运动治疗

一、运动疗法的好处

"生命在于运动",适当的运动对所有人都有好处,运动不但使人们有健壮的体魄、强壮的身体,而且可以陶冶人们的情操,放松紧张的情绪。运动对糖尿病患者来讲更加重要,运动疗法和饮食管理合称为糖尿病治疗的"两大基石",只有基础牢固,药物才会发挥最大效果。而且,许多病情较轻的病人,仅仅依靠饮食和运动疗法,就可以使病情和血糖得到满意的控制。运动治疗应在医生指导下进行,规律的、适宜的运动对糖尿病具有如下好处:

1. 运动可以降低血糖。运动能增加肌肉组织对葡萄糖的利用,从而达到降低血糖的目的。运动之初,机体依靠储存在肌肉和肝脏内的糖原分解成葡萄糖作为"能源",随着储存能源的不断消耗和运动的进一步进行,血糖开始成为供应能量的来源,所以在持续运动一段时间后,血糖开始下降。当运动结束后,肌肉和肝脏还会继续利用大量的葡萄糖,转化成肌糖原或肝糖原,以补充消耗的"能源",因此,在运动结束后血糖还会持续下降。研究认为,中等量的运动,降糖作用可以持续12~17h。

2. 运动可增强胰岛素的作用。运动可使胰岛素的降糖作用加强,由于运动可以增加胰岛素受体对胰岛素的敏感性。对2型糖尿病病人来说,运动可使自身胰岛素更好地发挥作用，因而，可不用降糖药或减少降糖药物的用量；对1型糖尿病病人而言，运动可以使胰岛素用量减少。

3. 运动是减肥的有效方法。对许多2型糖尿病病人来说，肥胖是导致发病的重要因素，这些病人若能持之以恒参加体育锻炼，并严格控制饮食，使体重减轻，糖尿病的症状也会减轻。即使没有糖尿病，肥胖者也将使以后发生糖尿病的可能性增加，因而，通过运动减轻体重，还可预防糖尿病的发生。

4. 运动可以改善脂肪代谢紊乱。体育锻炼可以提高肌肉脂蛋白脂酶活性，使极低密度脂蛋白减低，高密度脂蛋白胆固醇增高，改善高甘油三酯血症。对单纯性肥胖或肥胖型2型糖尿病患者，采取饮食疗法与运动疗法相结合，比单纯饮食控制降血糖效果更好，即使体重不减轻，运动也能在保持蛋白结构不变的同时，可以消除体内多余的脂肪，使体内的脂肪细胞缩小，达到减肥的目的。

5. 运动可以改善胰岛素抵抗、防治代谢紊乱综合征。运动可以提高胰岛素受体的亲和力，提高胰岛素的敏感性，改善人体对胰岛素的抵抗。由于胰岛素抵抗的改善，可以预防和治疗包括高脂血症、高血压、冠心病、肥胖、糖耐量减低等在内的代谢紊乱综合征。

6. 运动可以降低血压、改善心肌代谢。运动能够加强心肌的收缩力，增加血管的弹性，促进血液循环，从而使心肌代谢状况改善，达到降低血压的目的。

7. 运动可以改善胃肠功能。运动能够改善消化功能的相互调节，增加胃肠蠕动，减少腹胀、便秘等消化不良反应。

8. 运动可以防治骨质疏松。运动能够增加骨基质和骨钙的含量，改善老年人骨质疏松症状。

9. 运动可以陶冶情操。运动使人精神愉快，增加生活情趣和对生活的自信心，有助于培养良好的、有规律的生活习惯。

10. 运动有利于减少和延缓糖尿病并发症的发生及发展。

二、适宜进行运动的病人

并非所有的糖尿病患者都可以进行运动疗法，一般而言，以下几种情况适宜运动疗法：

1. 单独使用饮食治疗的2型糖尿病或糖耐量减低者，或同时使用口服降糖药的2型糖尿病，特别是肥胖者。

2. 1型糖尿病必须在使用胰岛素治疗后病情较稳定者。

3. 血糖相对稳定者。

三、不宜进行运动的病人

糖尿病病人如果存在以下情况,最好暂时不要运动。

1. 病情控制不佳、血糖很高的病人,空腹血糖>6.7mmol/L,仅复低血糖或血糖波动较大的病人。

2. 有急性并发症的病人,如急性感染、糖尿病酮症等。

3. 有严重慢性并发症的病人,如严重视网膜病变(有眼底出血倾向)、严重下肢大血管病变、不稳定心绞痛、严重心律失率等患者。

4. 心肺功能不全者、血压过高未控制者和心、脑梗死急性期者等。

四、运动的原则

(一)适合于有氧的耐力运动、不适宜无氧的剧烈运动

1. 有氧运动。当运动时,人体的氧气能及时满足所从事的运动需要。特点:强度低、有节奏、不间断和持续时间较长。如:步行、跑步、骑车、游泳、健身操等。

2. 无氧运动。当运动时,人体的氧气不能满足运动的需求,运动后才能完全得到补偿。特点:强度大、时间短、爆发力强。如:短跑、举重、跳高、跳远等。

(二)选择适合自己、易于坚持的运动方式

只有选择自己喜欢的运动方式,才能持之以恒,且不会轻易间断。运动的方式可以是多种多样的:如与家人一起打网球、羽毛球、篮球、乒乓球,或与朋友一起玩保龄球、门球,或跳舞、散步、小跑等。

民谚说:"饭后百步走,活到九十九",对于许多老年糖尿病病人而言,散步是一项适宜的运动方式,尤其在进餐后。对于以往没有运动习惯的病人来说,散步更容易接受,简便易行,不需要特殊的设备和技术,而且,不受场地和时间的限制,在上班、购物和访友的途中,随时随地都可以步行代替坐车,达到锻炼的目的。

运动不单单只在运动场地进行,可以随时随地进行。运动并不是一种额外负担,只要能消耗一定量的能量,强身健体,就达到了运动的目的,因此,买菜、扫地等家务劳动,以及工作中的体力劳动,甚至与子孙相戏,都是有益的活动。

(三)运动应循序渐进,持之以恒

运动量应从小到大,运动时更要遵守以下"三部曲"。

1. 运动前热身。在正式运动前先做5~10min的热身运动,这样可以使肌肉先兴奋起来,避免运动时肌肉拉伤。如在跑步或快走前先缓缓地伸腰、踢腿,然后慢走10min左右,再逐渐加快步伐,一直到心率达到所要求的频率。

2. 运动过程。在整个运动过程中,肌肉需要更多的氧气和葡萄糖的供应,因此,运动中血液循环加速、心跳加快、呼吸加深、小血管扩张,是为了保证氧气和葡萄糖的供应。一般情况下应保持运动20~30min,但当刚刚开始实施运动计划时,可先保持运动5~10min,然后逐渐延长时间、增加运动量,一般在1~2个月内将运动时间延长到20~30min。

3. 恢复过程。运动即将结束时,最好再做10min左右的恢复动作,而不要突然停止。如慢跑20分钟后,再逐渐改为快走、慢走、渐渐放慢步伐,然后伸伸腰、压压腿,再坐下休息一会儿。

五、运动的强度与效果评估

1. 运动时间。以餐后1h运动最佳(从第一口饮食算起),因为此时间血糖相对较高,运动时不易发生低血糖;坚持经常锻炼,至少每周3次以上;每次需坚持30~40min(包括运动前的准备活动及运动后恢复动作),但一般不超过1h。

2. 运动强度。怎样来确定运动量的大小? 糖尿病患者的运动量要有一定的限制,既不能盲目地大负荷量运动,也不能运动量过小而达不到锻炼的效果。①轻度运动:如购物、散步、广播操、太极拳、气功等;②中度运动:如快走、慢跑、骑车、上下楼梯、健身操等;③强度运动:如快跑、跳绳、爬山、游泳、球类等。运动量可以根据最大安全运动心率来确定:

最大安全运动心率 = 210-年龄

一般情况下,要求运动时的心率达到最大安全运动心率的60%~70%,这由医生来决定。为了安全起见,开始阶段以达到最大心率的50%为宜,如情况良好,可逐渐增加运动强度。

例如,一位70岁的糖尿病患者,他的最大安全心率是140次/min(70~210),医生要求他运动时的心率为最大安全心率的50%,则刚开始阶段运动时的心率应维持在70次/min左右。

3. 运动效果的评估。简单个人评估方法:以身体能耐受、无不良反应,自觉身体微微出汗为度。

(1)运动量适宜:运动后有微汗、微热感,轻松愉快,稍感疲乏,休息后即可恢复,血糖下降。

(2)运动量过大:大汗、胸痛、胸闷、全身乏力、休息后未恢复,血糖升高或低血糖。

(3)运动量不足:无汗、无发热感、脉搏无变化、血糖无改变。

六、运动中低血糖的防治

运动消耗能量可使血糖降低,有时会发生低血糖。为了防止运动期间及运动后发生低血糖,应遵守以下原则:

1. 尽可能在饭后1~2h参加运动,这时血糖较高,因而不易发生低血糖。

2. 避免在胰岛素或口服降糖药发挥作用最强时运动,如在短效胰岛素注射后的1h左右,不要进行运动,因为运动既消耗葡萄糖,又增加血流量,从而加强药物的降糖作用,发生低血糖的风险会大大增加。

3. 运动时胰岛素注射应尽量不选大腿等剧烈活动的部位。

4. 一般不在空腹时运动,但许多人有晨练的习惯,这可以分成几种情况:①如果空腹血糖在6.6mmol/L(120mg/dl)以上,可进行运动;②如果空腹血糖低于6.6mmol/L时,在运动前应吃点食物,如喝一杯牛奶、吃几块饼干,10min左右再开始热身,而不要马上开始运动;③如果空腹血糖低于6.6mmol/L,晚餐前又用长效胰岛素或口服降糖药治疗,也可适当将药量减少,以适应晨练运动。

5. 如果进行中等以上的运动,且持续时间长,须注意防止低血糖发生,可适当减少运动前的胰岛素(尤其是短效胰岛素)和口服降糖药剂量;可在运动前及运动中间适当进餐。

6. 有条件者,可在运动前后用血糖仪各测一次血糖,这至少有两个好处:一是及时发现低血糖,二是了解哪种运动形式、多大运动量可使血糖降低以及血糖降低的程度。

7. 由于长时间、大负荷量的运动(如郊游、爬山等),降糖作用持久,在运动后的1~2h以内还有发生低血糖的可能,所以,在运动结束后主食量也应适当增加。

如果在运动中或运动后出现饥饿感、心慌、出冷汗、头晕以及四肢无力或颤抖等现象时,提示已出现了低血糖情况,但不要惊慌,可按以下步骤处理:①立即停止运动,并进食随身携带的食物,一般再休息10min左右,低血糖即可缓解;②若10min后未能缓解,可继续进食,并请求其他人帮助通知家人或送往医院;

③若有条件,可准备50%的葡萄糖随身携带,一旦出现上述症状应立即服用。

七、运动的注意事项

(一)运动前注意事项

运动虽然有许多的好处,但对于糖尿病病人来说,在运动之前要做好充分准备,做到有备无患,否则,将适得其反。

1. 进行必要的医学检查。运动前首先应到医院做一次全面检查,包括血糖、糖化血红蛋白、血压、心电图、眼底、肾功能、心功能、肺功能和神经系统等。如果年龄已超过40岁,最好做运动激发试验后的心电图,以评估心功能是否适合运动。

2. 与医生讨论运动方式。与医生共同讨论以下问题,目前的病情是否适合运动,运动量以多大合适,运动中应该注意什么等。

3. 衣服、鞋袜的选择。选择合脚的运动鞋和棉袜,特别注意鞋的密闭性和透气性,既不能进去沙子、小石子之类的硬质物质,又要保证透气性良好。

4. 场地的选择。要察看准备进行运动的场地,地面要平整;如果准备在马路上进行,要避开车流拥挤的路段,运动时最好与他人一起进行,以防出现意外情况时相互照应。

5. 气候的选择。应尽量避免在恶劣天气时运动,不要在酷暑及炙热的阳光下或严冬凛冽的寒风中进行运动。

(二)运动中注意事项

1. 糖尿病病人运动时,需随身携带记录本人姓名、年龄、家庭住址及联系电话等的糖尿病病情卡,以便发生意外时及时得到救助。运动时要随身携带几块糖果,以备低血糖发生时及时食用。

2. 需要热身5~10min,运动即将结束时,应做调整恢复活动。

3. 注意心率的变化及身体感觉,如感觉腿疼、胸痛或胸闷,应立即停止运动,原地休息,并寻求他人的救助。

4. 天气炎热时应及时补充水分,但不能一次性过多饮水(易感疲劳,增加胃的负担);天气寒冷时要注意保暖。

5. 运动强度应相对固定,切忌运动量忽大忽小。

(三)运动后注意事项

(1)应立即更换衣服,以防感冒。

（2）做好运动记录，监测血糖的变化。因为运动时易出现低血糖，而血糖过高者又会加重病情，因此，保证血糖相对稳定非常重要。有血糖仪的病人，应做到运动前后各测一次血糖；没有条件的患者，也应进行尿糖试纸监测尿糖。

（3）运动中如有不适，应请医生或专业护士根据情况进行运动处方的相应调整。

（4）每天应检查双足，糖尿病患者双足极易损伤，应每天坚持洗脚并细心检查，以便及时发现感染、红肿、青紫、水（或血）泡、小伤口等，并及时妥善处理。

运动锻炼在2型糖尿病患者的综合管理中占重要地位。规律运动有助于控制血糖，减少心血管危险因素，减轻体重，提升幸福感，而且对糖尿病高危人群一级预防效果显著。流行病学研究结果显示：规律运动8周以上可将2型糖尿病患者HbA1c降低0.66%；坚持规律运动12~14年的糖尿病患者病死率显著降低。

2型糖尿病患者运动时应遵循以下原则：

1. 运动治疗应在医师指导下进行。运动前要进行必要的评估，特别是心肺功能和运动功能的医学评估（如运动负荷试验等）。

2. 成年2型糖尿病患者每周至少150min（如每周运动5d，每次30min）中等强度（50%~70%最大心率，运动时有点用力，心跳和呼吸加快但不急促）的有氧运动。研究发现即使一次进行短时的体育运动（如10min），累计30min/d，也是有益的。

3. 中等强度的体育运动包括：快走、打太极拳、骑车、乒乓球、羽毛球和高尔夫球。较大强度运动包括快节奏舞蹈、有氧健身操、慢跑、游泳、骑车上坡、足球、篮球等。

4. 如无禁忌证，每周最好进行2~3次抗阻运动（两次锻炼间隔≥48h），锻炼肌肉力量和耐力。锻炼部位应包括上肢、下肢、躯干等主要肌肉群，训练强度为中等。联合进行抗阻运动和有氧运动可获得更大程度的代谢改善。

5. 运动项目要与患者的年龄、病情及身体承受能力相适应，并定期评估，适时调整运动计划。记录运动日记，有助于提升运动依从性。运动前后要加强血糖监测，运动量大或激烈运动时应建议患者临时调整饮食及药物治疗方案，以免发生低血糖。

6. 养成健康的生活习惯。培养活跃的生活方式，如增加日常身体活动，减少静坐时间，将有益的体育运动融入日常生活中。

7. 空腹血糖>16.7mmol/L、反复低血糖或血糖波动较大、有DKA等急性代谢并发症、合并急性感染、增殖性视网膜病变、严重肾病、严重心脑血管疾病(不稳定性心绞痛、严重心律失常、一过性脑缺血发作)等情况下禁忌运动,病情控制稳定后方可逐步恢复运动。

第五章 糖尿病降糖药物治疗

第一节 口服降糖药物治疗

口服降糖药物是治疗大多数 2 型糖尿病的有效药物。凡经饮食治疗与运动疗法相结合不能控制的高血糖者,均需药物治疗。药物治疗近几十年来得到广泛应用,尤其是近 20 年来研究进展较快,已有不少疗效好的新药相继问世。

目前,临床常用的口服降糖药根据其作用机理和作用部位的不同分为五类,即:①磺脲类(SUs),作用于胰岛 β-细胞;②双胍类,作用于肝脏和肌肉组织;③α-糖苷酶抑制剂,作用于肠道;④餐时血糖调节剂,作用于胰岛 β-细胞;⑤噻唑烷二酮类,作用于外周组织。按其药理作用可分为三大类,即:①胰岛素增敏剂,包括双胍类和噻唑烷二酮类;②胰岛素促分泌剂,包括磺脲类和餐时血糖调节剂(非磺脲类胰岛素促分泌剂);③α-糖苷酶抑制剂。此外,口服中草药也在发展中,目前的中药制剂降糖作用是有限的,但对糖尿病微血管病变具有一定的辅助疗效。胰岛素的口服制剂尚未成功。

一、磺脲类（SUs）降糖药

（一）作用机制

目前研究认为,磺脲类药物有促进胰岛素分泌和提高机体对胰岛素敏感性的双重作用。

1. 胰内作用。刺激胰岛 β-细胞分泌胰岛素,这是磺脲类药物的主要降血糖机制。磺脲类药物与胰岛 β-细胞膜的受体结合,再进入 β-细胞内发挥作用,使 β-细胞内 Ca^{2+} 浓度增加,从而促进胰岛素的分泌。目前已知,磺脲类药物有提高胰岛 β-细胞胰岛素分泌的第一时相反应作用。

2. 胰外作用。磺脲类药物能增强胰岛素与外周组织细胞膜受体结合,刺激葡萄糖转运因子-4从细胞内运转到细胞膜表面的数量增加，从而增加了胰岛素的敏感性，促进葡萄糖的利用，减少肝糖输出。

(二)适应证和禁忌证

1. 适应证。主要适应于：①由于磺脲类药物降血糖的作用机制主要是刺激β-细胞分泌胰岛素，因此，它适用于存在一定胰岛素分泌功能的轻、中度2型糖尿病患者，经饮食治疗与运动疗法未能满意控制的高血糖患者，均可选用；②2型糖尿病若无酮症酸中毒，亦无严重感染等应激情况，体重正常或偏瘦者，应用磺脲类药物大多数有效；③对于使用胰岛素治疗的2型糖尿病患者，若每日胰岛素用量少于30U，尤其是小于20U者，试用磺脲类药物治疗可能替代成功；④对于无禁忌证的正常体重或肥胖2型糖尿病患者，均可选用磺脲类药物与二甲双胍联合治疗；⑤适当采用磺脲类药物与胰岛素联合治疗，可加强疗效、改善磺脲类药物继发失效；⑥对于<35岁起病的糖尿病患者，虽然口服磺脲类药物治疗早期可能有效，但应警惕成人发病型的青少年型糖尿病类型(LADA)，LADA患者最终需要胰岛素替代治疗。

2. 禁忌证。下列情况不适宜或禁止使用磺脲类药物：①已明确的1型糖尿病，绝对不可以采用包括磺脲类药物在内的口服降糖药物取代胰岛素治疗，否则，可迅速导致酮症酸中毒昏迷，甚至危及生命；②单纯饮食和运动治疗可以使病情得到满意控制者；③肥胖2型糖尿病应尽量不用或少用磺脲类药物，因为磺脲类药物可使体重增加，仅在双胍类不能控制的高血糖时，才考虑与双胍类联合使用，但必须以严格控制饮食与积极运动为主，保持体重控制在理想范围；④对于存在酮症酸中毒、高渗性昏迷或乳酸性酸中毒者，禁止使用磺脲类药物；⑤严重感染、高热、分娩以及各种严重心、肾、肝、脑部等急慢性并发症者，均不宜使用磺脲类药物；大、中手术的围手术期应禁用；⑥有黄疸、造血系统受抑制、白细胞缺乏者禁用；⑦肝、肾功能衰竭者禁用，可能会导致严重的低血糖发生；⑧对磺脲类药物过敏者禁用；⑨妊娠期妇女患者禁用，因磺脲类药物可透过胎盘屏障，可能引起胎儿畸形，故主张妊娠期患者一律使用胰岛素治疗。

(三)不良反应

1. 低血糖。磺脲类药物的不良反应并不多见，如果磺脲类药物制剂的选择或剂量使用不当时，低血糖是最常见、最重要的副作用，特别是使用了作用强、持续时间长的药物，如格列苯脲(优降糖)。肾功能不全的糖尿病患者或老年糖尿病患者使用格列苯脲剂量较大时,可能会发生严重而持久的低血糖,甚至是致死性的低血糖。

2. 其他的副作用。很少见,偶尔可出现:①胃肠道反应:如厌食、恶心、呕吐、上腹部烧灼感、腹痛、腹泻等;②皮肤过敏及神经系统反应:如荨麻疹、皮肤红斑、偶发剥脱性皮炎、眩晕、多发性神经炎、神经痛等;③骨髓抑制:如粒细胞减少、血小板减少、偶发再生障碍性贫血;④体重增加;⑤磺脲类药物可透过胎盘屏障,可能导致胎儿畸形。

(四)常用的磺脲类降糖药物

磺脲类药物制剂的研制分为三代:①第一代:甲苯磺丁脲(D_{860});②第二代:格列苯脲(优降糖)、消渴丸(每粒含优降糖 0.25mg)、格列奇特(达美康)、格列吡嗪(美吡达、灭糖脲、迪沙片)、格列喹酮(糖适平);③第三代:格列美脲(万苏平、力贻平、亚莫利)。各类制剂的降糖作用强度、吸收速度、作用持续时间、排泄途径均有差异,分别简述如下。

1. 甲苯磺丁脲(D_{860})。是临床上最早使用的第一代磺脲类药物,其作用时间最快、强度最弱,药效时间最短,主要作用是直接刺激胰岛 β-细胞分泌胰岛素,并有减少肝糖输出的作用。口服后可迅速从胃肠道吸收,1h 开始起作用,3~5h 为最强作用时间(即血浆高峰浓度时间),半衰期为 4~6h,持续时间为 12h。每片 0.5g,餐前 30min 服用,开始剂量为每次 0.5g,每日 2~3 次,根据血糖变化及病人反应,必要时每隔 3~5d 增加 0.5g,每日最大剂量为 3.0g。甲苯磺丁脲副反应很小,出现低血糖的机会较少,但运动量大而进食少时可发生。长期服用可引起厌食、恶心、呕吐、腹胀、腹痛、便秘和腹泻等,有时可导致溃疡病复发。少数病人可引起皮疹、粒细胞缺乏症、血小板减少和溶血性贫血,停药后可恢复正常。也可以引起轻度肝损害或胆汁淤滞型黄疸。不宜用于肝、肾功能不全和对磺胺过敏的患者。

2. 格列苯脲(优降糖)。是临床上常用的第二代磺脲类药物,在磺脲类药物中降糖作用最强,约为 D_{860} 的 100~200 倍,具有剂量小、作用快、疗效高、持续时间较长等特点。半衰期为 6~12h,因其半衰期较长,故小剂量治疗时以早餐前一次服药为宜。每片剂量为 2.5mg,餐前 30min 服用,起初剂量 2.5mg/d,根据病情每 3~5d 增加 2.5mg,逐渐递增至每日 5~10mg,分为早晚两次服用,直至见效,但每日最大剂量不超过 15mg。副作用基本同于 D_{860},但胃肠道反应较少、较轻。

由于本药降糖作用持续时间长，且在体内有蓄积作用，因此容易引起低血糖，尤其是老年人可出现严重的低血糖，故老年人不宜使用。研究表明，格列苯脲的代谢产物亦有极强的降低血糖药理活性，可发生顽固性、致死性低血糖，因此，用药时应及时监测血糖，注意餐前、运动后、夜间低血糖的发生，必要时可加餐。有肝、肾功能不全时，不宜使用本药。饮酒能引起低血糖，故用药期间应嘱病人禁酒。该药不宜与磺胺、保泰松、阿司匹林、单胺氧化酶抑制剂、β-肾上腺素能受体阻滞剂等合用，以免发生低血糖。

3. 格列齐特（达美康）。经临床和实验证明，本药不仅有降血糖作用，还可以改善糖尿病代谢状态而防治血管病变，尤其是微血管病变的发生和发展。因此，格列齐特可防止或延缓糖尿病视网膜病变的进展，对早期肾功能不全有保护和改善作用。格列齐特防治血管病变的作用优于其他磺脲类药物，降糖作用较弱，降糖强度为 D_{860} 的 30 倍。适用于 2 型糖尿病人，尤其适用于老年患者。肝肾功能衰竭患者，禁止使用。每片剂量为 80mg，开始治疗时给予 40~80mg/次，每天 1~2 次，于餐前 30min 服用，根据病情 2~3 周增加到 80mg/次，每天 3 次，最大剂量不超过 320mg。老年人用量可小些，一般每日 80~240mg 即可。达美康缓释片起始剂量为 30mg/次/d，可视病情在 2~4 周内逐渐增加剂量，最大剂量为 120mg/d，每日 1~2 次服用。药量过大可导致低血糖；偶有皮肤过敏反应及血液方面的异常，一般停药后即可消失。利尿剂、苯巴比妥类及酒精等可降低此药活性，水杨酸类、保泰松、磺胺、四环素、氯霉素、阿司匹林、单胺氧化酶抑制剂、β-肾上腺素能受体阻滞剂等，可增强格列齐特的降糖作用。

4. 格列吡嗪（美吡哒，迪沙片，灭糖尿）。格列吡嗪的降糖作用强度相当于 D_{860} 的 100 倍。此药有明显的降低空腹血糖和餐后血糖的作用，且降糖效果稳定。本药对老年糖尿病的降血糖效果较好，具有吸收迅速、降糖作用显著和发生低血糖危险较少等优点，长期服用一般无蓄积作用。清晨服 5~10mg，药效可达 10h。每片剂量为 5mg，一般开始每日 5mg，老年人最好从 2.5mg 开始，于早餐前 30min 服用，以后根据空腹血糖、餐后 2h 血糖变化酌情加量，最大剂量每日不超过 30mg，老年人以不超过 20mg 为宜，分 2~3 次服用。由于格列吡嗪半衰期短，代谢产物无活性，因而不易蓄积或因肾功能不全而发生迟发性低血糖。其副作用主要表现为恶心、呕吐、腹泻、腹痛等胃肠道反应。

目前，已有格列吡嗪控释片（瑞易宁）上市，每片剂量 5mg。口服吸收后能够相对稳定地缓慢释放格列吡嗪,既能显著降低空腹血糖,又能降低餐后血糖,而不易引起餐后高胰岛素血症,因此低血糖的发生相对较低,每日只需在早晨服药,一次 5~10mg,使用方便。

5. 格列喹酮(糖适平)。主要优点是:作用时间短,可避免高胰岛素血症,很少发生低血糖,半衰期短,很快在肝脏代谢,代谢产物 95%由胆汁排泄,其代谢产物无生物活性。格列喹酮是唯一不依赖肾脏排泄的磺脲类药物,仅 5%由肾脏排泄,这是与其他磺脲类药物最大的不同之处。因此,伴有肾功能不全的患者也可使用,但肾小球滤过率<30ml/min 者也不宜使用。长期使用格列喹酮,一般不会产生药物蓄积而发生低血糖。作用强度约相当于 D_{860} 的 80 倍,每片剂量 30mg,每日 15~120mg,最大剂量每日 180mg,分 1~3 次于餐前服用。尤其适用于以下情况:2 型糖尿病伴肾功能不良者;60 岁以上的老年糖尿病患者;用其他口服降糖药反复发生低血糖者;仅需要小剂量口服降糖药控制餐后高血糖者。

6. 格列美脲(亚莫利,万苏平,力贻平)。属于第三代磺脲类口服降糖药,该药的作用机制同于其他磺脲类药物,通过刺激胰岛 β-细胞分泌胰岛素、增加外周组织敏感性而降低血糖。其代谢产物 60%经肾脏排泄,40%经胆道排泄。降血糖作用强,与格列苯脲相比,作用迅速而持久,促胰岛素分泌的作用更快。本品适应证和其他磺脲类药物相同,任何成人患者的疗效和安全性均无差异,对调血脂和减轻体重方面也有一定好处,对肾脏影响较小,可用于轻、中度肾功能损害的患者,严重肾功能损害者禁用,肝功能损害者慎用。每片剂量 1mg 或 2mg,起始剂量为 1~2mg,每日 1 次,早餐前或餐时服用;根据血糖变化调整剂量,每1~2 周增加 1~2mg/d,最大剂量 8mg/d。低血糖反应较格列苯脲少得多,可有头晕、头痛、乏力、恶心、呕吐、白细胞和其他血细胞减少、皮肤过敏等,发生率一般小于 2%。

(五)磺脲类药物与其他药物的相互作用

1. 对抗磺脲类药物降血糖作用的药物。合用以下药物可对抗磺脲类药物降血糖作用:如较大剂量的糖皮质激素、口服避孕药、噻嗪类利尿剂、呋塞米、苯妥英钠、吲哚美辛、甲状腺素、肾上腺素、胰高血糖素、烟酸等。

2. 加强磺脲类药物降血糖作用的药物。合用以下药物可增强磺脲类药物的降糖作用:氯霉素、双香豆素、磺胺、保泰松、水杨酸类、吲哚美辛、青霉素、磺胺类等。因此,在使用磺脲类药物合用以上药物时,应密切注意血糖的变化,必要时在医生的指导下进行药物剂量的调整,避免低血糖的发生。

3. β-受体阻滞剂、酒精的反应。合用普萘洛尔等β-受体阻滞剂,虽然不会加强磺脲类药物的降血糖作用,但如果已经出现低血糖,普萘洛尔可掩盖低血糖的临床症状,抑制机体对低血糖的代偿反应,使低血糖不易及时被发觉,从而加重低血糖。乙醇可通过抑制糖异生、消耗肝糖原贮备,使葡萄糖的生成受到抑制,而会引起或加重低血糖,特别是空腹饮酒。因此,服用磺脲类药物时,不主张与普萘洛尔合用及饮酒。

(六)常用磺脲类药物的作用特点

常用磺脲类药物的作用特点,见表5-1。

表5-1 常用磺脲类药物的作用特点

分类 项目	第1代	第2代				第3代
	甲苯磺丁脲	格列苯脲	格列吡嗪	格列齐特	格列喹酮	格列美脲
	D$_{860}$	优降糖	美吡哒	达美康	糖适平	亚莫利
剂量(mg/片)	500	2.5	5	80	30	1
达峰时间(h)	3~5	2~6	1~3	2~6	2~3	0.7~3
持续时间(h)	6~8	10~24	6~12	24	12	24
最大量(mg/d)	3000	15	40	320	180	8
肾排出率(%)	100	50	>90	60~70	<5	57
作用强度(倍)	1	100~200	100	30	80	
服药次数(次/d)	1~3	1~2	1~3	1~2	1~3	1~2
低血糖反应	很少	多而严重	较少	少而轻	很少	极少
服药时间(min)	餐前,30	餐前,30	餐前,30	餐前,30	餐前,30	餐前即服
主要特点	药效时间最短,作用最弱,低血糖率最低	作用最强,低血糖率最多而严重,肝肾功能不全和老年人不用	作用快而短,不易发生低血糖,轻度降血脂	作用缓和、持久,低血糖少而轻,可改善微血管病变	作用缓和,不依赖肾脏排泄,可用于肾功能不全者	作用快强长,不损害肝肾,低血糖极少,克服胰岛素抵抗,不增重

(七)磺脲类药物失效及其对策

磺脲类药物失效分为原发性失效与继发性失效。

1. 原发性失效。是指在严格饮食控制及运动治疗的情况下,初次服用最大剂量的磺脲类药物,治疗 1 个月仍未能控制病情。较多见于非肥胖的 2 型糖尿病病人,约占 20%。

2. 继发性失效。是指在稳定的摄食、体重、活动量和服用最大剂量的磺脲类药物的条件下,起初治疗时的疗效满意,之后疗效逐渐减弱,最终无效,空腹血糖>10.0mmol/L,HbA1c>9.5%,持续 3 个月以上者。磺脲类药物失效多属于继发性失效,发生率随着服药时间的增长而增加。继发性失效的发生率每年为 5%~15%,有人统计,应用磺脲类药物治疗 5 年,可有 22%的病人发生继发性失效。

3. 磺脲类药物继发性失效的对策。对于磺脲类药物继发性失效者,目前多主张应用磺脲类药物联合胰岛素或单用胰岛素治疗。当患者改用胰岛素治疗后,一般反应良好,有的患者在注射胰岛素一段时间后,又重新恢复对磺脲类药物的敏感性。对于严重肥胖的糖尿病患者,常需要较大剂量的胰岛素治疗。也可用磺脲类药物联合双胍类或噻唑烷二酮类等降糖药物,能得到满意的控制。或合用阿卡波糖(acarbose)50~100mg,每日 3 次,阿卡波糖为 α-葡萄糖苷酶抑制剂,能有效地抑制糖类在肠道的吸收和降解,有助于降低餐后血糖。一般认为,对第二代 SUs 的一种药物失效时,换用另一种也无效。应特别注意的是,决不宜采用两种磺脲类药物或两种双胍类药物同时使用的重叠治疗。

4. 判断是否为磺脲类药物失效。应注意以下两点:

(1)在发热等应激情况下,可使糖尿病病情加重,单用磺脲类药物治疗或加大剂量不易使病情得到满意控制,可酌情使用胰岛素治疗,不能说是原发性失效或继发性失效。

(2)考虑是否为继发性失效时,应进一步测定血浆胰岛素和 C-肽水平,以了解胰岛 β-细胞功能状态。若空腹 C-肽水平<0.4nmol/L,静脉注射胰高血糖素 1mg,6min 后血浆 C-肽水平<0.6nmol/L,则表明胰岛 β-细胞储备功能差,必须改用胰岛素治疗。如果患者胰岛功能衰竭进行性加重,则可能为成人隐匿性自身免疫性糖尿病(LADA),需要终身使用胰岛素治疗。

二、双胍类降血糖药物

20 世纪 50 年代末,苯乙双胍用于 2 型糖尿病的治疗,1957 年二甲双胍用于临床。但因双胍类药物所致的乳酸性酸中毒发生率较高,于 20 世纪 70 年代末已被许多国家禁止使用。20 世纪 90 年代以来,由于双胍类药物独特的治疗作用,二甲双胍又被重新广泛地用于临床。

(一)作用机制

1. 降血糖作用。双胍类通过以下机制降低血糖:①主要作用为通过抑制肝糖异生及肝糖分解,从而减少肝糖产生和输出;②促进各类细胞表面的葡萄糖转运因子(GLUt-4、GLUt-1)的位移,增加了胰岛素敏感性,改善胰岛素抵抗(IR);③促进外周组织(骨骼肌及脂肪细胞)对葡萄糖的摄取和利用,促进葡萄糖无氧酵解,增加肌糖原及脂肪的合成;④延缓肠道对葡萄糖的吸收(但葡萄糖吸收总量不减少)。双胍类对正常人并无降血糖作用,故也称为调血糖药物。

2. 降糖外的作用。双胍类的其他作用包括:减轻体重、调血脂、促进纤维蛋白溶解等。①降低极低密度脂蛋白(VLDL)、甘油三酯(TG)、低密度脂蛋白胆固醇(LDL-C),升高高密度脂蛋白胆固醇(HDL-C)水平;②抑制动脉平滑肌细胞和成纤维细胞生长,抑制血小板聚集,降低血管通透性,延缓并发症的发生;③抑制纤溶激活物抑制物(PAI),增加纤溶作用。

(二)适应证与禁忌证

1. 适应证。双胍类药物主要适用于:①单纯饮食和运动疗效不理想的 2 型糖尿病患者,尤其是肥胖、超重、高胰岛素血症、高脂血症的患者,因为双胍类药物不但能够控制高血糖,还能够抑制肠道吸收葡萄糖,并且不增加胰岛素浓度,故有减轻体重的作用。当经过严格的饮食控制和运动治疗,病情控制不满意时,应首选此类药物;②用于糖耐量减低患者的干预,以防止或延缓糖耐量减低发展为临床糖尿病;③与磺脲类药物联合使用可加强其降血糖作用,单用磺脲类药物血糖控制不佳、磺脲类药物原发性或继发性失效的患者,可改用或联合双胍类药物,常可获得满意疗效,反之亦然;④与应用胰岛素治疗者联合使用双胍类药物,有助于加强胰岛素的降血糖作用,能够改善胰岛素的敏感性,可减少胰岛素用量,稳定血糖波动。故可适用于需要胰岛素治疗的 1 型和 2 型糖尿病患者,但不能完全代替胰岛素治疗,须及时减少原来的胰岛素剂量,以防低血糖发生;⑤原用较小剂量胰岛素(每日<20U)的糖尿病患者,拟采用口服降糖药物治疗,而又对磺脲类药物过敏或失效时,可试用双胍类;⑥作为有效的减肥药物之一,由于双胍类单独使用不发生低血糖,对正常人无降糖作用。

2. 禁忌证。以下情况不适宜使用双胍类药物：①由于双胍类药物借助于体内存在一定的胰岛素水平而发挥作用，所以不能单独用于 1 型糖尿病患者，但必要时可与胰岛素联合使用；②有酮症酸中毒、非酮症高渗综合征、乳酸性酸中毒等急性并发症者，或伴有感染、高热、创伤、手术、妊娠、分娩等应激状态的患者；③有心、脑、肝、肾、眼及周围动脉闭塞伴坏疽等各种严重慢性并发症的患者；④有心力衰竭、肾功能不全、肺功能不全、休克等时，易致低氧血症，从而可诱发乳酸性酸中毒，故不宜使用；⑤有严重高血压及嗜酒患者；⑥消化道反应剧烈或原有消化道疾病、慢性营养不良、消瘦的患者；⑦2 型轻型糖尿病单纯饮食控制满意者；⑧年龄大于 65 岁或不能配合的患者。

（三）不良反应

1. 胃肠道反应。较为常见，与药物剂量有关，减量后可减轻或消失，餐中或餐后立即服药则可大幅度减少这些副作用。二甲双胍肠溶片剂的胃肠道反应较轻。表现为食欲减退、恶心、上腹部不适、腹胀、腹泻等，偶致呕吐、口内金属味。

2. 乳酸性酸中毒。是双胍类药严重的不良反应，但少见。由于双胍类药物可促进组织葡萄糖的无氧酵解而发生乳酸堆积，尤其见于伴有肝、肾功能不全或合并重症感染、心肺疾病、休克、缺氧、酒精中毒等情况时。苯乙双胍在较大剂量时易发生，二甲双胍的发生率很低。

3. 低血糖症。双胍类药物单独使用时，不发生低血糖，但与磺脲类药物或胰岛素等联合使用时可出现低血糖。

（四）常用双胍类药物

目前，国内常用的双胍类药物有两种，即苯乙双胍和二甲双胍。

1. 苯乙双胍（降糖灵）。有两种制剂。一种是片剂，每片剂量 25mg。开始剂量 25mg/次，每日 2~3 次，餐中或餐后即服，或同时服抗酸药，可以减少胃肠道反应。根据疗效和病人的反应情况逐渐增量，每 3~7d 调整一次剂量，一般每日剂量在 50~75mg，最大剂量不超过每日 150mg。由于有效量与毒性反应剂量很接近，当每日超过 150mg 时，常会出现较严重的胃肠道反应等，但并不增加疗效。另一种制剂是长效胶囊剂，每粒剂量 50mg，吸收较慢，胃肠反应轻。苯乙双胍一次口服后，2~3h 血糖开始下降，半衰期约 3h，作用维持 4~7h。一次口服苯乙双胍胶囊后可维持有效作用 8~12h。24h 内 90% 的苯乙双胍从尿中排出。长期服用此药，可使患者体重逐渐下降，为有效的减肥药之一。当磺脲类药物失效时,使用苯乙双胍仍有半数患者有效。

苯乙双胍主要副作用是胃肠道反应,有厌食、口干、恶心、腹胀、腹泻等症状,大剂量时(每日 125~150mg)较易诱发,尤其见于肝、肾功能不全者。因为苯乙双胍由肝脏代谢分解,且以原型从肾脏随尿排出,肝功能不全患者乳酸代谢受阻,肾功能不全患者乳酸从尿中排泄障碍,导致血循环中乳酸增多而聚积,故即使是治疗量的苯乙双胍也可引起乳酸性酸中毒。有心力衰竭及肺功能不全者,由于缺氧也容易生成乳酸,因此,在伴有肝、肾功能不全或心肺疾病的糖尿病患者中,不宜使用本药,尤其每日剂量超过 75mg 时,更容易发生乳酸性酸中毒,必要时需要做血乳酸浓度监测。采用双胍类药物治疗,约有 5% 的患者因出现各种不良反应而停药。虽然美国比较强调苯乙双胍对心血管的副作用,但国内少见。苯乙双胍在美国已禁止使用,我国也有被淘汰的趋势,目前已不常用,主要基于乳酸性酸中毒发生率较高的原因,一般认为,每日剂量不超过 75mg 时是安全的。

2. 二甲双胍(格华止,美迪康)。为目前临床使用最为普遍的口服降血糖药物之一。普通剂型每片剂量为 0.25g、0.5g、0.85g,初始剂量为每次 0.25~0.5g,每日 2~3 次,于餐中或餐后口服,以后根据血糖水平进行调整。每日用量一般为 0.5~1.5g,最大剂量每日不超过 2.0g。二甲双胍缓释剂(卜可)每片 0.5g,每日 1 次,晚餐时与饮食同服,维持剂量为 1.5g~2.0g/次/d。二甲双胍的作用和用途与苯乙双胍基本相同。本药对肥胖和非肥胖的 2 型糖尿病均有效,经单纯饮食控制无效的,单用二甲双胍治疗,其基础血糖通常可降低 20% 以上。磺脲类药物降血糖效果不佳时,加用二甲双胍联合治疗,又可使血糖降低 20% 以上。二甲双胍降血糖效果与药物剂量有关,有人研究,在每日剂量 0.5g、1.5g、3.0g 时,血糖下降率分别为 13%、34% 和 41%。二甲双胍原发性失效率≤10%,继发性失效率每年为 5%~10%。

二甲双胍的副作用比苯乙双胍少,但也可引起轻度胃肠道反应和皮疹,罕见副作用有贫血和血管炎。偶尔可抑制维生素 B_{12} 及某些氨基酸的吸收,可导致维生素 B_{12} 缺乏症。二甲双胍也可引起乳酸性酸中毒,但极为罕见。

(五)双胍类与磺脲类药物的比较

1. 诱发低血糖。双胍类,尤其是二甲双胍单独使用可使血糖降至正常,而一般不引起低血糖,对正常人无降糖作用,降低基础血糖效果更明显;磺脲类,尤其是格列苯脲则容易诱发低血糖,甚至发生低血糖昏迷。

2. 体重变化。双胍类可使体重减轻或防止体重增加,磺脲类可使病人体重增加。

3. 作用机制。双胍类不刺激胰岛 β-细胞分泌胰岛素,不增加血浆胰岛素浓度,能增加胰岛素受体敏感性,改善胰岛素抵抗;而磺脲类则能刺激胰岛素分泌,增加血浆胰岛素浓度。

4. 对脂代谢的影响。双胍类可改善血脂紊乱,磺脲类则加重血脂紊乱。

5. 与血浆蛋白的结合率。双胍类,尤其是二甲双胍,与蛋白结合率不到5%,故其降血糖作用很少受具有强阴离子特性的药物影响;而磺脲类,均与蛋白主要是白蛋白高度结合,具有强阴离子特性的药物,如阿司匹林、水杨酸盐、保泰松等,可置换磺脲类与蛋白结合,导致血浆内游离的磺脲类药物浓度增高,从而加强磺脲类药物的降血糖作用。

6. 双胍类与磺脲类联合应用。可以加强二者的降血糖效果。当两类药物联合用至最大剂量,血糖控制仍不良时,应改用胰岛素治疗。

三、α-葡萄糖苷酶抑制剂

α-糖苷酶抑制剂如阿卡波糖,在临床已被广泛使用,已成为治疗糖尿病重要的口服降糖药物之一。在我国市场上有两种制剂:①阿卡波糖(拜糖平),由德国拜耳公司生产;②伏格列波糖(倍欣),由天津武田药品有限公司生产。

(一)作用机制

α-糖苷酶抑制剂通过抑制小肠刷状缘上的 α-葡萄糖苷酶,从而使食物中的淀粉、麦芽糖、蔗糖分解为葡萄糖的速度减缓,延缓小肠对葡萄糖吸收的时间,显著降低餐后血糖。α-糖苷酶抑制剂,对饮食中的单糖(葡萄糖)吸收无影响。

(二)适应证与禁忌证

1. 适应证。主要适用于:①轻、中度 2 型糖尿病,尤其是肥胖或餐后高血糖为主者;②与磺脲类和/或双胍类联合使用;③与胰岛素联合使用,可减少胰岛素用量,避免血糖大幅度波动,也可减轻胰岛素治疗后的体重增加;④糖耐量减低(IGT)患者的干预治疗。

2. 禁忌证。以下情况不宜使用:①对此药过敏者;②有肠道疾病者,如炎症、溃疡、消化不良、疝等;③肾功能减退,血清肌酐>2.0mg/dl 者;④肝硬化患者;⑤糖尿病急性并发症、感染、创伤、手术、酮症酸中毒等者;⑥妊娠期、哺乳期妇女和 18 岁以下的患者。

(三)不良反应

此类药物单独使用不发生低血糖,对肝、肾功能无明显损害,其副作用主要是因为抑制了淀粉类食物的消化,淀粉分解为葡萄糖的中间产物,假寡糖堆积在肠道中,在小肠下段和结肠被细菌分解产生气体引起的消化道反应。胃肠道反应的程度与剂量有关,其表现多为胀气、肛门排气增多,少数患者出现腹泻,在一般情况下不需停药,一周左右自然消失。反应较重者在药物减量或停药后减轻或消失。该类药物的使用应从小剂量开始,适应后再逐渐加量,这样可使不良反应大大减少。

(四)常用药物

1. 阿卡波糖(拜糖平)。每片剂量 50mg,开始剂量 50mg/次,每日 3 次,逐渐加量,每日最大剂量为 300mg,分 3 次口服。此药需整粒于饭前吞服,或与第一口食物一起嚼服。服用拜糖平后,因糖类在小肠内分解及吸收障碍,从而在肠内停留时间延长,肠道细菌酵解产气增多,可引起肠胀气、腹胀、腹痛、腹泻、肛门排气等。有明显消化和吸收功能障碍的慢性胃肠功能紊乱者慎用,肠道狭窄及溃疡者慎用,过敏者禁用。本药单独使用不引起低血糖,但与磺脲类或胰岛素合用,可发生低血糖,一旦发生低血糖时,应直接口服或静脉注射葡萄糖处理,进食双糖或淀粉类食物无效。制酸剂、考来烯胺、肠吸附剂及含消化酸的药剂,可减低本药的作用,应避免同时服用。

2. 伏格列波糖(倍欣)。本药在肠道内选择性抑制了将双糖分解为单糖的双糖水解酶(α-葡萄糖苷酶),从而延迟了糖类的消化和吸收,改善餐后高血糖。每片剂量 0.2mg,通常成人 0.2mg/次,每日 3 次,饭前吞服或与第一口食物一起嚼服,可增加至 0.3mg/次,每日 3 次。不良反应及注意事项与阿卡波糖基本相似。

(五)α-糖苷酶抑制剂与磺脲类药物的比较

1. 诱发低血糖。α-糖苷酶抑制剂单独使用一般不会引起低血糖,降低餐后血糖效果显著;磺脲类药物可诱发低血糖。

2. 体重变化。α-糖苷酶抑制剂可降低餐后血浆胰岛素浓度,改善胰岛素抵抗,不增加体重;磺脲类药物可升高胰岛素浓度,使体重增加。

3. 作用机制。二者降糖作用机制不同。

4. 低血糖发生的处理。α-糖苷酶抑制剂与磺脲类药物、胰岛素等合用时发生的低血糖,进食食物无效,可口服或静注葡萄糖纠正;而磺脲类药物引起的轻度低血糖进食后即可缓解。

四、格列奈类降糖药物

又称为非磺脲类胰岛素促分泌剂,分为苯甲酸衍生物类(瑞格列奈,诺和龙,孚来迪)和苯丙氨酸衍生物类(那格列奈,唐力)。

(一)作用机制

瑞格列奈与磺脲类药物的作用机制相似,也通过与胰岛 β-细胞膜受体结合,抑制 β-细胞膜上的 ATP-依赖性 K^+ 通道,促进胰岛素的释放,从而降低血糖。不同之处是瑞格列奈和磺脲类在与磺酰脲受体的结合位点有差别,瑞格列奈与 36KD 特异蛋白结合,不进入 β-细胞内而发挥作用。

其作用特点为:发挥刺激胰岛素分泌作用起效迅速,持续时间较短。由于瑞格列奈降糖作用具有葡萄糖的依赖性,即当体内缺少葡萄糖时,对基础胰岛素分泌无明显的刺激作用,但糖负荷后对胰岛素分泌的刺激作用超过格列苯脲,进餐后早期胰岛素分泌(早时相)的作用较磺脲类药物强,更符合生理性胰岛素的分泌,控制餐后高血糖的作用较格列苯脲好,不会增加体重。此外,早期胰岛素分泌的恢复对游离脂肪酸浓度变化有利,可改善脂代谢异常。

(二)适应证及禁忌证

1. 适应证。同磺脲类药物,尤其适用于餐后高血糖患者、老年患者,由于瑞格列奈通过肾脏排泄很少,对肾功能不全患者仍可使用。

2. 禁忌证。同磺脲类药物,主要禁忌证有:①对瑞格列奈或赋型剂过敏者;②由于该药作用的发挥,有赖于 β-细胞存在一定的功能,所以不适用于 1 型糖尿病患者;③有糖尿病酮症酸中毒、妊娠或哺乳妇女;④严重肝功能不全者。

(三)瑞格列奈用法及不良反应

每片剂量有 0.5mg(白色)、1mg(黄色)、2mg(红色)三种。每次 0.5~4mg,每日 3 次,从小剂量开始,按病情逐渐调整剂量,最大单剂量为 4mg/次,单日剂量不超过 16mg。用药较灵活,餐前即刻服药,不进餐不服药,被称为"餐时血糖调节剂"。瑞格列奈口服后迅速而几乎完全被吸收,与人血白蛋白结合率大于 95%,约 1h 达血药峰值,半衰期约 1h,主要在肝脏中代谢,其中,90%出现在粪便中,8%出现在尿液中。酮康唑、红霉素、氟康唑等,可能升高瑞格列奈的血浆水平;利福平、苯妥英钠,可降低其血浆水平。

瑞格列奈单一用药效果欠佳时,可与二甲双胍或噻唑烷二酮类药物合用,可加强降糖效果,但不宜与磺脲类药物联合使用。不良反应首先为低血糖,比磺脲类药物引起的频度小,反应轻微,给予碳水化合物较易纠正;其次为消化道反应,罕见而轻微,如恶心、上腹部不适等,偶见皮肤瘙痒、发红、荨麻疹等过敏反应者。

五、噻唑烷二酮类

噻唑烷二酮类(TZDs)为 20 世纪 80 年代初研制成功的具有提高胰岛素敏感性的新型降糖药物,被称为胰岛素增敏剂。包括罗格列酮、吡格列酮、曲格列酮等,曲格列酮因肝脏毒性大而已被禁止使用。

(一)作用机制

现已清楚 TZDs 为过氧化物酶增殖体激活受体因子–γ(PPAR–γ)的配体,PPAR–γ 存在于人类胰岛素主要作用的靶细胞(骨骼肌、脂肪和肝脏),PPAR–γ核受体的活化,调控葡萄糖的产生、转运和利用胰岛素的应答基因,此外,还参与调控脂肪酸的代谢。它的这些作用主要在于显著改善胰岛素抵抗,还可减少微血管病变、减少白蛋白尿、改善心血管疾病危险因素等,全面治疗 2 型糖尿病。TZDs 的主要作用包括以下方面:

1. 降血糖作用。主要为改善肌肉和脂肪组织的胰岛素敏感性而促进葡萄糖的利用,抑制肝糖产生;同时,明显降低血浆胰岛素水平,减轻 β–细胞负担,可保护 β–细胞功能。

2. 调脂作用。降低 2 型糖尿病患者血浆游离脂肪酸、甘油三酯、胆固醇水平,升高高密度脂蛋白水平,降低胆固醇/高密度脂蛋白比值。

3. 抗动脉粥样硬化和抗血栓形成作用。TZDs 可促进脂肪细胞分泌脂联素、减少 PAI–1 浓度并降低其活性、降低 C 反应蛋白炎性标志物水平等。

(二)适应证和禁忌证

1. 适应证。该类药物仅在胰岛素存在的条件下发挥作用,故适用于 2 型糖尿病患者。可单剂服用,辅以饮食控制和运动疗法;也可与磺脲类药物、二甲双胍、胰岛素等联合使用。

2. 禁忌证。以下情况不宜使用 TZDs:①1 型糖尿病或糖尿病酮症酸中毒等急性并发症患者;②水肿患者慎用,尤其不宜用于Ⅲ、Ⅳ级心功能不全患者;③活动性肝疾病患者或转氨酶升高>2.5倍时禁用;④妊娠和哺乳期妇女避免使用;⑤对该类药物过敏者禁用。

(三)常用药物

1. 吡格列酮(艾汀)。通过羟基化和氧化作用在肝脏代谢,代谢产物仍有药理活性,主要经肾脏排泄。口服吡格列酮1h后达峰值,总吡格列酮半衰期为16~24h。每片剂量15mg,每日1次口服,每次15~30mg,可根据病情加量至每日45mg,每日1次。

2. 罗格列酮(文迪雅)。主要经细胞色素 P_{450} 同工酶中的 CYP_2C_8 途径代谢,大部分从肾脏排泄,23%经粪便排泄。口服罗格列酮1h后达峰值,99.8%与血浆蛋白结合,主要为白蛋白,半衰期为3.64~3.78h。每片剂量2mg,常用剂量每日2~8mg,分2~3次口服。

(四)不良反应与其他药物相互作用

1. 不良反应。可能会出现以下不良反应:①低血糖,单独使用几乎不发生(<1%),但与其他类降糖药物合用时,可出现低血糖;②轻—中度水肿与贫血,与水钠潴留有关,心功能不全患者禁用;③罗格列酮、吡格列酮未发现肝毒性作用,但仍需监测肝功能;④体重增加,与体脂增加有关;⑤罗格列酮可能引起骨质疏松而增加骨折的风险。

2. 药物相互作用。与口服避孕药合用时,可降低避孕药的疗效;与其他类降糖药或胰岛素合用时,可加强其降糖作用;与酮康唑、伊曲康唑合用时,可抑制吡格列酮的代谢,但罗格列酮影响很小。

六、DPP-4抑制剂

二肽基肽酶-4(dipeptidyl-peptidase-4 DPP-4)抑制剂通过抑制DPP-4的活性,避免GLP-1被迅速降解,延长GLP-1的生理活性的持续时间,进而达到稳定血糖的目的。由于GLP-1介导的胰岛素分泌是葡萄糖依赖性的,因此使用DPP-4抑制剂造成低血糖的风险是很低的。此外,由于DPP-4抑制剂是通过间接的增强GLP-1的生理活性来起作用,这一点与典型肠促胰素类似物不同,因此不会引起胃肠道的不良反应。同时许多试验都表明,DPP-4抑制剂不但可以改善血糖稳态,提高胰岛素敏感性,而且还能增加β细胞数量和功能,更重要的是它还可以改善α和β细胞的比例,促进β细胞再生和减少其凋亡。作为2

型糖尿病的基础治疗,可单独或与二甲双胍、磺脲类药物、TZDs、胰岛素等联合应用。

（一）作用机制

DPP-4 抑制剂可抑制肠促胰素被 DPP-4 迅速降解，提高活性 GLP-1 水平，从而增加和延长了 GLP-1 的促胰岛素分泌作用及其他生物学效应,最终降低空腹和餐后血糖。

（二）适应证和禁忌证

1. 适应证。用于治疗 2 型糖尿病。

2. 禁忌证。①对该类药物过敏者;②不推荐用于 1 型糖尿病或糖尿病酮症酸中毒的患者;③中重度肾功能不全或中重度肝功能受损患者不推荐使用;④孕妇及儿童患者禁用。

（三）不良反应

可能出现超敏反应;头痛;肝酶升高;上呼吸道感染或尿路感染;鼻咽炎。

（四）常用药物

沙格列汀(Saxagliptin)、西格列汀(Sitagliptin)、维格列汀(Vildagliptin)、阿格列汀(Alogliptin)。

1. 沙格列汀片(安立泽)。口服,推荐剂量 5mg 每日 1 次,服药时间不受进餐影响。可作为单药治疗,在饮食和运动基础上改善血糖控制。也可与盐酸二甲双胍、磺脲类、TZDs 或胰岛素联合使用。2 型糖尿病患者给予沙格列汀后,对 DPP-4 的抑制作用为 80%,单药能使 HbA1c 降低 0.5%,对 DPP-4 活性的抑制作用能维持 24h，口服糖负荷或进餐后,DPP-4 的这种作用使循环中的活性 GLP-1 和 GIP 水平增加 2~3 倍,使空腹血糖浓度降低,餐后血糖漂移减少。

2. 西格列汀(捷诺维)。口服,推荐剂量为 100mg,每日 1 次。服药时间不受进餐影响。口服后药效达峰时间 1~4h，半衰期 12h，对 DPP-4 的抑制作用达 97%，是一种高选择性和高亲和性的抑制剂。单药使用时，能使 HbA1c 降低 1.0%。约 79% 以原形由尿排出,故肾功能减退患者应减量使用。

3. 维格列汀(佳维乐)。口服,100mg 每日 1 次,或 50mg 每日 2 次,服药时间不受进餐影响。服药后达峰时间约 2h,对 DPP-4 的抑制作用达 95%,约 20% 由肾脏排泄,轻度肾功能不全者无须调整剂量,中重度肾功能不全者不推荐使用。

DPP-4抑制剂作为2型糖尿病一种新型的治疗手段，无须注射，具有GLP-1类似物的作用：可增强胰岛素分泌并降低胰高血糖素的释放，提高β细胞功能，有效地降低HbA1c水平，造成低血糖的风险低，消化道不良反应小，耐受性良好，对体重无明显影响，而且DPP-4对于HbA1c基线水平较高的2型糖尿病患者降血糖效果更为突出，故此类药目前使用越来越广泛。但其长程治疗对胰岛β细胞的保护能力及长期用药的安全性也正被关注，有待长期应用观察。

七、SGLT2抑制剂

SGLT2抑制剂通过抑制肾脏肾小管中负责从尿液中重吸收葡萄糖的SGLT2降低肾糖阈，促进尿葡萄糖排泄，从而达到降低血液循环中葡萄糖水平的作用。SGLT2抑制剂降低HbA1c幅度大约为0.5%~1.0%；减轻体重1.5~3.5kg，降低收缩压3~5mmHg。我国的研究与国际研究一致。SGLT2抑制剂与其他口服降糖药物比较，其降糖疗效与二甲双胍相当。在具有心血管高危风险的2型糖尿病患者中应用SGLT2抑制剂恩格列净或卡格列净的临床研究结果显示，该药物可使主要心血管不良事件和肾脏事件复合终点发生发展的风险显著下降，心衰住院率显著下降。SGLT2抑制剂单独使用时不增加低血糖发生的风险，联合胰岛素或磺脲类药物时，可增加低血糖发生风险。中度肾功能不全的患者可以减量使用SGLT2抑制剂。在重度肾功能不全患者中因降糖效果显著下降不建议使用。SGLT2抑制剂的常见不良反应为生殖泌尿道感染，罕见的不良反应包括酮症酸中毒（主要发生在1型糖尿病患者）。可能的不良反应包括急性肾损伤（罕见）、骨折风险（罕见）和足趾截肢（见于卡格列净）。

目前在我国被批准临床使用的SGLT2抑制剂为达格列净、恩格列净和卡格列净。

八、GLP-1及其类似物

进食或摄入葡萄糖后肠道分泌肠促胰素（incretins）参与糖代谢的调控，目前，在人类发现的肠促胰素主要有胰高血糖素样肽-1（Glucagon-Like Peptide 1，GLP-1）和葡萄糖依赖性促胰岛素分泌多肽（Glucose-dependent Insulinotropic Polypeptide，GIP）。这两种多肽均与胰高血糖素的氨基酸序列具有高度同源性。两种肠促胰素中GLP-1的调血糖作用明显强于GIP，故GLP-1被研发用于治疗 2 型糖尿病。GLP-1 是肠 L 细胞分泌的一种多功能肽类激素,它由胰高血糖素原基因编码,与胰高血糖素有 50% 的同源性,主要作用为刺激餐后胰岛素的分泌。近年研究发现 GLP-1 还具有多种其他生物学效应可用于治疗糖尿病。GLP-1 分泌入血后被二肽基肽酶 4(DPP-4)迅速分解失活,在体内的半衰期仅为 1~2 min,故限制了其临床应用。目前已研制出具有 GLP-1 同样生物学活性的 GLP-1 受体激动剂,由于其与天然 GLP-1 的结构差异可免受 DPP-4 迅速降解,延长其作用时间,目前应用于临床的 GLP-1 类似物主要有艾塞那肽和利拉鲁肽。

（一）作用机制

促进胰岛素分泌及生物合成:GLP-1 促胰岛素分泌作用是葡萄糖依赖性的,血糖浓度高时,可显著刺激胰岛素释放,抑制胰高血糖素释放,从而降低血糖,而当血糖降至正常水平后,胰岛素释放不再被刺激,血糖一般不会进一步降低,从而大大降低了发生低血糖的风险。研究显示,当血糖低于 3.36mmol/L,GLP-1 不再有刺激胰岛素分泌作用,因此,GLP-1 类似物使患者面临更小的发生低血糖的风险,更有利于实现平稳降糖。

1. 抑制胰高血糖素分泌。GLP-1 可直接作用于 α 细胞或通过胰岛素旁分泌作用于 α 细胞,从而抑制胰高血糖素分泌,使肝糖输出减少,从而使空腹血糖下降。

2. 刺激 β 细胞增殖及新生、增加 β 细胞数量。GLP-1 可促使 β 细胞增生,还能促使胰管上皮细胞的前体细胞分化成新的 β 细胞,已被证明 GLP-1 及其类似物可通过两种机制增加 β 细胞量,前体细胞的分化/新生及已存在 β 细胞的凋亡减少。

3. 抑制食欲、减少摄食,GLP-1 作用于下丘脑腹内侧视旁核和弓状核 GLP-1 受体,增加饱腹感以减少食物摄入。这一效应对于肥胖的 2 型糖尿病患者有益。

4. 延缓胃排空。GLP-l 抑制胃肠的分泌功能及动力,延缓胃内容物的排空,胃排空速率减慢可减轻餐后高血糖。

5. 对心血管具有潜在的保护作用。首先,GLP-1 受体激活剂可抑制食欲、减少摄食、延缓胃排空,使患者体重减轻,进一步改善糖尿病患者血脂水平。其次,GLP-1 受体激活剂对神经细胞、心肌细胞等有直接的保护作用,还能够减少血管损伤后内膜的增厚和平滑肌的增殖,有潜在的抗炎和抗动脉粥样硬化作用。

(二)适应症和禁忌证

1. 适应证。用于成人 2 型糖尿病患者控制血糖:适用于单用二甲双胍或磺脲类或两者联合治疗后血糖仍控制不佳的患者,与二甲双胍或磺脲类药物联合应用。

2. 禁忌证。以下情况不宜使用 GLP-1 类似物:①禁用于对本品高度敏感的患者;②1 型糖尿病患者或糖尿病酮症酸中毒的患者;③怀疑或证实的胰腺炎患者;④严重胃肠疾病包括胃轻瘫患者。

(三)不良反应

常见的不良反应为胃肠道不良反应,包括恶心、呕吐和腹泻。其中以恶心最为常见。通常情况下,恶心为轻度到中度,在患者开始治疗和增加剂量时发生频率高,但恶心是一过性的,随着治疗时间的延长而减轻或消失。GLP-1 类似物与二甲双胍联合使用不增加低血糖的发生率,但是,与磺脲类药物联合,则可增加低血糖的发生率。

(四)常用药物

1. 艾塞那肽注射液(百泌达,Exenatide Injection)

为 GLP-1 受体激活剂,其促进胰岛素释放主要通过激活 GLP-1 受体实现的。GLP-1 受体激活剂与 GLP-1 受体结合后通过 cAMP/PKA 途径增加 L-型电压门控钙离子通道的钙离子内流和内质网钙离子释放而活化钙调蛋白,最终使胰岛素出胞作用增强。本品在血循环中半衰期 60~90min,1 次皮下注射血药浓度可维持 4~6h,起始剂量为每次 5μg,每日 2 次,在早餐和晚餐前60min 内(或每天的 2 顿主餐前;给药间隔大约 6h 或更长)皮下注射,不应在餐后注射本品。根据临床应答,在治疗 1 个月后剂量可增加至每次 10μg,每日2 次。每次给药应在大腿、腹部或上臂皮下注射。本品推荐用于接受二甲双胍、磺酰脲类、格列酮类治疗,血糖仍控制不佳的 2 型糖尿病患者,疗效 30 周时,HbA1c 降低 0.8%~1.0%,体重下降 1.5~3kg,延至 80 周时,体重共减轻 4~5kg。在二甲双胍治疗的基础上加用本品时,可继续使用二甲双胍的目前剂量,因为合用本品发生低血糖而需要调整二甲双胍剂量的可能性较低。在磺脲类治疗基础上加用本品时,应该考虑降低磺脲类的剂量,以降低低血糖发生的风险。

2. 利拉鲁肽注射液（Liraglutide）

为 GLP-1 长效类似物 NN2211，其结构和天然 GLP-1 同源性达 93%，皮下注射后，半衰期 10~14h，每日注射 1 次，必要时需注射 2 次，起始剂量每日 0.75mg，以后按需可增至 2mg，单药治疗 14 周可使 HbA1c 降低 1.7%，体重下降 3kg。本品适用于单用二甲双胍或磺脲类药物最大可耐受剂量治疗后血糖仍控制不佳的患者，与二甲双胍或磺脲类药物联合应用。本品治疗过程中会伴随有一过性的胃肠道不良反应，如恶心、呕吐和腹泻，多见于用药第一周，以后逐渐减轻，低血糖发生率较低，接受本品联合磺脲类药物治疗的患者发生低血糖的风险可能增加，减少磺脲类药物的剂量可以降低低血糖的风险。

第二节 胰岛素治疗

胰岛素是由胰岛 β-细胞分泌的一种具有降血糖作用的激素。自1921年胰岛素被发现，次年应用于临床以来，在糖尿病治疗方面发挥了极其重要的作用。胰岛素的研制进展很快，20世纪70年代研制出纯度较高、免疫原性较低的单峰胰岛素，80年代进一步提纯研制出单组分胰岛素。近年来，又合成人胰岛素及人胰岛素类似物，目前已广泛应用于临床。口服胰岛素仍在研制之中。

一、胰岛素作用机制

1. 胰岛素与葡萄糖代谢的关系。我们吃的含糖类食物（即碳水化合物）经过胃肠道的消化，转变成葡萄糖，葡萄糖通过肠道吸收进入血液，使血糖升高。人体把血糖升高的"信号"传递给胰腺的胰岛 β-细胞，β-细胞便产生胰岛素，并释放进入血液。胰岛素就像一把"钥匙"，在其作用的靶细胞表面有许多专门接受胰岛素的小结构，称为受体，就像一把"锁"，两者结合后，葡萄糖进入细胞的"大门"便打开了。血液中的葡萄糖便进入细胞内，使血糖下降。进入细胞的葡萄糖经过复杂的生物化学变化产生"能量"，一部分直接为细胞各类活动供应能量，一部分作为"能源"储存起来，以备需要时使用，身体内储存能源的主要组织是肝脏、肌肉和脂肪细胞。

2. 正常人胰岛素生理分泌规律。正常人一天中胰岛素的分泌可以随时间不同和进餐而有变化。在非进餐时间胰岛素仍有少量分泌，每小时约分泌0.5~1.0U，使血循环中的胰岛素水平维持在5~20mU/L，称为基础胰岛素分泌。基础胰岛素分泌占全部胰岛素分泌的40%~50%，餐前和夜间胰岛素的分泌就属基础胰岛素分泌，其主要作用是维持空腹和夜间血糖在正常范围。进餐后，血糖的升高刺激胰岛素分泌增加，称为餐时胰岛素分泌。一般在进餐后3~5min开始，30~60min达高峰，120min时恢复到基础水平，高峰时胰岛素水平可达基础值的5~8倍。餐时胰岛素分泌主要调节餐后血糖，防止餐后血糖过高。

3. 胰岛素作用机制。可概括如下：①抑制肝糖原分解及糖原异生作用，减少肝脏输出葡萄糖，调节空腹及餐前血糖；②促进肝脏摄取葡萄糖及肝糖原的合成，促进肌肉和脂肪组织摄取葡萄糖和氨基酸，促进脂肪的合成和贮存，调节餐后高血糖；③抑制脂肪和蛋白质的分解，抑制酮体的生成，并促进周围组织对酮体的利用。

二、胰岛素治疗适应证

糖尿病患者都希望自己的病情能够得到良好控制，但是许多人又惧怕接受胰岛素治疗，认为注射胰岛素会成"瘾"，终身会"依赖"胰岛素，都有一种"最好不用"的想法。实际上，是否该用胰岛素，是短期用还是长期用，这是由患者个体的病情所决定的，而并非病情严重时才使用的"秘密武器"，胰岛素并非是糖尿病终末治疗的选择。

胰岛素治疗有以下适应证：

1. 1型糖尿病患者。凡已明确诊断的1型糖尿病，无论患者是否有酮症酸中毒，都必须终身坚持使用胰岛素替代治疗，否则，会危及生命。1型糖尿病患者的内源性胰岛素分泌绝对不足，需胰岛素终身替代治疗。虽然部分病人发病后经过一段时间的外源性胰岛素治疗，胰岛β-细胞可获得不同程度的改善，胰岛素可减量甚或停用，这就是1型糖尿病的"蜜月期"。在此时期，病人及家属都误认为从此就可不再用胰岛素治疗了，但好景不长，此期约持续数月至1年左右，病情又加重，"三多一少"症状再度明显，甚至出现酮症酸中毒，必须立即再次使用胰岛素治疗，并维持终身用药。

2. 2型糖尿病患者。2型糖尿病患者并非终身依赖胰岛素，在出现下列情况时，需要胰岛素治疗。

（1）伴有急性并发症者：如酮症酸中毒、非酮症高渗综合征、乳酸性酸中毒等，都必须使用胰岛素治疗，而无论其原来的糖尿病病情如何。

（2）在应激状态下：如严重感染、高热、创伤、围手术期、急性心肌梗死、脑血管意外等,为了预防酮症酸中毒或其他并发症的发生,宜采用胰岛素治疗,待病情好转后可酌情改为口服降糖药物治疗。

(3)伴有严重慢性并发症者:如心脏病变、肾脏病变、视网膜病变、神经病变、下肢坏疽、重症外阴瘙痒等,宜使用胰岛素治疗。

(4)合并肝脏疾病者:如活动性肝炎,肝硬化,中、重度脂肪肝等。

(5)消瘦或胰岛素曲线低平者:合并结核等消耗性疾病者,以及营养不良、生长发育迟缓者。消瘦或胰岛素曲线低平者有可能为LADA患者,应及早使用胰岛素治疗。

(6)磺脲类药物继发性失效者:经饮食、运动、口服降糖药物治疗不能满意控制病情者,空腹血糖>10.0mmol/L,HbA1c>8%时,可联合胰岛素补充治疗或单独使用胰岛素。

(7)新诊断2型糖尿病患者:对于起病较急、症状明显、体重显著减轻、血糖较高、病程较短的新诊断2型糖尿病患者,宜采用短期胰岛素强化治疗,迅速控制临床症状和高血糖状态,从而减轻对β-细胞的早期糖毒性和脂肪毒性作用,减轻β-细胞负担,并被获释而恢复功能。许多初诊的2型糖尿病患者,经过短期胰岛素强化治疗后可以获得"脱药",在不使用任何降糖药物的情况下,仅仅依靠饮食控制和运动疗法就可以获得血糖满意控制。

3.妊娠期糖尿病(GDM)或糖尿病合并妊娠。为了纠正糖尿病孕妇的代谢紊乱,保证胎儿正常发育,防止胎儿先天畸形的发生,宜全程使用胰岛素治疗,不主张使用口服降糖药物,直至分娩后再酌情可改回原方案治疗。

4.继发性糖尿病。如垂体等内分泌性糖尿病、胰源性糖尿病、肝源性糖尿病等,应使用胰岛素治疗,同时治疗原发病。

三、胰岛素剂型及特点

(一)胰岛素制剂分类

1.按胰岛素种属来源不同分类。可分为动物胰岛素(猪型、牛型)和人胰岛素。

(1)动物胰岛素:是从动物的胰腺中提取出来的,在人胰岛素未问世之前是临床上主要使用的制剂。但动物胰岛素与人胰岛素相比,存在某些氨基酸组合序列上的差异,猪胰岛素有1个氨基酸、牛胰岛素有3个氨基酸与人胰岛素不同,由于免疫原性反应而易产生胰岛素抗体,牛胰岛素的免疫原性反应更强;此外,由于提取工艺不同，动物胰岛素的纯度不同，有单峰胰岛素和单组分胰岛素（MC），所含的蛋白质等杂质成分容易发生过敏反应。

（2）人胰岛素：是通过基因工程/重组DNA技术，从酵母细胞中生产出来的，它的氨基酸序列与人体自身分泌胰岛素完全相同，不含杂质成分，纯度高，克服了动物胰岛素种属免疫原性反应和杂质过敏反应的缺陷，注射后吸收较动物胰岛素快。目前，重组人胰岛素已广泛用于临床。

（3）人胰岛素类似物：随着科学技术的进步，通过重组DNA技术又成功研制出一些胰岛素类似物，来满足临床需要，并开始用于临床，属于另类胰岛素。

2. 按照胰岛素药理作用时间不同分类。可分为短效、中效、长效三类。为了方便临床使用，目前市场上出现了短效与中效胰岛素按一定比例（1:1或1:2）预混的制剂类型，广泛用于临床。

（二）常用胰岛素的特点

常用胰岛素的特点见表3-4。

值得注意的是：①各种胰岛素制剂均不能口服，而且除正规胰岛素可供静脉注射或静脉滴注外，其余仅能从皮下或肌肉注射；②胰岛素注射后，其吸收速度、作用强度和维持时间与剂量有关，即剂量越大，维持作用时间越长，所以，表中所列的作用时间仅供参考；③单峰、单组分及高纯度胰岛素过敏反应较少，作用较强，使用时应适当减少剂量，对正规胰岛素发生皮下脂肪萎缩和局部变态反应者以及胰岛素抗力形成者，可改用重组人胰岛素制剂；④当病人注射长效胰岛素时，常需在其作用最强时间少量加餐，以防止发生低血糖。

（三）短效（速效）胰岛素

1. 短效（速效）胰岛素的特点。正规（普通）胰岛素（RI），是透明的酸性溶液（pH=2.5~3.5），近年来已制成中性（pH=7.2~7.4）产品。其特点为注射后吸收快，作用迅速，维持时间短，便于调整剂量，是临床上最常用的一种制剂，注射途径既可皮下、肌肉，又可静脉注射，有利于危重病人的抢救，正规胰岛素可与任何其他胰岛素混合使用。后来制备的结晶锌胰岛素（CZI），该种制剂注射后可以很快吸收，起效时间快，但作用时间短，所以属于快速短效胰岛素。短效的人胰岛素目前也已普遍使用，如诺和灵R、甘舒霖R、优泌林R等。

2. 短效（速效）胰岛素的临床应用。临床在下列情况下使用：①用于胰岛素治疗的初治阶段，便于了解病人对胰岛素的敏感性及需要量，调整剂量方便；②

糖尿病酮症酸中毒、糖尿病非酮症高渗性综合征、乳酸性酸中毒的抢救,小剂量静脉滴注;③严重感染、创伤、手术等应激状态的过渡期;④与中效、长效胰岛素混合应用,补充餐时胰岛素。

(四)中效胰岛素

又称中性或低鱼精蛋白锌胰岛素(NPH),临床上应用广泛。NPH为浑浊悬液,由于中效胰岛素为胰岛素与鱼精蛋白及锌的全部结合剂,只能供皮下注射,其作用较慢,维持时间较长,可单独使用,也可与正规胰岛素混合使用。其作用介于正规胰岛素和鱼精蛋白锌胰岛素(长效)之间,所以属于中效胰岛素,为基础胰岛素之一。注射次数较短效少,易为病人接受。中效人胰岛素制剂有甘舒霖N、诺和灵N、优泌林N等。

(五)长效(慢效)胰岛素

又称鱼精蛋白锌胰岛素(PZI),是一种白色浑悬的溶液,由于所含鱼精蛋白及锌比中效胰岛素多,吸收速度更慢,维持作用时间更长。可与正规胰岛素合用,为另一种基础胰岛素。长效(慢效)胰岛素只能供皮下注射,切忌静脉注射。

(六)预混剂人胰岛素

在人胰岛素问世之前,临床就广泛使用动物胰岛素制剂混合注射治疗糖尿病,即采用正规胰岛素(短效)和中或长效胰岛素混合注射。其特点是减少了胰岛素注射次数;能够根据病情需要,分别调整两种胰岛素的注射剂量,混合比例灵活多变——"按需分配",更容易实现胰岛素的个体化治疗。缺点是需要准备两种制剂类型的胰岛素;而且,分别抽取短效和中(或长)效胰岛素的所需剂量,操作不够方便。

目前,为了方便临床,出现了预混剂人胰岛素,是由短效人胰岛素(R)与低鱼精蛋白锌人胰岛素(N)按照一定比例混合制备而成,如预混剂30R(30%R和70%N,≈1:2),预混剂50R(50%R和50%N,=1:1)。其特点是:由于它同时补充了基础胰岛素,又补充了餐时胰岛素,可供大多数病情的需要;只需要准备1种胰岛素剂型,操作简便。缺点是:①由于两种胰岛素成分混合比例固定,不可人为改变,并非每个病人都适宜;②由于其中的基础胰岛素(低鱼精蛋白锌人胰岛素)作用时间不够长,很难覆盖下午及凌晨时段,可能会出现晚餐前、空腹高血糖;③预混剂应用过程中,解决餐后高血糖和下一餐前低血糖之间、空腹高血糖和夜间低血糖之间的矛盾较为棘手,需要有经验的医生指导。

已广泛用于临床中的人胰岛素预混剂有:甘舒霖30R、40R、50R(中国)、诺和灵30R和50R(丹麦)、优泌林30R(美国)。要完全实现预混剂胰岛素的个体化治疗,就需要生产更多的不同比例的预混剂类型,以满足不同病人病情的需求。

(七)胰岛素类似物

1. 超短效胰岛素类似物。目前,已研究开发出三种制剂:赖脯胰岛素(优泌乐)、门冬胰岛素(诺和锐)、谷赖胰岛素。他们的共同特点是从六聚体胰岛素变成单聚体或二聚体胰岛素的速度较人胰岛素更快,是更为理想的餐时胰岛素,注射后15min起效,达峰时间为30~70min,持续时间为2~5h,更适宜于胰岛素泵注射。

2. 超长效胰岛素类似物。有两种制剂类型用于临床:甘精胰岛素(来得时、长秀霖),起效时间为 1.5~2h,没有峰值,持续 24h。临床研究证实,应用甘精胰岛素控制血糖,可使夜间症状性低血糖的发生率明显降低,是更加理想的基础胰岛素;另一种是地特胰岛素(诺和平),在我国刚刚上市。

3. 双相预混胰岛素类似物。有两种制剂:双相门冬胰岛素类似物(诺和锐® 30)、赖脯胰岛素 25/75。

诺和锐® 30 能够更好地模拟生理性胰岛素分泌,同时模拟基础和餐时胰岛素分泌,具有更快、更强的降糖作用,更少的严重低血糖和夜间低血糖。诺和锐® 30 保持了门冬胰岛素更快、更强的特点,快速达峰,模拟餐时胰岛素分泌,高峰出现时间在注射后 30~50min,能够更好地控制餐后血糖,减少血糖的波动;吸收较人胰岛素 30R 起效快 50%,峰值较人胰岛素 30R 高 50%,峰值出现时间与血糖高峰一致,快速回落到基线水平,减少了下餐前低血糖发生的概率;长时间起效,模拟基础胰岛素分泌,与人胰岛素 30R 相比基础胰岛素作用时间相似;餐前或餐后立即注射,克服了人胰岛素餐前 30min 给药的不便,特充装置,更加灵活方便。

四、胰岛素使用遵循的原则

1. 遵循动态调整及剂量个体化的原则。胰岛素剂量的确定和调整,没有任何公式可循,基本上是半定量估计或经验性估计,主要依据血糖水平来判断。影响血糖水平的因素很多,诸如病情程度、糖尿病类型、饮食、运动、用药情况、肝肾功能、肥胖、对胰岛素的敏感性等,应经过反复监测血糖,并根据上述诸变量因素,强调动态调试及剂量个体化,才能达到最佳控制。如病情严重伴循环衰竭等情况下,应首先使用正规胰岛素静脉滴注。胰岛素剂量调整须在专科医生指导下进行,切忌患者自行调节。

2. 遵循初始剂量不宜过大的原则。胰岛素初始剂量的给予具有试探性,任何试图用公式来表达血糖值与胰岛素剂量的换算关系,都是没有根据的。无论是哪一种类型的糖尿病患者,初始注射剂量都应从小剂量开始,一般的,初始剂量以不超过 20U/d 为宜。另外,初始接受胰岛素注射治疗的患者,最好住院进行。

3. 剂型与注射次数选择的原则。应以控制全天血糖稳定为目标,不应首先考虑注射的方便。一般的,在胰岛素治疗初始阶段,使用全日短效胰岛素 3~4 次注射,便于调整剂量,使血糖迅速得以控制,稳定一段时间后,可改为每日 1~2 次中效或联合短效,或长效联合短效胰岛素注射;在变更胰岛素剂型时,首日总剂量可较原短效胰岛素量减少 4~6U。对 2 型糖尿病病人,如总剂量较小(<30U/d)时,可改为加/不加口服降糖药物治疗,此时,改用口服降糖药物治疗,可能会获得替代成功。

4. 胰岛素剂量调整的原则。应根据血糖监测结果调整:①应 2~3d 监测全天三餐前、后 2h 血糖及睡前血糖(7 次),再次调整,经过反复调试,直至血糖控制满意为止;②应遵循先快后慢的原则,尤其在血糖越接近正常时,调试剂量的幅度应越小;③必须注意在肾糖阈升高(如肾小球硬化、GFR 下降)、肾糖阈降低(如妊娠),或尿潴留时,尿糖监测不能作为胰岛素剂量调整的依据,应依据血糖监测水平。

5. 胰岛素剂量分配的原则。一日3次注射时,早餐前最多、晚餐前次之、午餐前最少;一日2 次注射时,早餐前约为2/3,晚餐前为1/3;一日1 次注射时,可全部于早餐前注射或于睡前注射胰岛素、白天口服降糖药物治疗。因为清晨体内各种拮抗胰岛素的激素(如皮质醇等)水平较高,需要胰岛素量要多。应强调,使用胰岛素期间必须保持饮食与运动量的恒定,以维持胰岛素、饮食及运动量三者之间的平衡。

6. 胰岛素混合注射的原则。短效与长效胰岛素混合时,应先抽吸短效、后抽吸长效。短效与长效的混合比例一般为(2~3):1;若短效和中效胰岛素混合时,短效与中效比例一般为1:(1~2),目前,应用于临床的人胰岛素30R、50R预混型制剂符合上述比例,使用方便。

7. 血糖控制目标设定个体化的原则。胰岛素治疗的理想控制目标是：对于一般病人而言，使体内各种代谢紊乱完全恢复至正常范围内，血糖、HbA1c水平接近正常人的水平。此外，"三多一少"症状、体征明显缓解或消除；体重恢复至正常标准的5%左右；病人的工作能力和生活自理能力恢复正常。延缓或预防慢性并发症的发生和发展，若能防止以微血管病变为基础的各种慢性并发症的发生与发展，则为更理想的控制目标。但此标准比较严格，并且对于1型、2型糖尿病患者，也应区别对待。对于波动较大的1型糖尿病患者和已有并发症或老年、常有低血糖的2型糖尿病患者，应适当放宽此标准。如果要求过高，一方面难以达标，另一方面易出现低血糖症等严重并发症。胰岛素治疗的方案和目标设定应由医生与患者共同制定。

8. 胰岛素治疗方案视经济状况确定的原则。由于糖尿病治疗是一个漫长的过程，确定胰岛素治疗方案时一定要考虑患者的经济承受能力和个人意愿方能坚持。如经济条件差一些的患者可选用动物胰岛素或人胰岛素，条件较好者可选择人胰岛素类似物治疗，而条件优越者可采用胰岛素泵治疗。不愿意多次注射者可选择中、长效胰岛素或预混剂胰岛素治疗。

五、胰岛素注射注意事项与心理调适

(一)胰岛素使用的注意事项

1. 妥善保管胰岛素。胰岛素贮存温度为2℃~25℃，不受阳光直射为宜。可放置于冰箱的冷藏箱，温度在2℃~8℃可保存2年效价不变；但不可冷冻，冷冻会使胰岛素变性而失效；同样，胰岛素也不能置于30℃以上的环境中，因为高温也可使胰岛素变性而失效；在室温25℃以下，置于通风、避光、阴暗处，可保存1个月；如已开瓶后，必须放在冰箱冷藏箱内，可保存1个月。如果没有冰箱，冬季可放于室内阴凉干燥处；夏季可用干净塑料袋装好胰岛素放入冷水中，置于阴凉处。外出旅行时，可将胰岛素瓶放入广口保温瓶中，这样可避免剧烈晃动，影响药物效果。若使用胰岛素笔，则可随身携带而不必置于保温瓶中，较为方便。装入笔中的胰岛素，可持续使用28d而不必冷藏。

使用前应检查胰岛素制剂的有效期、剂型和性状，判断有无失效。普通胰岛素为无色透明溶液，若变浑浊则失效；中效或长效胰岛素为浑浊悬液，若结为团块则失效。失效的胰岛素不可再用。

2. 正确选择胰岛素注射部位。正确选择注射部位，掌握注射技巧是十分重要的。这样可以在注射时更为快捷、准确、安全、减少不适及不便,达到较好效果。注射胰岛素部位有上臂三角肌、臀部、大腿和腹部(肚脐5cm以外的区域)等。其中,以选择腹部注射最好。选定注射部位后,患者可自行设定一个部位交替使用计划,但不要频繁地转换注射范围,在一至两周内,应在同一区域中不同注射点轮流注射,至注射点差不多用完,才改换到身体另一区域,如果注射区域变换太快,会使胰岛素吸收速度不一,导致血糖时高时低,难以控制。如果经常在同一点注射,会出现皮下硬结、脂肪萎缩,导致胰岛素吸收不良,在硬结上注射,胰岛素无法发挥效应,应该选用新的注射点,如在腹部,每个注射点之间间距2.5cm(2个手指的宽度),不要在距脐5cm的范围内注射。另外,应尽量避免在运动的上臂或大腿注射,因为在这些部位注射,胰岛素的吸收比正常快,容易导致低血糖反应,如果注射后,穿刺部位有少量出血,切勿摩擦该注射点,应用消毒棉按压注射点1~2min,避免皮下形成瘀血,在瘀血消失前,不应再使用该部位进行注射。

3. 两种胰岛素的抽吸方法。短效和长效胰岛素混合使用时,应先抽吸普通(短效)胰岛素,后抽吸鱼精蛋白锌(长效)胰岛素,否则,剩余瓶内的短效胰岛素就会变性。中、长效或预混剂胰岛素用前应先摇匀,但要避免剧烈振荡。若使用胰岛素笔,则预先装好胰岛素笔芯,每次注射时,只需转动笔端,调节所需剂量即可,不需要临时抽吸,注射剂量准确,极为方便。

4. 注射时间。必须准确,须在饭前15~30min皮下注射。超短效人胰岛素类似物的应用更灵活一些,可餐前即刻注射。

5. 注射剂量和次数。须经专科医生指导,要格外注意剂量的换算,剂量必须准确(每0.1ml为4个单位),注射器最好使用一次性BD胰岛素注射器(1ml),有条件者使用胰岛素笔更为方便。千万不可用注射器抽吸笔芯胰岛素,因为两者浓度各异,用注射器抽吸的胰岛素浓度:400U/10ml,40U/1ml;而笔芯胰岛素浓度:300U/3ml,100U/1ml。胰岛素泵治疗提供了更符合生理模式的注射方式,使生活变得更为自由。

(二)胰岛素应用的心理障碍及其对策

有的患者对于注射胰岛素治疗产生巨大的心理抵抗,从而延误了治疗的最佳时机,恐惧注射胰岛素的心理所造成的痛苦,比胰岛素注射本身更为严重,应认真分析和调试,常见的心理障碍有以下一些表现:

1. 对注射的恐惧。目前,注射器、注射笔、针头都有了很大的改进,方便、无疼痛。

2. 对低血糖的恐惧。事实上,2型糖尿病患者,注射胰岛素低血糖的出现率较低,即使是口服降糖药物,尤其是磺脲类药物,也可出现低血糖。

3. 对体重增加的恐惧。对于糖尿病患者,与体重轻—中度增加相比,控制血糖更为重要。事实上,当血糖过高时,伴随着体重的丢失,若使用胰岛素使血糖迅速得以控制后,体重的增加也包含了丢失部分体重的回升。

4. 对胰岛素"依赖"的恐惧。有些2型糖尿病患者,担心注射胰岛素后会变成"胰岛素依赖型糖尿病"(即1型糖尿病),这是极其错误的认识,2型糖尿病应用胰岛素治疗是病情的需要,并不能改变糖尿病的类型。与长期大量口服药物相比,胰岛素更为安全。

六、几种特殊情况的胰岛素调整

(一)脆性型糖尿病

脆性型糖尿病病情往往不易控制,胰岛素剂量稍大时,容易发生低血糖;稍小时,又容易出现酮症。原则上力求避免低血糖的发生,血糖控制不宜过严,允许存在轻度高血糖和少量尿糖,无酮症酸中毒发生即可。血糖调节主要依靠饮食、体力活动及注射胰岛素的精细配合,胰岛素剂量变动不宜超过原剂量的10%。可选择中效胰岛素,每日早、晚餐前2次注射,若午餐前尿糖较多时,可于早餐前增加少量的短效胰岛素(<10U),或可加用二甲双胍。若出现酮症时,则改为全日短效胰岛素治疗。

(二)须增加胰岛素剂量的情形

1. 应激状态。如感染、创伤、过度疲劳、心肌梗死、严重精神创伤等,必要时改为全日短效胰岛素治疗。

2. 黎明现象(down phnomenon)。应将早餐前胰岛素提前注射,必要时增加晚餐前长效胰岛素剂量。无论是1型或2型糖尿病患者,于每日清晨5~8时,由于生长激素、促肾上腺皮质激素等升高,使血糖上升,临床上称为黎明现象,对胰岛素的需求量增大。黎明现象的高血糖须与苏木杰(Somogyi)效应的反应性高血糖进行鉴别,不可盲目增加胰岛素剂量。夜间多点(凌晨0、2、4、6、8时)床旁血糖监测(SMGB)或动态血糖检测系统(CGMS)有助于鉴别,如发现低血糖或低血糖倾向后出现反应性高血糖,则为Somogyi效应,应减少晚餐或睡前胰岛素剂量;如夜间血糖稳定,清晨突然升高,则为黎明现象,应增加晚餐前或睡前胰岛素剂量。

3. 肥胖病人。首先应考虑减少热量摄入和增加运动,适当控制体重,可加用二甲双胍或胰岛素增敏剂,从而增加胰岛素的敏感性,效果不佳时,再增加胰岛素剂量,而不应一味地追加胰岛素剂量。由于胰岛素用量过大,会加重高胰岛素血症,体重增加更加显著,胰岛素抵抗更为严重,导致恶性循环。

(三)须减少胰岛素用量的情形

1. 1型糖尿病"蜜月期"(Honey moon Remissioy Period)。部分经过一段时间胰岛素治疗的1型糖尿病患者,由于β−细胞功能有所恢复,对胰岛素需求量明显减少,甚至可以完全停用,应及时减量,但多数患者于数月后病情又加重,需要继续应用胰岛素终身治疗。

2. Somogyi效应。须减少晚饭前胰岛素剂量,避免凌晨低血糖的发生。

3. 2型糖尿病患者强化胰岛素治疗。初诊2型糖尿病患者在接受一段时间强化胰岛素治疗后,当血糖控制满意时,胰岛β−细胞得到了休息,功能有所恢复,对外源性胰岛素需求量减少,应适当减少胰岛素注射剂量或停用。

4. 妊娠糖尿病或糖尿病合并妊娠患者。当胎盘娩出后,由于体内由胎盘分泌拮抗胰岛素的激素水平迅速下降,胰岛素需求量明显减少,应及时减量或完全停用。

七、胰岛素治疗的并发症和不良反应

(一)全身反应

1. 低血糖症。常见于胰岛素过量、改变注射部位、注射胰岛素后未及时进餐、运动量过大所致;也可见于高龄/丧失自理能力、酗酒(抑制拮抗激素反应)、肝肾功能不全、受其他药物影响、强化胰岛素治疗、联合口服降糖药物过量,病程长(缺乏拮抗调节反应)等患者。

低血糖反应的早期症状以交感神经过度兴奋为特点,发作时因血糖过低或血糖下降速率过快,刺激交感神经兴奋并释放出大量肾上腺素,病人会常有饥饿感、软弱无力、面色苍白、脉率加快、心悸、多汗、手抖、舌根发硬等;当睡眠中出现低血糖反应时,病人突然觉醒,皮肤潮湿多汗。后期出现中枢神经系统障碍症状,如头痛、精神错乱、反应迟钝、癫痫样发作,严重者可导致昏迷、甚至死亡。经及时进食或含糖饮料,或注射高渗葡萄糖等治疗,可以缓解。

要注意两种特殊情况的低血糖症,即苏木杰(Somogyi)效应和未感知低血糖症(未警觉性低血糖症,无症状性低血糖症)。前者是指在凌晨发生低血糖后,出现反应性高血糖;后者是指在病程长的1型或久病的2型老年糖尿病病人中,由于自主神经损害,对低血糖反射调节功能受损,对低血糖信号反应迟钝或丧失,缺乏低血糖反应早期的交感神经兴奋症状而直接进入昏迷。作者曾遇到1例患者意外发现血糖为0.8mmol/L,除轻微头昏,无任何其他症状。所以,使用胰岛素治疗时,应加强血糖自我监测。出现低血糖现象,应立即治疗,否则后果难以设想。

2. 过敏反应。少数病人可出现荨麻疹、血管神经性水肿、紫癜,极个别患者可发生严重的过敏性休克,多数因为胰岛素制剂中所含的杂质成分导致。轻者不必治疗,可自行缓解,或给予抗组胺类药物,严重者须更换制剂类型(如重组人胰岛素)或采用脱敏疗法。

3. 屈光不正。胰岛素注射治疗的早期阶段,有些患者可能出现一过性双眼老视,视物模糊,可能是由于血糖迅速下降,导致晶状体和眼液渗透压平衡紊乱的结果。一般于2~4周当血糖得到有效控制并稳定一段时间后,可自行调节而恢复,无须特殊处理。病人不要因发生老视,而急于配戴眼镜。

4. 胰岛素性水肿。有些病人开始用胰岛素治疗后,出现轻重不同的浮肿,以面部及下肢浮肿多见。其原因可能是由于胰岛素促进肾小管重吸收钠增加,引起水钠潴留所致。浮肿常见于开始注射胰岛素后1~3周,如检查尿常规正常,一般不需用利尿剂治疗,持续1~2周可自行缓解。

5. 胰岛素抗力。包括免疫抗力和非免疫抗力。胰岛素抗力导致胰岛素抵抗,使胰岛素用量增加,引起高胰岛素血症和体重增加。

(1)免疫抗力:长期注射动物胰岛素者会产生胰岛素抗体,并结合了大量的胰岛素(抗原),使之用量增大,将此称为免疫抗力(胰岛素抗体形成),属胰岛素免疫反应。在严格饮食控制、大量正规胰岛素应用一段时间后,常能自行恢复对胰岛素的敏感性,使胰岛素需用量逐渐减少。也可改用人胰岛素,则产生抗体的机会减少。也有人主张试用泼尼松口服。

(2)非免疫抗力(胰岛素抵抗):常见于肥胖糖尿病,可能由于胰岛素受体不敏感,受体数目减少或亲和力下降所致。对于非免疫抗力的病人应减肥,也可加服二甲双胍、噻唑烷二酮类药物,改善胰岛素敏感性。

6. 体重增加。胰岛素治疗可以引起体重的增加,大约30%的原因,是由于非脂肪组织体重指数增加造成的。在非肥胖患者中,胰岛素治疗期间的体重增加水平与血糖控制改善程度之间,存在着显著的相关关系,可能反映了治疗之前代谢失衡期间的体重丢失得到了恢复。胰岛素治疗期间的体重增加不是持续的,开始时增加,之后就会进入体重的稳定期。

(二)局部反应

1. 注射部位反应。注射局部有红斑、发热、发痒或刺痛感,多在注射后数分钟至数小时出现,有的在红斑部位出现硬结水疱。多见于开始治疗的数周内(尤其初期注射24h内),如发生此种情况,除局部可用热敷外,最好更换胰岛素制剂,以改用高纯度制剂为宜,因以上反应与胰岛素内含有蛋白质杂质有关。

2. 皮下脂肪萎缩或增生。多次在同一部位皮下注射时,会出现脂肪萎缩或肿块(皮下硬结)形成。儿童或成年妇女皮下注射,往往容易引起无痛性皮下脂肪萎缩,而成年男性则容易出现注射部位肿块。肿块形成的原因为在同一部位反复注射胰岛素,引起局部纤维组织增生,形成血运不佳的肿块,经常变换注射部位可预防或减少发生机会,改用高纯或人胰岛素很少发生。

第三节　2型糖尿病药物治疗管理新策略

一、2型糖尿病药物治疗方案

(一)降糖药物治疗的原则

1. 药物治疗期间应坚持。所有患者均应遵照饮食和锻炼计划;接受强化的糖尿病教育,包括血糖监测;所有降糖药物必须在专科医生的指导下使用,患者不可自做主张。

2. 根据糖化血红蛋白的水平进行分组治疗。①糖化血红蛋白<7.0%时,进行口服单药治疗;②7.0%<糖化血红蛋白<8.0%时,应及早联合胰岛素增敏剂和胰岛素促分泌剂;③糖化血红蛋白>8.0%时,针对所有病理生理学的缺陷,进行联合或胰岛素治疗。所有措施是为了达到更好的血糖控制,但不应增加任何低血糖的风险。

3. 针对2型糖尿病病理生理改变治疗。治疗2型糖尿病的理想药物应具备:①能有效地纠正胰岛素抵抗和代谢综合征;②减少胰岛β-细胞的脂肪毒性,保护β-细胞功能;③良好地控制血糖,减少葡萄糖对β-细胞的毒性;④长期防治慢性并发症,尤其是大血管并发症。目前尚无哪一种降糖药物具备上述条件,应联合用药,取长补短。

4. 强调个体化治疗方案的制订。糖尿病患者的治疗目标及治疗方案都要强调个体化,既要避免以低血糖为代价的达标治疗,又要避免担忧低血糖而不充分的治疗。

(二)口服降糖药的治疗方案

可单药治疗或联合用药,2型糖尿病在单用某一类口服降糖药物(特别是磺脲类)治疗期间,随着时间的延长可逐渐继发失效。

1. 慎重选择单药治疗。非肥胖者,选用磺脲类(SUs);肥胖患者,选用二甲双胍;胰岛素抵抗显著的患者,选用噻唑烷二酮类(TZDs);餐后高血糖为主者,选用α-葡萄糖苷酶抑制剂或餐时血糖调节剂。

2. 尽早选择联合用药。因不同的降糖药作用环节、降糖机理不同,当联合使用不同种类的降糖药可使其降糖作用相互加强,而除低血糖外,其他毒副作用不会相加。因此,对于单独使用某一种口服降糖药物治疗疗效欠佳的2型糖尿病患者,应尽早进行小剂量联合使用,既避免了单一药物易发生失效,也避免了大剂量单一药物的毒副作用。应及早联合两种或三种不同作用机制的降糖药(同一类药物的两种制剂不能联合),如磺脲类/二甲双胍、二甲双胍/餐时血糖调节剂、磺脲类/噻唑烷二酮类、二甲双胍/噻唑烷二酮类、磺脲类/α-葡萄糖苷酶抑制剂等。目前认为,三种降糖药物之间联合应用的安全性和花费—效益比,尚有待评估。不同类型的降糖药物联合治疗的原则如图5-1。

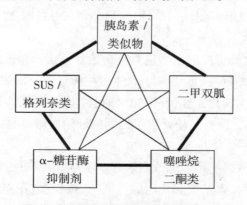

图5-1 不同类型的降糖药物联合治疗

（三）胰岛素治疗方案

1. 胰岛素治疗方案模式依据。正常人胰岛素呈"基础—餐时"的生理分泌模式，基础胰岛素用于维持正常的血糖与糖原之间的平衡（调节空腹血糖）；餐时"弹丸"分泌的胰岛素，用于平衡摄入的碳水化合物引起的高血糖（调节餐后血糖）。这是我们在使用胰岛素治疗时应尽可能模拟的生理模式，即：使用维持"基线"血糖水平的基础胰岛素（中效或长效），加用每次餐前投放"弹丸"的餐时胰岛素（短效或速效）控制餐后血糖。胰岛素泵治疗正是以模拟胰岛素这一生理分泌模式为依据的。

2. 基础胰岛素联合口服降糖药治疗。经口服降糖药物单剂或联合治疗血糖仍未达标时，应启用基础胰岛素治疗联合口服降糖药治疗或胰岛素强化治疗。

（1）基础胰岛素联合口服降糖药治疗特点：①对显著空腹高血糖患者有效；②夜间使用胰岛素可抑制清晨肝脏葡萄糖的输出，控制白天胰岛素分泌更接近生理模式；③比全天使用胰岛素体重增加较小。

（2）基础胰岛素联合口服降糖药治疗方案：临床上倾向于基础胰岛素联合一种口服降糖药，常见的联合方案有：①基础胰岛素+磺脲类，即睡前基础胰岛素加日间磺脲类治疗（BIDS）；②基础胰岛素+双胍类，可减少肝脏对胰岛素的抵抗，减少外源性胰岛素的用量，稳定血糖波动，减少体重增加；③基础胰岛素+α-葡萄糖苷酶抑制剂，可降低餐后胰岛素水平；④基础胰岛素+噻唑烷二酮类，减少周围组织对胰岛素的抵抗、减少外源性胰岛素的需求量；⑤若HbA1c不能达标者，则应改为全天胰岛素强化治疗。

总之，2型糖尿病的治疗是一个漫长的过程，如果在使用了胰岛素增敏剂和胰岛素促分泌剂血糖仍不能达到既定的目标时，则应及早开始启动基础胰岛素治疗，或加用第三类降糖药物；如果仍无法达到治疗目的，应进行全天胰岛素强化治疗，加或不加胰岛素增敏剂。图5-2

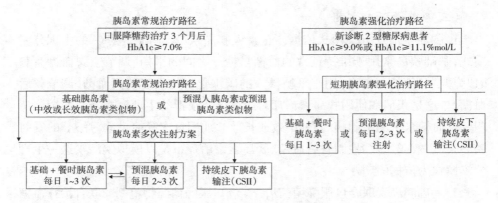

图5-2　胰岛素治疗方案

二、GLP-1在2型糖尿病治疗中的应用前景

目前,糖尿病治疗达标率仍不高,并发症的控制也不尽如人意。新的降糖药物胰升血糖素样肽-1(GLP-1)类似物的应用,将直面2型糖尿病(T_2-DM)治疗的多重挑战,为糖尿病治疗提供新途径。

(一)T_2-DM治疗面临的挑战与矛盾

1. 如何阻止β-细胞功能进行性减退。T_2-DM以胰岛素抵抗(IR)、β-细胞失去代偿为特征。β-细胞功能进行性减退在T_2-DM发生、发展中起关键作用。T_2-DM的进程可分为5个阶段,在这5个阶段中,β-细胞的数量、形态和功能发生着演变。在第1阶段中,为代偿IR,机制通过增加β-细胞数量来满足胰岛素需要量的增加,以维持正常血糖水平。此时,血糖水平正常。尽管一些β-细胞肥大,但其功能基本正常。第2阶段为轻度失代偿期,表现为血糖水平轻度升高,空腹血糖超过116mg/dl,胰岛素1相分泌严重缺乏,但2相分泌功能部分保存。虽然患者在这一糖尿病前期阶段可维持数年,但只要β-细胞数量不足以代偿,血糖就会快速升高。第3阶段血糖的波动导致β-细胞功能进一步降低和胰岛素分泌的减少。第4阶段空腹血糖可以大于285mg/dl,β-细胞的凋亡增加,导致β-细胞数量减少约50%,此时β-细胞的功能和数量仍能维持相当一段时间,以分泌足够的胰岛素来避免代谢完全失代偿情况,如严重高血糖和酮症的发生。第5阶段为严重的失代偿期,β-细胞严重衰竭并可能出现酮症。

UKPDS研究显示,在T_2-DM发生发展过程中,β-细胞功能进行性降低。患者被诊断为T_2-DM时,胰岛β-细胞功能已丧失超过50%,并以每年18%的速度继续下降,药物治疗控制血糖的效果也逐渐减弱。2008年Banting奖获得者De fronzo最近提出,β-细胞功能的衰退远比人们预想的要早得多, 即使是糖耐量受损(IGT)者,其β-细胞功能也已丧失约80%。UKPDS研究还证实,无论采用饮食干预、二甲双胍还是磺脲类药物,β-细胞衰竭速度均相似。也正是由于β-细胞功能持续衰竭,T_2-DM患者单独使用任何一种口服降糖药物进行治疗都不能完全有效,随着时间的推移,即使药物不断强化直至使用胰岛素,也仍然难以长期稳定控制血糖。

由此可见,保护胰岛β-细胞功能在T_2-DM治疗中至关重要。然而现有的治疗方案对如何有效阻止β-细胞功能衰退尚缺少有效对策, 因而难以长期稳定控制血糖。

2. 如何解决治疗达标和低血糖之间的矛盾。血糖治疗达标无疑是延缓和降低糖尿病大血管和微血管并发症的重要手段。但随着血糖治疗达标率的提高, 低血糖的发生率也随之增加。如何在血糖控制达标的同时减少低血糖及其相伴随的体重增加,是T_2-DM治疗面临的重要挑战之一。

血糖控制是降低糖尿病并发症的关键。现有单种药物治疗很难使大部分患者的血糖达标并长期维持。旨在评价全球糖尿病控制情况及指南依从性的国际研究(IDMPS)第2阶段的结果显示,在8个国家4312例T_2-DM患者中,仅32.7%患者达到HbAlc<7%,提示多数T_2-DM患者HbAlc及空腹血糖未达标。我国T_2-DM患者的长期血糖达标率仅为25%。医生和患者对治疗相关的体重增加和低血糖风险的担忧是血糖治疗达标的主要障碍之一。

低血糖是糖尿病治疗中医患的难题,可能导致严重心脑血管意外乃至危及生命。Cryer等指出:一次严重的医源性低血糖或由此诱发的心脑血管事件可能会抵消一生维持血糖在正常范围所带来的益处。Enrique等对14670例冠心病患者随访8年的结果显示,低血糖可增加全因死亡率和癌症死亡率。Ming Wei等在一项纳入40069例研究对象的前瞻性队列研究中发现, 空腹血糖低于正常患者的心血管疾病死亡风险比血糖正常者增加2.7倍, 全因死亡相对风险增加2倍。2008年的ACCORD研究也显示,严重的低血糖与死亡发生风险相关,VADT试验也发现低血糖可以预测心血管原因死亡。

3. 如何全面控制危险因素使糖尿病患者更多受益。对于T_2-DM高血糖的成因,过去人们所熟知的仅有胰岛β-细胞的分泌缺陷、肝糖原输出增加和肌肉组织葡萄糖摄取减少这三方面,成为"三位一体"。事实上,还有更多的组织器官参与了糖尿病的病理生理过程,包括:①脂代谢紊乱;②肠促胰岛素效应减弱;③胰岛α-细胞分泌胰升血糖素样肽(GLP)增多;④肾小管对葡萄糖的重吸收增加;⑤下丘脑对糖的调控紊乱。De Fronzo将所有影响T_2-DM高血糖形成的因素称为糖尿病生理病理"八重奏",进一步揭示了T_2-DM病理生理的复杂性,为临床用药带来新的思考。

随着糖尿病治疗方案的日益优化,糖尿病患者生存期逐渐延长,由糖代谢异常所致的靶器官损害成为影响患者预后的主要因素。糖尿病治疗目标也从单纯降糖变为保护靶器官功能,防止各种微血管和大血管并发症,尤其是心脑血管事件。众所周知,除糖代谢异常外,还有很多危险因素与心脑血管事件独立相关,包括超重、高血压、血脂异常、吸烟等。面对这些挑战,人们一直在不断探索一种既可以保护β-细胞功能,又能在有效降糖的同时针对其他病理生理缺陷,改善其他代谢紊乱,甚至保护心血管的T_2-DM治疗新思路。

(二)GLP-1的应用前景

基于肠促胰岛素(Incretin)的治疗,是近年来T_2-DM治疗领域的热点。尤其是GLP-1类似物的临床应用情景备受关注。GLP-1主要由小肠下段的L-细胞合成,具有多种生物学作用。它可以作用于β-细胞,增强β-细胞的增殖和分化,减少其凋亡,促进β-细胞再生和修复,增加β-细胞数量,从而增强其反应性,进而增加葡萄糖浓度依赖性胰岛素释放。 还可以作用于α-细胞以葡萄糖浓度依赖性地降低GLP的水平,减少餐后GLP分泌,进而减少肝糖原的分解而降低血糖水平。作为一种肠源性激素,GLP-1是在营养物质尤其是碳水化合物的刺激下才能释放入血的,其促胰岛素分泌作用呈葡萄糖浓度依赖性,这种葡萄糖浓度依赖性降糖特性是其临床应用安全性的基础与保障,从而避免了人们对可能造成的严重低血糖的担忧。有活性的GLP-1通过GLP-1受体起作用。后者除在胰岛细胞表达外,还分布于心脏、中枢神经系统、肾、肺、肠、垂体以及腹部迷走神经传入纤维的神经节,因此可能会产生降糖以外的作用。GLP-1作为一种厌食信号肽,调节摄食与体重。

研究提示,GLP-1可作用于下丘脑,激活饱食感神经元,减少进食;同时,也可以作用于胃部,延缓胃排空,从而减轻患者体重,而这正是多数降糖药物所不具备的。GLP-1减轻体重的同时,可能发挥心血管保护作用。输注GLP-1可以减少心肌梗死的面积，这在动物模型和人体中都得到了证实。研究结果提示，GLP-1还可以改善内皮细胞功能，有降压、保护神经等功能。

GLP-1类似物利拉鲁肽与人GLP-1的同源性达到97%，作用时间明显延长，只需要每日注射一次，就发挥天然GLP-1的作用。其对β-细胞的保护作用不仅在体外实验和动物实验中得到证实，也在T$_2$-DM患者中得到验证。利拉鲁肽无论是单药治疗还是与磺脲类药物、双胍类药物、TZDs或胰岛素联合治疗均有良好的降糖效果。不同剂量的利拉鲁肽单独或联合治疗能使T$_2$-DM患者的HbAlc较基线降低1.0%~1.5%，同时使血糖达标率明显增加，而利拉鲁肽治疗的患者体重非但未增加，反而降低，尤其是对基线BMI较高的患者。

总之，GLP-1类似物以其独特的作用机制，同时作用于T$_2$-DM的多个病理生理靶点，在全面有效降低血糖的同时，减少了低血糖的发生并减轻体重；同时，对血压和心血管系统有潜在的益处，有望成为T$_2$-DM治疗的主力军。

第四节　糖尿病的强化治疗

一、糖尿病的强化治疗概述

（一）强化治疗的概念及意义

糖尿病的强化治疗是指控制血糖达到或接近正常人血糖水平，同时，减轻糖尿病并发症的危险因素，二者不可偏废。强化治疗的意义为：①控制糖尿病症状，减少急性代谢并发症，延长病人生命；②减少糖尿病的远期并发症，提高生存质量；③降低糖尿病的治疗费用，减轻由于糖尿病及其并发症带来的巨大花费。

（二）强化治疗的措施

强化治疗并没有秘密武器，只是加强了对糖尿病的教育和糖尿病治疗管理而已。

1. 合理制订个体化的强化治疗方案。1型糖尿病为胰岛素强化治疗，2型糖尿病则用口服降糖药物和/或胰岛素强化治疗。需要指出的是，糖尿病强化治疗不仅仅是每日多次胰岛素注射方案或胰岛素泵治疗，它是一个综合性的治疗，还包括经常性的自我血糖监测和系统化的饮食控制，以及根据饮食调整胰岛素用量，目的是达到或接近正常的血糖水平。在不同情况下，应用不同剂量的胰岛素,绝对不是固定的饮食与固定的胰岛素剂量,相反,它是灵活的、有适应性的。

2. 加强糖尿病教育。糖尿病教育不是一次事件,应该贯穿于整个治疗过程中,教育要有针对性。

3. 强化治疗的管理。要重视过程管理和目标管理。

(1)过程管理:完整的治疗监测记录便于总结与回顾,患者自我血糖监测记录和饮食运动记录都十分重要。治疗方案必须强调个体化,是由治疗小组(包括病人)共同来制订的,而不是简单的"执行医嘱"。

(2)目标管理:一定要随访病人是否达到治疗的目标,没有随访措施的治疗就不能称之为强化治疗。应让病人知道如何控制糖尿病,何时监测血糖,对强化治疗的效果进行评估,强化治疗的效果与用药的种类、药物剂量、服药次数均无关。

4. 强化治疗中应注意的问题。糖尿病强化治疗中应注意以下几点:

(1)向病人宣传、教育,使其认识到实施强化治疗的必要性。

(2)继续坚持饮食治疗及运动疗法,运动量应恒定。

(3)严密监测血糖,避免低血糖的发生。开始强化治疗时最好每日进行7~8次的血糖监测,即三餐前及餐后2h、睡前、凌晨3点;病情稳定后每日监测4次,即早餐前、三餐后2h血糖即可。

(4)忌急躁,盲目加药。没有最好的药物,只有最恰当的药物,治疗中对药物反应情况的临床判断如下:①血糖不高,体重增加,提示药物用量合适;②血糖不降,体重增加,提示饮食过量、运动量过少,胰岛功能尚可;③血糖不降,体重下降,提示药量不足,胰岛细胞功能差,可能需要胰岛素治疗。

(5)忌片面,只顾血糖。糖尿病控制是综合性的,既要降血糖,又不可偏废其他,兼顾降血压、调血脂等综合治疗。

(6)增加与患者的交流,达到医患互动,重视患者的心理支持和心理治疗,取得患者的信赖和配合治疗。

二、1型糖尿病的胰岛素强化治疗

(一)胰岛素强化治疗病人的选择

大多数1型糖尿患者病可采用胰岛素强化治疗。然而,并非所有的患者都适合或愿意接受强化治疗。以下情况不建议采用胰岛素强化治疗:

(1)强化治疗增加严重低血糖发生的风险。对存在未感知的低血糖者,或反复发生严重的低血糖反应者,应该小心缓慢地进行强化治疗;需应用β-受体阻滞药的病人,同时又有大量饮酒习惯者,不宜实施胰岛素强化治疗。

(2)有进展性并发症的病人。胰岛素强化治疗对肾功能衰竭的病人、有视力障碍的增殖性视网膜病变个体并无益处,此类病人,强化治疗的缺点大于优点,不主张采用胰岛素强化治疗。然而,在仅有微量白蛋白尿,又处于进展期肾病的1型糖尿病中,胰岛素强化治疗仍然可以减少未来肾衰的发生。

(3)病程在20~25年的1型糖尿病个体。如很少有微血管瘤或无微量白蛋白尿,可能与遗传基因倾向性有关,对此类个体可以不采用胰岛素强化治疗。如慢性并发症开始出现,则应强化治疗。

(4)存在恶性肿瘤或其他影响预寿期的疾病者。要考虑胰岛素强化治疗对生活质量的影响和治疗的实际意义。

(5)存在活动性冠状动脉或脑血管疾病者。低血糖可导致心肌梗死或脑卒中的发生,不适合胰岛素强化治疗。

(6)胰岛素强化治疗在儿童中应小心进行。儿童血糖的控制目标,也要调整在使其安全性增加的范围内。

(二)胰岛素强化治疗的方案

每日多次胰岛素注射,改善血糖控制水平,减少血糖的波动,使病人的生活具有更大的灵活性,有更多的运动机会。每日多次胰岛素注射,是各个年龄层糖尿病强化治疗方案的重要组成部分,怀孕妇女以及准备怀孕的女性都可以通过胰岛素强化治疗达到较好的血糖控制水平,从而减少母婴并发症及死亡率。强化治疗方案也要依据病人的认知能力、经济状况等,要考虑有关的已知危险因素来制订。一日至少4次血糖监测是必要与安全的,选择多次胰岛素注射或选择胰岛素泵,要根据病人的喜好与经济状况。

(1)一日3次法:早餐前应用短效胰岛素与中效胰岛素的混合制剂,晚餐前应用短效胰岛素,睡前应用中效胰岛素。这种方案可以较好地平衡夜间低血糖及早餐前高血糖。适用人群:①不想用更多次强化注射的病人;②希望有良好的血糖控制,但生活方式变化大的病人,如就餐时间与胰岛素的注射时间不能固定;③经常忘记在午餐前注射短效胰岛素的病人;④学校里不方便注射胰岛素的青少年。

(2)一日4次法:三次餐前用短效胰岛素和睡前应用中效胰岛素。这个方案使就餐时间具有更大的灵活性,也可以防止早餐前注射的中效胰岛素所引起的下午胰岛素作用高峰。每餐前的短效胰岛素,可以很好地控制餐后血糖,进而使全天血糖得到较好的控制。使用4次注射时,胰岛素剂量的调整可以根据餐前、餐后及睡前血糖,必要时加测凌晨3时血糖。调整睡前胰岛素的剂量,可根据凌晨3时血糖及空腹血糖水平;餐前胰岛素剂量的调整,要依据餐后及下一餐前的血糖水平。

长效胰岛素可用于每日多次胰岛素注射中,代替中效胰岛素提供基础胰岛素的需要量,可以在早餐前或睡前给予。每日多次胰岛素注射方案中,如包括长效、中效、短效胰岛素,由于每种胰岛素作用高峰时间不同,使胰岛素剂量调整变得更为困难,因而,建议使用两种剂型的胰岛素为宜。尽管每日多次胰岛素注射方案增加了病人生活的灵活性,但注射短效胰岛素最好间隔4~6h。目前,提供临床使用的胰岛素笔,可以减少每日多次胰岛素注射带来的疼痛。

三、2型糖尿病的胰岛素强化治疗

(一)2型糖尿病强化治疗的目标

HbAlc<7%,空腹血糖3.9~6.67mmol/L,餐后血糖<10.0mmol/L;血压<135/85mmHg;甘油三酯<2.26mmol/L,HDL-C>0.9mmol/L,LDL-C<2.6mmol/L;保持理想体重控制。

(二)2型糖尿病胰岛素强化治疗策略

对于2型糖尿病的强化治疗,要结合病人的病程、胖瘦、饮食、运动情况,以及对口服降血糖药物的反应情况,来选择不同的治疗方案。总之,治疗必须个体化。

1. 联合治疗。口服降血糖药物加睡前一次中效胰岛素注射,可提供中等程度的血糖控制。理论依据:空腹血糖的水平与肝糖原输出有关,而外源性胰岛素可以抑制肝糖原输出量。如早晨空腹血糖正常,磺酰脲类药物可以更有效地控制餐后高血糖,保持整个白天血糖处于良好控制状态。应用联合治疗的病例选择很重要,对磺酰脲类药物是否失效为重要的条件,病程小于10~15年,空腹血糖<13.9~16.7mmol/L,有内源性胰岛素分泌的肥胖更为适宜联合疗法。优点是有效性与安全性高,病人依从性好,胰岛素用量少,较少引起高胰岛素血症。长效人胰岛素类似物如甘精胰岛素,24h持续作用,无峰,是理想的基础胰岛素,能够很好地控制空腹及餐前高血糖。

2.多种成分胰岛素注射治疗。如联合治疗未获成功,可应用中效与短效胰岛素混合早晚二次注射。在应用口服降血糖药物失效的情况下,4次/d胰岛素注射相对于2次/d胰岛素注射,并无十分显著的优势。在饮食控制与适量运动的基础上,以短效、中效混合型胰岛素(30/70)早、晚餐前两次皮下注射,可以显著降低全日血糖,平均胰岛素剂量为(36.2±10.6)U/d,剂量范围为20~60U/d,是一种有效、安全、顺应性较好的治疗方法。预混剂人胰岛素类似物(如诺和锐30)优于预混剂人胰岛素30R。我们需要更好的胰岛素,这并不是一个新要求,人胰岛素及其胰岛素类似物的问世,成为实现模拟胰岛素分泌生理模式的"新型武器"。

3.连续皮下胰岛素输注(胰岛素泵,CSII)。适用于对常规胰岛素治疗反应不佳的2型糖尿病。腹腔内胰岛素泵输注(人工胰)由于其为生理性的胰岛素输注,且能抑制肝糖原的输出,比皮下胰岛素输注少见外周高胰岛素血症,是有前途的治疗方法。

(三)2型糖尿病胰岛素强化治疗的选择

2型糖尿病与1型糖尿病一样,在不影响病人生活质量以及不发生低血糖和不增加体重的情况下,保持血糖与HbAlc的正常极为重要,要重视将饮食控制、运动疗法贯穿于整个治疗过程中,这可以提高口服降血糖药物及胰岛素的反应性。2型糖尿病在以下情况下可选择胰岛素强化治疗:①无应激情况下的酮尿;②持续高血糖的非肥胖;③不能控制的体重降低和高血糖;④口服降糖药失效;⑤口服药及饮食不能控制的严重高甘油三酯血症;⑥对于起病较急、症状明显、体重显著减轻、血糖较高、病程较短的新诊断2型糖尿病患者,宜采用短期胰岛素强化治疗,迅速控制临床症状和高血糖状态,从而减轻对β-细胞的早期糖毒性和脂肪毒性作用。

研究表明:初诊2型糖尿血糖很高者,用短期胰岛素强化可显著改善胰岛β-细胞功能和胰岛素敏感性,这具有十分重大的意义。血糖水平很高的新诊2型糖尿病人胰岛素分泌确实很少,β-细胞功能确实很差——这是事实;一段时间良好地控制血糖之后,胰岛素分泌大幅度增加,β-细胞功能明显改善——这也是事实。这是由于在高血糖的压力下,β-细胞并未死亡,而只是暂时闭上了眼睛,高血糖对它有强烈的毒害性,但它却仍然顽强地活着! 一旦驱除高血糖对它的毒害,β-细胞功能可望在很大程度上"苏醒"恢复。因此,对这些患者提倡早期短疗程的胰岛素强化治疗。

四、胰岛素强化治疗的有效性与安全性

2型糖尿病中胰岛素强化治疗的一个副作用是低血糖反应，与许多因素有关，包括病程、胰岛素过量、血糖控制情况、以前是否有低血糖事件、进食少、剧烈运动、过量饮酒等。严重低血糖反应在2型糖尿病比1型糖尿病明显减少，这可能与2型糖尿病患者存在胰岛素抵抗有关。一个有趣的现象是体重指数与低血糖的发生率成反比，提示肥胖、胰岛素抵抗可以防止低血糖的发生。

达标治疗目的是降低高血糖、防止低血糖——安全达标。强化治疗对控制高血糖有效，但是以低血糖为代价的，低血糖破坏安全，也破坏达标，是强化治疗达标的主要障碍。一次严重的医源性低血糖或由此诱发的心血管事件可能会抵消一生维持血糖在正常范围所带来的益处。因此，一定要掌握好强化治疗的有效性和安全性的平衡关系。

强化治疗安全达标要过好"两关"，值得提倡的是：达标之初要"开门红"，达标之后要迅速调整胰岛素剂量，最大限度地回避低血糖，实现强化治疗的"软着陆"。过度强化治疗反而不能达标，不能一味地追求HbA1c<6.5%，而在某些情况下应该设下限，即治疗目标的个体化，如HbA1c不低于x.x%。胰岛素强化治疗达标，有时低血糖发生是不可避免的，因为给病人外注的胰岛素并非如正常人那样按需分泌，平时血糖正常，但延迟进餐或运动后就显得胰岛素"相对过量"，日常生活中延迟进餐或运动过多几乎是难以避免的。

因此，胰岛素治疗既是一门科学，也是一门艺术。应斟酌剂量，灵活调度，精心预测，小心求证，大胆应用，及时减量，加强监测。始终坚持"安全第一、降糖第二"的原则，平衡胰岛素强化治疗的有效性和安全性。

第六章　糖尿病急性并发症的防治

第一节　糖尿病酮症酸中毒

糖尿病的危害性主要是其并发症,是糖尿病致残、致死的主要原因。糖尿病急性并发症死亡率高达20%~70%,需要及时诊断和抢救,因此,对急性及慢性并发症的防治极其重要。糖尿病酮症酸中毒(DKA),属常见的内科急症,多见于1型糖尿病患者,2型糖尿病病人在病情严重或某些应激状态下也可发生。

一、概述

(一)定义

糖尿病患者由于某种原因,引起体内胰岛素缺乏和胰岛素拮抗激素(如胰高血糖素、皮质醇、生长激素、儿茶酚胺等)分泌量明显升高,引起体内葡萄糖、脂肪、蛋白质急性代谢紊乱达到一定程度而未能及时得到控制,葡萄糖利用明显减少,脂肪分解加速时,酮体生成量超过机体的利用量,因而酮体在机体内聚积,导致血酮体超过正常高限2mmol/L的水平时称为酮血症,尿酮排出增多时称为酮尿症,二者均称为酮症。酮体包括乙酰乙酸、β-羟丁酸和丙酮酸,均为酸性产物,当血酮体大量聚积时发生酸中毒,此时,血酮体常在5mmol/L以上,血pH低于7.35,临床称为糖尿病酮症酸中毒。

(二)诱因

常见诱因有:①饮食失调或不适当地输注葡萄糖;②错误地减少、中断胰岛素或口服降糖药物治疗;③急性感染及各种应激状态,如心肌梗死、脑血管意外、创伤、手术、高热、分娩、酒精中毒、精神打击等;④某些药物,如噻嗪类利尿剂、苯妥英钠等。

感染是引起DKA发生最常见的诱因，约占50%以上，常见的感染部位为呼吸道、消化道、泌尿系统和皮肤等。

二、诊断

1型和2型糖尿病都可能发生酮症酸中毒，当患者在上述诱因的情况下，出现以下临床表现，结合实验室检查进行确诊。

（一）临床表现

1. 早期症状。原无多饮、多尿者，出现多饮、多尿；原有此症状者明显加重、烦渴、多饮或恶心、呕吐、食欲不振或厌食。有20%~30%的病人可伴有急腹症症状，胃肠弛缓性麻痹、肠胀气，甚至出现胃肠积液、肠鸣音消失，可能继发于细胞内丢失K^+和Mg^{2+}所致，易误诊为急腹症，提示急性胰腺炎征象。

2. 皮肤。多温暖、干燥，包括口腔、唇舌黏膜分泌液减少，呈樱红色泽。皮肤弹性差，呈脱水状。双颊潮红、眼球下陷而软。体温多正常或降低，可能与酸中毒时周围血管扩张有关，但由感染诱发的DKA时，体温可高达39℃以上。中枢神经受累所致发热为中枢性体温升高。当突然出现休克时，四肢皮肤则厥冷。

3. 呼吸系统。重症DKA表现为呼吸加深加快，呈深大呼吸，常呼出烂苹果样丙酮味，部分病人肺部可出现湿性啰音。

4. 中枢神经系统。由于DKA中枢神经系统受抑制而出现倦怠、头痛、神志淡漠、反射迟钝甚至消失、对称性肌张力低下。严重病例意识模糊或丧失、木僵状态，最终昏迷。

5. 循环系统。在糖尿病患者动脉粥样硬化和冠心病发生率均明显增高的基础上，DKA时脉搏细弱、颈内动脉内陷、血压下降，尤其是高龄患者可并发心绞痛、心律不齐、心力衰竭，甚至发生急性心肌梗死、心源性休克，必须进行心电监护，防止猝死。

（二）尿液实验室检查

1. 尿糖。常为强阳性，在伴肾糖阈增高时，尿糖可为弱阳性，甚至阴性。

2. 尿酮。常为强阳性，同样在伴肾糖阈增高时，尿酮为弱阳性或阴性，主要由肾功能不良所致。以β-羟丁酸为主的DKA患者尿酮体检查呈阴性，应检测血酮体。

3. 尿量。尿量常增多，24h可达3000~5000ml，但当出现严重休克时，尿量则减少甚至无尿。

4. 尿比重。呈浓缩尿,尿比重常增高,有时可达1.045以上。

(三)血液实验室检查

1. 血糖。常大于16.7mmol/L(300mg/dl),≥33.3mmol/L者应警惕非酮症高渗性综合征。

2. 血酮。常大于5mmol/L(50mg/dl),严重者可高达25~35mmol/L。

3. 血气分析。由于酸性代谢产物增多而失代偿时,呈现代谢性酸中毒。pH常低于7.35,严重者低于7.1;CO_2-CP可降低至14.8mmol/L以下,严重者降至9.0mmol/L或更低;HCO_3降至10mmol/L以下;阴离子间隙(AG)增大,碱剩余(BE)负值增大(>-23mmol/L),缓冲碱(BB)明显降低(<45mmol/L)。

4. 血清钾离子。治疗前多数患者血清钾正常或偏高,少数偏低;当治疗后,若补充大量无钾溶液,并由于胰岛素以及碳酸氢钠的应用,酸中毒逐渐纠正,继而发生低钾血症。临床上需密切观察,及时监测血钾,否则,可导致心律异常,甚至心搏骤停。

5. 血浆渗透压。多数患者可轻度增高,但严重者也可高达340~360mOsm/L,这主要是由于渗透性利尿失水所致,从而存在高渗状态。国外有人将DKA和非酮症高渗性综合征形象地比喻为"跷跷板的两端",二者中间为过渡状态,临床诊断时应以主要的一端为主,合并了高渗状态或酸中毒。

6. 血脂。游离脂肪酸(FFA)常显著增高,约为正常值4倍,严重者可达35μmmol/L;甘油三酯(TG)增高,可达11.3mmol/L(1000mg/dl),胆固醇亦可升高。

7. 血尿素氮和肌酐。常因失水、循环衰竭(肾前性)和肾功能不全而升高。经充分补液后可逐渐恢复。

8. 血液白细胞。无论有否合并感染,在严重DKA时,多数患者白细胞显著增高,常达15×10^9~30×10^9/L,尤其是中性粒细胞增高更明显,甚至出现核左移和中毒颗粒,可能与应激状态及血液浓缩有关。

9. 血清淀粉酶。DKA伴有明显腹痛,疑似急腹症时,血清淀粉酶如有明显增高时,常提示伴发急性胰腺炎。

（四）糖尿病酮症酸中毒（DKA）的诊断标准

表6-1　糖尿病酮症酸中毒的诊断标准

DKA	血糖（mmol/L）	动脉血 pH	血清 HCO_3^-（mmol/L）	尿酮体	血清酮体	血浆有效渗透压	阳离子间隙（mmol/L）	神经状态
轻度	>13.9	7.25~7.30	15~18	阳性	阳性	可变	>10	清醒
中度	>13.9	7.00~7.25	10~15	阳性	阳性	可变	>12	清醒/嗜睡
重度	>13.9	<7.00	<10	阳性	阳性	可变	>12	木僵/昏迷

三、防治

（一）治疗方法

DKA的治疗原则为尽快补液以恢复血容量，纠正失水状态，降低血糖，纠正电解质及酸碱平衡失调，同时积极寻找和消除诱因，防治并发症，降低病死率。对单有酮症者，需适当补充液体和胰岛素治疗，直到酮体消失。DKA应按以下方法积极治疗：

1. 补液。能纠正失水，恢复血容量和肾灌注，有助于降低血糖和清除酮体。治疗中补液速度应先快后慢，第一小时输入生理盐水，速度为15~20ml/kg·h（一般成人1.0~1.5L）。随后补液速度取决于脱水程度、电解质水平、尿量等。要在第一个24h内补足预估的液体丢失量，补液治疗是否奏效，要看血流动力学（如血压）、出入量、实验室指标及临床表现。对有心、肾功能不全者，在补液过程中要监测血浆渗透压，并经常对患者心脏、肾脏、神经系统状况进行评估以防止补液过多。

当DKA患者血糖≤13.9mmol/L时，须补充5%葡萄糖并继续胰岛素治疗，直至血清酮体、血糖均得到控制。

2. 胰岛素。小剂量胰岛素连续静脉滴注方案已得到广泛认可，本指南推荐采用连续胰岛素静脉输注0.1U/kg·h，但对于重症患者，可采用首剂静脉注射胰岛素0.1U/kg，随后以0.1U/kg·h的速度持续输注。若第一小时内血糖下降不足10%，或有条件监测血清酮体时，血清酮体下降速度<0.5mmol/L·h，且脱水已基本纠正，则增加胰岛素剂量1U/h。

当DKA患者血糖降至13.9mmoL/L时，应减少胰岛素输入量至0.05~0.10U/kg·h，并开始给予5%葡萄糖液，此后需要根据血糖来调整胰岛素给药速度和葡萄糖浓度，并需持续进行胰岛素注直至DKA缓解。缓解标准参考如下：血糖<11.1mmol/L，血清酮体<0.3mmol/L，血清HCO_3^-≥15mmol/L，血pH>7.3，阴离子间隙≤12mmol/L。不可完全依靠监测尿酮值来确定DKA的缓解，因尿酮在DKA缓解时仍可持续存在。

3. 纠正电解质紊乱。在开始胰岛素及补液治疗后，若患者的尿量正常，血钾低于5.2mmol/L即应静脉补钾，一般在每升输入溶液中加氯化钾1.5~3.0g，以保证血钾在正常水平。治疗前已有低钾血症，尿量≥40ml/h时，在补液和胰岛素治疗同时必须补钾。严重低钾血症可危及生命，若发现血钾<3.3mmol/L，应优先进行补钾治疗，当血钾升至3.5mmol/L时，再开始胰岛素治疗，以免发生心律失常、心脏骤停和呼吸肌麻痹。

4. 纠正酸中毒。DKA患者在注射胰岛素治疗后会抑制脂肪分解，进而纠正酸中毒，一般认为无须额外补碱。但严重的代谢性酸中毒可能会引起心肌受损、脑血管扩张、严重的胃肠道并发症以及昏迷等严重并发症。本指南推荐仅在pH<7.0的患者考虑适当补碱治疗。每2h测定1次血pH，直至其维持在7.0以上。治疗中加强复查，防止过量。

5. 去除诱因和治疗并发症。如休克、感染、心力衰竭和心律失常、脑水肿和肾衰竭等。

（二）预防

（1）要在医师指导下正规治疗糖尿病，使血糖长期控制在允许的范围内。

（2）尽量避免诱发糖尿病酮症酸中毒的因素，一旦发生要积极及早治疗。

（3）发生感染性疾病要及时处理。

（4）应激情况下要妥善控制好血糖。

（5）不应随意中断胰岛素或口服降糖药物。如遇病情有变化或有感染等加重糖尿病病情的因素时，应调整治疗方案或增加胰岛素用量。

（6）糖尿病治疗中要处理好饮食、运动、情绪及降糖药物使用之间的关系，一定要注意生活及饮食的规律性，适量运动，按时服药。

第二节 高血糖高渗状态(HHS)

高血糖高渗状态(HHS),是糖尿病严重的急性并发症之一,临床以严重的高血糖、高钠血症、高血浆渗透压、明显脱水、无明显酮症倾向为特点。

一、概述

(一)定义

糖尿病非酮症高渗性综合征又称糖尿病非酮症高渗性昏迷,是以严重的高血糖、高血浆渗透压、明显脱水、无明显酮症、伴有不同程度神经系统障碍或昏迷为主的临床综合征。多见于中老年2型糖尿病患者,约半数至2/3的患者在发病前不知道自己有糖尿病,或者只是很轻的糖尿病。本症病死率极高,因此,早期诊断、及时救治极为重要。

(二) 诱因

高血糖高渗状态的诱因包括:①应激情况,如急性感染、手术、烧伤、外伤、急性心肌梗死、脑血管意外、急性胰腺炎等;②使用引起血糖升高的药物,如糖皮质激素、免疫抑制剂、噻嗪类利尿剂、苯妥英钠、氯丙嗪、甘露醇等;③糖摄入过多,如大量输注葡萄糖液,包括静脉高营养和高糖饮食;④原已接受降糖药物(包括胰岛素)治疗者,突然中断或药物不适当减量;⑤合并其他内分泌疾病,如甲亢、肢端肥大症等。

二、诊断

(一)临床表现

本症起病一般比糖尿病酮症酸中毒缓慢,病情缓慢加重,并且早期症状常被各种诱发疾病所掩盖,很容易被忽视,易导致漏诊或误诊,贻误治疗时机。

早期表现为糖尿病的症状加重,可有烦渴、多饮、多尿、倦怠无力、头昏、头晕、食欲不振、恶心、呕吐以及表情淡漠、反应迟钝等。早期表现可持续数日至十余日,若在早期能考虑到本症并及时处理,将大大降低其病死率。如果任其发展,则失水更明显,体重减轻,皮肤、黏膜干燥,眼球下陷,血压下降,心率加快。

此外,神经系统表现突出,病人逐渐进入嗜睡、木僵、昏迷状态。有的病人在进入昏迷前,可有定向力障碍、幻觉、烦躁。少数病人在昏迷前,可出现偏瘫、癫痫样发作、失语等,出现病理性神经反射。

体查可见眼窝下陷、舌质发红、皮肤干燥缺乏弹性、心率增快、巴彬氏征可阳性。当病人出现明显脱水后,则尿量减少甚至无尿,血压继续下降,出现四肢厥冷、休克等。因严重脱水,血液浓缩,血黏稠度增加,易发生血栓尤以脑血栓形成最为严重,也是影响预后的重要因素。

(二)实验诊断参考标准

(1)血糖≥33.3mmol/L。

(2)有效血浆渗透压≥320mOsm/L。

(3)血清HCO_3^-≥18mmol/L或动脉血pH≥7.30。

(4)尿糖呈强阳性,而血清酮体及尿酮体阴性或为弱阳性。

(5)阴离子间隙<12mmol/L。

(三)诊断线索

对于有糖尿病病史的典型,诊断一般不难。但对于无糖尿病病史,因意识障碍就诊的老年病人易误诊为脑出血或脑梗死而延误治疗。由于本症病死率高,能否早期及时确诊直接影响病人的治疗及预后,因此,必须提高对本症的警惕和认识。凡具有前面提及的各种诱因,病人出现多尿、脱水、进行性意识障碍,无论有无糖尿病史,都应考虑到本症的可能,特别是中、老年病人,应立即做上述的化验检查,以明确诊断。

以下情况时应警惕高血糖高渗状态可能:①中年以上患者,有不明原因的进行性意识障碍;②有明显脱水表现,意识障碍合并局灶性或刺激性中枢神经系统体征;③中度脱水而尿量并无明显减少,脑脊液葡萄糖升高而压力较低;④有脑动脉硬化、脑梗死、尿毒症或感染中毒性脑病;⑤意识障碍、明显脱水患者,血钠、血氯升高;⑥作为一条常规,意识障碍或昏迷病人,必须急诊化验血糖和尿糖。

三、防治

(一)治疗方法

主要包括积极补液,纠正脱水;小剂量胰岛素静脉输注控制血糖;纠正水、电解质和酸碱失衡以及去除诱因和治疗并发症。

1. 补液。24h总的补液量一般应为100~200ml/kg。推荐0.9%氯化钠作为首选。补液速度与DKA治疗相仿,第1h给予1.0~1.5L,随后补液速度根据脱水程度、电解质水平、血渗透压、尿量等调整。治疗开始时应每小时检测或计算血有效渗透压,公式为:2×[Na^+(mmol/L)+血糖(mmol/L)],并据此调整输液速度以使其逐渐下降,速度为3~8mOsmol/kg·h。当补足液体而血浆渗透压不再下降或血钠升高时,可考虑给予0.45%生理盐水。24h血钠下降速度应不超过10mmol/L。HHS患者补液本身即可使血糖下降,当血糖下降至16.7mmol/L时需补充5%含糖液,直到血糖得到控制。

2. 胰岛素。当单纯补液后血糖仍大于16.7mmol/L时,开始应用胰岛素治疗。使用原则与治疗DKA大致相同,以0.1U/kg·h持续静脉输注。当血糖降至16.7mmol/L时,应减慢胰岛素的滴注速度至0.02~0.05U/kg·h,同时续以葡萄糖溶液静滴,并不断调整胰岛素用量和葡萄糖浓度,使血糖维持在13.9~16.7mmoL/L,直至HHS高血糖危象的表现消失。

3. 补钾。HHS患者总体钾是缺失的,补钾原则与DKA相同。

4. 抗凝治疗。HHS患者发生静脉血栓的风险显著高于DKA患者,高钠血症及抗利尿激素分泌的增多可促进血栓形成。除非有禁忌证,建议患者住院期间接受低分子肝素的预防性抗凝治疗。

5. 连续性肾脏替代治疗(CRRT)。早期给予CRRT治疗,能有效减少并发症的出现,减少住院时间,降低患者病死率,其机制为CRRT可以平稳有效地补充水分和降低血浆渗透压。另外,CRRT可清除循环中的炎性介质、内毒素,减少多器官功能障碍综合征(MODS)等严重并发症的发生。但CRRT治疗HHS仍是相对较新的治疗方案,还需要更多的研究以明确CRRT的治疗预后。

6. 其他治疗。包括去除诱因,纠正休克,防治低血糖和脑水肿、预防足部压疮等。

(二)预防

由于本症多发生于患有其他疾病而又不知道有糖尿病或仅为轻型糖尿病的,所以平时对自身血糖水平的了解,对预防本症十分重要,建议:①凡中、老年人应每年检查空腹血糖及餐后2h血糖一次,了解有无糖代谢异常;②如有血糖升高,不论是属于糖调节受损,还是糖尿病,均应积极治疗;③当患有其他疾病去医院就诊或住院治疗病人,本人或其亲属应主动告知原检查的血糖水平,以便复查及采取相应的治疗措施;④已知自己是糖尿病患者,当遇有前面所述的诱因并发生了早期的临床表现,应及早去医院就诊并治疗,时间就是生命;⑤对重症感染、外科手术的中老年患者,术前必须了解血糖情况,糖尿病或高血糖者的围手术期,应注意监测血糖变化并控制过高的血糖,以免诱发本症。

第三节　乳酸性酸中毒

乳酸性酸中毒可见于糖尿病和非糖尿病患者中,一旦发生,病情严重,预后不良,病死率高达50%~70%。糖尿病患者由于各种原因导致的乳酸性酸中毒称为糖尿病乳酸性酸中毒。

一、概述

(一)定义

正常人体血浆乳酸浓度为0.6~1.8mmol/L,任何原因导致血乳酸升高时可出现乳酸性酸中毒。乳酸是葡萄糖在体内无氧酵解的中间代谢产物。血浆葡萄糖在肌肉组织中经无氧酵解(缺氧疾病)产生的乳酸,很容易透过肌细胞膜进入血液,转运到肝脏;乳酸在肝脏中转变为丙酮酸,经过糖异生途径生成葡萄糖;肝脏中的葡萄糖又可进入血液补充血糖。这一现象称为乳酸循环,任何原因使乳酸循环发生障碍,乳酸在血液中堆积,形成高乳酸血症或乳酸性酸中毒,糖尿病乳酸性酸中毒是在患糖尿病的基础上,由于某种诱因引起。

(二)诱因

糖尿病在以下情况下,可发生乳酸性酸中毒。

1. 由于缺氧及休克引起。①糖尿病发生心肌梗死、心力衰竭、严重感染、创伤、出血等而发生心源性、感染性、失血性休克,使组织灌注不良、缺氧,葡萄糖无氧酵解增强,产生乳酸增多;②一氧化碳中毒、肺梗死等缺氧亦可引起。

2. 非缺氧及休克引起。糖尿病合并肝功能不全、肾功能不全、尿毒症等,长期饮酒患者。

3. 双胍类药物引致。由于双胍类降糖药物的适应证选择不当或服用剂量不当引起,以苯乙双胍(降糖灵)发生率高,二甲双胍很少。双胍类降糖药物如用于有下列情况的糖尿病易使血乳酸增高:长期饮酒患者或肝、肾功能不全患者;患有感染、心脏病、肺功能不良、明显贫血等情况的病人。用药剂量苯乙双胍以每日不超过15mg、二甲双胍以每日不超过2000mg为宜。剂量过大则有发生乳酸性酸中毒的可能,因此,病人要在医师的指导下使用此类药物,切不可擅自增加剂量。

二、诊断要点

1. 主要临床表现。乳酸性酸中毒发病常较迅速。常见的表现是呼吸急促、深快,但无烂苹果味,患者极度倦怠无力、全身酸软、恶心、呕吐,可有腹痛、血压降低、休克,渐出现意识障碍、嗜睡,重者昏迷。

2. 实验室检查。乳酸性酸中毒的诊断依据除病史及临床表现外,结合以下实验室检查可以确诊:①血乳酸升高>2mmol/L,而血pH和阴离子间隙(AG)正常称为高乳酸血症;血乳酸在2~5mmol/L时可为代偿性酸中毒;血乳酸≥5mmol/L,血乳酸/丙酮酸>30,可明确诊断;②血pH<7.35,常在7.0以下;CO_2-CP常<10.0mmol/L,实际碳酸盐(AB)常<10.0mmol/L;③AG>17mmol/L,计算公式为:AG(mmol/L)=(血钾+血钠)-(血氯+血HCO_3^-);④血糖多在13.9mmol/L以下;⑤血酮体和尿酮不显著,少数患者可升高。

3. 无条件测定血乳酸时。排除糖尿病酮症酸中毒、肾衰等所致的重症酸中毒,可以考虑诊断乳酸性酸中毒。

三、防治

(一)抢救措施

乳酸性酸中毒较少见,但来势凶险、预后很差,当血乳酸>13.3mmol/L时,死亡率几乎100%;随治疗的进程,血乳酸水平下降不明显的患者,死亡率依然很高。因此,一旦确诊,应立即积极抢救,具体抢救措施如下:

(1)对于服用双胍类药物者首先停用药物,立即吸氧改善缺氧状态,对于由心、肺部疾病导致的缺氧者,应针对原发病因及时处理。

(2)迅速纠正酸中毒,补碱应尽早、积极、足量,这是抢救成功的关键。

(3)迅速纠正休克及失水,可用生理盐水、胶体溶液、5%葡萄糖溶液,必要时可使用血浆或全血等,以维持足够的心输出量与组织灌注。

(4)在治疗过程中,应根据血糖水平,给予含胰岛素的葡萄糖溶液按比例静脉滴注,有利于控制血糖,并使周围组织对乳酸的利用增加,产生减少。

(5)其他措施,如纠正电解质紊乱、抗感染等综合治疗。在纠正酸中毒和控制血糖的同时,要注意血钾的变化,应及时补钾,以防止低钾血症发生。

(6)如病情严重,特别是诱发因素为过量服用双胍类药物的患者,同时血钠水平较高,或有心衰不能接受大量钠盐的患者,可采用腹膜透析或血液透析,能有效地清除血乳酸和H^+,同时,也能清除血循环中过多的双胍类药物。

(二)预防

(1)凡有肝、肾功能不全的糖尿病患者,最好不用苯乙双胍、二甲双胍等双胍类降糖药物。如必须使用,剂量宜偏小并密切观察。

（2）原用双胍类药物治疗的糖尿病患者,当患有消化道疾病、心肺疾病、感染、外伤等均应停用,而换用其他降血糖药物,以换用胰岛素最好。

（3）严格掌握双胍类药物的适应证,尤其是苯乙双胍,长期使用双胍类药物者,要定期检查肝肾功能、心肺功能,如有不适宜者,应及时停用。

（4）对有缺氧及发生了休克的糖尿病患者,如有酸中毒表现时,应警惕本症的可能性,及早检查并积极给予针对性的治疗。

第四节 低血糖症

低血糖症是内科常见的急症之一。它不是一种疾病,而是由许多原因造成的临床综合征,分为自发性低血糖症和外源性低血糖症两大类。本节主要叙述与糖尿病相关的低血糖症。

一、概述

1. 低血糖的诊断标准。对非糖尿病患者来说,低血糖症的诊断标准为血糖<2.8mmol/L。而接受药物治疗的糖尿病患者只要血糖水平≤3.9mmol/L就属低血糖范畴。糖尿病患者常伴有自主神经功能障碍,影响机体对低血糖的反馈调节能力,增加了发生严重低血糖的风险。同时,低血糖也可能诱发或加重患者自主神经功能障碍,形成恶性循环。

2. 低血糖分层

（1）血糖警惕值:血糖≤3.9mmol/L,需要服用速效碳水化合物和调整降糖方案剂量。

（2）临床显著低血糖:血糖<3.0mmol/L,提示有严重的、临床上有重要意义的低血糖。

（3）严重低血糖:没有特定血糖界限,伴有严重认知功能障碍且需要其他措施帮助恢复的低血糖。

3. 临床主要表现。低血糖症的临床表现与血糖水平及血糖的下降速度有关,可表现为交感神经兴奋(如心悸、焦虑、出汗等)和中枢神经症状(如神志改变、认知障碍、昏迷等);严重而长期的低血糖症可造成不可逆的中枢神经和周围神经损害。对具体患者来说,个体的低血糖表现可能有较大差异,症状与血糖值可以不同步,一般患者发生低血糖时出现低血糖"三联征",即:低血糖症状和体征;血糖浓度低;血糖浓度升高至正常水平时症状消失或显著减轻。

二、糖尿病患者低血糖原因和对策

低血糖是糖尿病治疗过程中可能发生的不良反应,常见于老年、肾功能减退以及有严重微血管和大血管并发症的患者,是血糖达标过程中应特别注意的问题。糖尿病患者出现低血糖可能有下列原因:①胰岛素和口服降糖药使用不当或过量,应遵循从小剂量开始,逐渐增加剂量,谨慎的调整剂量的原则;②食物摄入不足,未按时进餐,或进餐过少,患者应定时定量进餐,如果进餐量减少应相应减少药物剂量,有可能误餐时应提前做好准备;③过量运动(时间过长、运动量过大),运动前应增加额外的碳水化合物摄入;④肾功能减退,导致对胰岛素和降糖药清除率降低,应避免使用长效降糖药物;⑤糖尿病妊娠妇女在分娩结束后,胰岛素应及时减量或停用;⑥饮酒过量,尤其是空腹饮酒,酒精能直接导致低血糖,应避免酗酒和空腹饮酒;⑦肾上腺、甲状腺或垂体功能衰竭,应及时诊断和治疗原发病。

(一)胰岛素治疗与低血糖

胰岛素治疗引起低血糖临床很常见,10%~25%的病人每年至少有一次与此相关的严重低血糖事件。常见的原因:胰岛素过量或使用时间不当;胰岛素清除下降;胰岛素敏感性增加;相对过量运动;相对碳水化合物摄入不足;肝、肾功能受损者;老年糖尿病者;升糖激素不足(如原发性肾上腺皮质功能减退症、垂体前叶功能减退等)。其低血糖的特点为:低血糖常常发生于早餐前、午餐前,使用长效胰岛素者多见于夜间低血糖,当饮食、运动或胰岛素失衡时就会发生低血糖。

(二)磺脲类药物与低血糖

如果磺脲类药物制剂的选择或剂量使用不当时,低血糖是最常见、最重要的副作用,特别是使用了作用强、持续时间长的药物,如格列苯脲。约1%~2%的病人每年至少有一次因其而引起的严重低血糖事件。磺脲类药物引起的低血糖有如下特点:

(1)低血糖程度与磺脲类药物的作用强度、半衰期有关。格列苯脲降糖作用持续时间长,研究表明,其代谢产物亦有极强的降低血糖药理活性,可发生顽固性、致死性低血糖。

(2)低血糖持续时间长,与磺脲类药物的代谢速度有关。肝、肾功能不全患者和高龄患者,磺脲类药物代谢减慢,在体内有蓄积,可能会发生严重而持久的低血糖,甚至是致死性的。因此,肝、肾功能不全患者和老年人患者,不宜使用磺脲类药物。

(3)饮酒能引起低血糖,并且误认为醉酒而延误治疗,故用药期间应嘱病人禁酒。

(4)与下列药物合用时,可加强磺脲类药物的作用:阿司匹林、保泰松、单胺氧化酶抑制剂、胍乙啶、利舍平、普萘洛尔等,不宜合用,以免发生低血糖。

(三)其他口服降糖药物与低血糖

非磺脲类胰岛素促分泌剂(格列萘类)可发生低血糖,但比磺脲类药物引起的频度小,反应轻微。双胍类降糖药、α-糖苷酶抑制剂、噻唑烷二酮类(TZDs)单独使用一般不引起低血糖,但与胰岛素或磺脲类药物联合使用,可发生低血糖。α-糖苷酶抑制剂与磺脲类药物、胰岛素等合用时发生的低血糖,进食食物无效,可口服或静注葡萄糖纠正。应用DPP-4抑制剂GLP-1受体激动剂和SGL-T_2抑制剂的低血糖发生风险较小。

(四)低血糖相关的特殊情况

1. 夜间发生的低血糖。夜间血糖监测发现,成人及儿童糖尿病患者夜间经常发生生化性低血糖,并且这些低血糖通常可以维持数小时而不惊醒患者。夜间低血糖可以导致患者猝死。如果患者睡前血糖水平低于6.0mmol/L,则表明患者有可能在睡前需要加餐。

2. Somogyi效应。患者在夜间发生低血糖后,可于第二天早晨出现严重的高血糖。原因为:低血糖后拮抗激素的分泌增加,从而使得患者出现了"反弹"性高血糖。

3. "黎明现象"患者血糖型。血糖于早晨5:00~8:00显著上升。由于凌晨期间分泌的大量生长激素、皮质醇等升糖激素导致胰岛素抵抗,继而血糖升高。

4. 早期糖尿病型反应性低血糖。多见于2型糖尿病患者早期,β-细胞早期分泌反应迟钝,引起高血糖,高血糖又刺激β-细胞,引起高胰岛素血症,在进食4~5h出现低血糖反应。患者多超重或肥胖,治疗一般为限制热量,肥胖者减轻体重。

5. 无意识性低血糖。又叫作不自主低血糖、无症状性低血糖等,即在低血糖发作时无交感兴奋症状。

(1)无症状性低血糖的特点:常见于久病的糖尿病和进行胰岛素强化治疗

的患者。1型糖尿病患者病程超过20年后,有50%的患者可以出现无意识性低血糖。严格的血糖控制、以往反复发生低血糖、睡眠期间以及饮酒,均可以诱发无意识性低血糖的发生。有些病人屡发低血糖后,可表现为无先兆症状的低血糖昏迷。当糖尿病患者合并自主神经病变时,也容易发生反复的无症状性低血糖。

(2)无症状性低血糖可能的发生机制为:①1型糖尿病多年后,可失去对低血糖反应性分泌胰高血糖素的能力;②久病的2型糖尿病,少数患者失去对抗低血糖反应分泌肾上腺素的能力,这也是一种自主神经病变或中枢神经对葡萄糖调定点改变引起的后果;③使用β-受体阻断剂者,交感神经兴奋症状受抑制,掩盖了低血糖反应的症状。

三、低血糖症状和体征

低血糖症的临床表现较为复杂,分为急性表现(交感神经兴奋症状)和慢性表现(脑功能障碍)。

(一)急性低血糖反应

低血糖症的急性表现(交感神经兴奋症状)与血糖下降的程度和下降的速度有关,以交感神经过度兴奋症状为特点。病人常有饥饿、恶心、呕吐、软弱无力、紧张焦虑、心悸、出冷汗、面色苍白、血压偏高、手足震颤等表现。

急性低血糖反应临床表现主要取决于血糖下降的速度(血糖快速下降→刺激交感神经兴奋→释放出大量肾上腺素),而并非仅由血糖绝对值所决定。急性低血糖反应有赖于健全的自主神经调节系统,当病人伴有严重的自主神经病变或使用β-受体阻滞剂时,急性反应常不明显(无意识性低血糖)。

(二)慢性低血糖反应

以中枢神经系统和周围神经广泛损害等低血糖后遗症为特点。长期而严重的低血糖症引起脑部缺氧症状,首先是大脑皮层受抑制,继而受累间脑、中脑(包括边缘系统、网状结构、基底节、下丘脑及自主神经),最终抑制脑桥、延髓。表现为精神错乱、协调能力差、头晕、困倦、视力模糊、言语不利、耳鸣、行为异常、癫痫发作、昏迷。一般认为,若低血糖昏迷持续时间在6h以上,脑细胞病变不可逆,可呈去大脑皮层的某些特征,或出现局灶性异常,特别是偏瘫,甚至死亡。即使经过治疗血糖恢复正常,也会遗留痴呆症或植物人。

四、低血糖的防治

(一)预防

应注意合理安排进餐的时间及饮食成分,运动后增加热卡的摄入,自我血糖监测以及时调节胰岛素剂量,避免引起低血糖的原因,特别强调饮食、运动、降糖药物使用三者相匹配的关系。

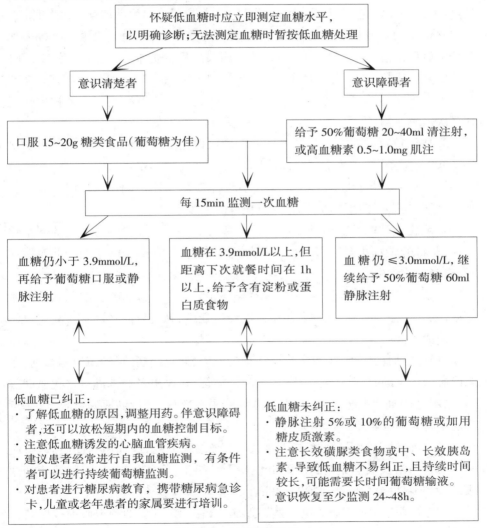

图6-1 低血糖的预防

（二）抢救措施

低血糖症为内科急症，严重者可以危及生命，必须立即进行对症处理，去除诱因，必要时应针对病因进行治疗。

1. 症状较轻者的治疗。病人神志清醒，可进食糖果、糕点、糖水等，症状即可缓解。口服15~20g糖类食品（葡萄糖为佳），低血糖时可服用1/2杯果汁、1/2杯苏打汽水、1杯牛奶、6或7块糖果、2汤匙葡萄干、1汤匙蜂蜜、1汤匙加糖浓缩牛奶。

2. 症状较重或神志不清者的治疗。立即静脉注射50%葡萄糖液40~60ml，如数分钟后仍未清醒，可再重复注射一次。病人清醒后立即给予进食，用5%~10%葡萄糖静注维持24h或更长时间，尤其老年人服用格列苯脲引起的低血糖，在苏醒后可以再次昏迷，应在医院内留观数日，在此期间应严密观察病人神志状况并多次检测血糖，维持血糖在略高水平，以8.0mmol/L左右为宜。

3. 病情危重者的治疗。经上述处理低血糖仍反复发作，可用氢化可的松100~300mg/d静注。也可静注胰高血糖素1mg，必要时20min后重复注射一次。经上述处理后，血糖在8.0mmol/L以上数小时，但病人仍神志不清醒，很可能伴有严重的脑水肿，可使用20%甘露醇、氢化可的松脱水治疗。

4. 反应性功能性低血糖的治疗。一则需要对患者进食容易吸收的碳水化合物；每日的碳水化合物摄入量，应分为多次进食。在糖尿病早期的低血糖症时，应减少饮食中的总热量。

5. 积极寻找病因及诱因，针对病因给予治疗。由于磺脲类药物所致的低血糖症，尤其是格列苯脲，在中老年患者的经过迁延、易反复、呈致命性，故需要住院监护治疗。

（1）低血糖已纠正：了解发生低血糖的原因，调整用药。可动态监测血糖；注意低血糖诱发的心、脑血管疾病，监测生命体征；建议患者经常进行自我血糖监测，以避免低血糖再次发生；对患者进行糖尿病教育，携带糖尿病急救卡；儿童或老年患者的家属要进行相关培训。

（2）低血糖未纠正：静脉注射5%或者10%的葡萄糖，或加用糖皮质激素；注意长效胰岛素及磺脲类药物所致低血糖不易纠正，可能需要长时间葡萄糖输注；意识恢复后至少监测血糖24~48h。

6. 应急情况。对于急诊糖尿病昏迷病人，在无条件立即测定血糖或尿糖的紧急情况下，应先试用50%葡萄糖40ml静注观察反应，绝不可贸然先用小剂量胰岛素静注。因为高血糖昏迷对机体的损伤需要一段时间,而低血糖对大脑的损伤须争分夺秒。若静注葡萄糖后病人意识逐渐转清或昏迷变浅,则证实为低血糖,应继续按低血糖昏迷处理;若意识无好转或昏迷加深,则提示有糖尿病酮症酸中毒或糖尿病非酮症高渗性综合征的可能, 应改用小剂量胰岛素治疗,并积极寻求送检血糖和尿糖,以获得诊断依据。

第七章 糖尿病慢性并发症的防治

第一节 糖尿病慢性并发症的概述

糖尿病慢性并发症可累及全身各重要器官,危害极大。其发生发展与遗传易感性、糖尿病发病年龄、病程长短、代谢紊乱程度及病情控制的好坏有关。

一、糖尿病慢性并发症发生的危险因素

糖尿病的主要危害性在于其各种慢性并发症,它们是导致病人死亡及残废的主要原因。下面简要介绍糖尿病慢性并发症发生的危险因素。

1. 高血糖。血糖控制差是糖尿病慢性并发症发生的重要危险因素。大量研究已证实,良好的血糖控制能使微血管并发症的发生率降低70%以上。定期监测血糖,严格控制血糖水平,有助于减少或延缓糖尿病慢性并发症的发生。

2. 高血脂。血中脂质升高,易于在动脉管壁上沉积,造成动脉粥样硬化发生。糖尿病血脂常高于正常人,故动脉硬化的危险性大大增加。糖尿病应定期监测血脂水平,如果血脂增高,应在医生的指导下,通过饮食调整及药物治疗将血脂控制在正常范围内。

3. 高血压。血压升高导致动脉管壁损伤。糖尿病合并高血压,可使冠心病、脑卒中、糖尿病肾病的危险性明显增加。糖尿病应每半年测血压一次,如果已患高血压,应经常监测血压,并通过治疗把血压控制在正常范围。

4. 吸烟。吸烟不仅与肺癌发生有关,吸烟还可以使动脉血管内皮细胞受损。糖尿病患者比非糖尿病人冠心病的发生率高2~4倍,如果患者再吸烟,则患冠心病等大血管病变的危险性进一步增加,所以糖尿病应戒烟。

5. 缺乏糖尿病有关知识。糖尿病的很多并发症在早期是有危险信号的,这些早期表现一些病人自己能够注意到,另一些通过医生检查也能被发现。早期

发现、早期治疗可以防止这些并发症进一步恶化。糖尿病如果缺乏这些知识，未能早期发现和治疗，直到出现比较明显的临床表现才就诊，就已经失去了治疗的最佳时机。因此，糖尿病一定要了解糖尿病慢性并发症的各种表现，并定期到医院做有关的检查。

二、糖尿病慢性并发症的分类

糖尿病慢性并发症分为微血管并发症和大血管并发症，见表7-1。

表7-1　糖尿病慢性并发症的分类

微血管并发症	大血管并发症
视网膜病变	冠心病
糖尿病肾病	周围血管病变
神经病变	脑血管疾病
糖尿病性心肌病	糖尿病足

(一)微血管并发症

是由于代谢性、遗传性因素及较差的血糖控制等因素交互作用所致。微血管并发症在1型和2型糖尿病患者中均较为常见。它们对糖尿病是特异的，不会发生在缺乏长期高血糖症的中。微循环障碍、微血管瘤形成和微血管基底膜增厚是糖尿病微血管病变的特征性改变。其损害累及全身各个组织器官，但通常是指糖尿病视网膜病变、糖尿病肾病和糖尿病神经病变。糖尿病神经病变可累及神经系统的各个部位，较常见的有周围神经病变、自主神经病变，后者可导致体位性低血压、胃肠功能紊乱、尿潴留、性功能障碍、排汗异常等。除视网膜病变外，糖尿病还可以引起白内障、青光眼、屈光改变、虹膜睫状体病变等，导致病人视力下降甚至失明。

(二)大血管并发症

是与遗传、肥胖、脂代谢异常、高血压、吸烟和缺乏体育锻炼等相关的并发症，并不特异性的与慢性高血糖症相关联。与正常人群比较，在糖尿病人群中趋于发生在更为年轻的阶段，并趋于发生得更为广泛。与非糖尿病人群比较，糖尿病人群心、脑血管疾病的患病率为非糖尿病人群的2~4倍，糖尿病足为15倍；糖尿病相关死亡中，60%~80%死于动脉粥样硬化性疾病。大、中动脉粥样硬化主要侵犯主动脉、冠状动脉、大脑动脉、肾动脉和肢体外周动脉等，临床上引起冠心病、缺血性或出血性脑血管病、高血压,肢体外周动脉粥样硬化常以下肢动脉病变为主,表现为下肢疼痛、感觉异常和间歇性跛行,严重者可导致肢体坏疽。

第二节　糖尿病视网膜病变

一、糖尿病视网膜病变的分期

糖尿病视网膜病变是糖尿病最常见的微血管并发症之一,也是处于工作年龄人群第一位的不可逆性致盲性疾病。糖尿病视网膜病变尤其是增殖期视网膜病变,是糖尿病特有的并发症,罕见于其他疾病。糖尿病视网膜病变的主要危险因素包括糖尿病病程、高血糖、高血压和血脂紊乱,其他相关危险因素还包括糖尿病合并妊娠(不包括 GDM 和妊娠期显性糖尿病)。另外,缺乏及时的眼底筛查、吸烟、青春期发育和亚临床甲状腺功能减退也是糖尿病视网膜病变的相关危险因素,常被忽略。而遗传是糖尿病视网膜病变不可干预的危险因素。2 型糖尿病患者也是其他眼部疾病早发的高危人群,这些眼病包括白内障、青光眼、视网膜血管阻塞及缺血性视神经病变等。存在微动脉瘤可作为鉴别糖尿病视网膜病变与糖尿病合并其他眼底病变的指标。糖尿病视网膜病变常与糖尿病肾病同时伴发。糖尿病视网膜病变合并微量白蛋白尿可作为糖尿病肾病的辅助诊断指标。糖尿病视网膜病变尿液特异性蛋白可能也有预测糖尿病肾病进展的作用。

(一)诊断与分级

在内分泌科筛查发现威胁视力的视网膜病变,特别是从防盲的角度考虑,推荐使用 2002 年国际眼病学会制定的糖尿病视网膜病变分级标准,该标准将糖尿病黄斑水肿纳入到糖尿病视网膜病变中进行管理。

1. 糖尿病视网膜病变的临床分级标准

表7-2　糖尿病视网膜病变的国际临床分级标准(2002年)

无明显视网膜病变	无异常
非增殖期视网膜病变(NPDR)	
轻度	仅有微动脉瘤
中度	微动脉瘤,存在轻于重度 NPDR 的表现

续表7-2

重度	出现下列任何一个表现,但无 PDR 的表现
	(1)在 4 个象限中都有多余 20 出视网膜内出血
	(2)在 2 个以上象限中有静脉串珠样改变
	(3)在 1 个以上象限中有显著的视网膜内微血管异常
增值期视网膜病变	出现以下一种或多种病变:新生血管形成、玻璃体积血或视网膜前出血

2. 糖尿病黄斑水肿的分级标准

表7-3　糖尿病黄斑水肿分级(2002年)

病变严重程度	眼底检查所见
无明显糖尿病黄斑水肿	后极部无明显视网膜增厚或硬性渗出
有明显糖尿病黄斑水肿	后极部有明显视网膜增厚或硬性渗出
轻度	后极部存在部分视网膜增厚或硬性渗出,但远离黄斑中心
中度	视网膜增厚或硬性渗出接近黄斑但未涉及黄斑中心
重度	视网膜增厚或硬性渗出涉及黄斑中心

二、筛查

糖尿病视网膜病变(包括糖尿病黄斑水肿)的患者可能无明显临床症状,因此,从防盲角度来说,定期做眼底检查尤为重要。2 型糖尿病在诊断前常已存在一段时间,诊断时视网膜病变的发生率较高,因此,2 型糖尿病患者在确诊后应尽快进行首次眼底检查和其他方面的眼科检查。

在没有条件全面开展由眼科医师进行眼部筛查的情况下,由内分泌科经培训的技术人员使用免散瞳眼底照相机,拍摄至少两张以黄斑及视盘为中心的 45°角的眼底后极部彩色照片,进行分级诊断,是可行的糖尿病视网膜病变筛查方法。

对于筛查中发现的中度及中度以上的非增殖期视网膜病变患者应由眼科医师进行进一步分级诊断。

初筛:2型糖尿病患者应在明确诊断后短期内由经培训的专业人员进行首次散瞳后的眼底筛查。而1型糖尿病患者,在诊断后的5年内应进行筛查。

三、随访

无糖尿病视网膜病变患者推荐每1~2年行一次检查;轻度非增殖期视网膜病变患者每年1次,中度非增殖期病变患者每3~6个月1次;重度非增殖期病变患者每3个月1次。

患有糖尿病的女性如果准备妊娠,应做详细的眼科检查,应告知妊娠可增加糖尿病视网膜病变的发生危险和(或)使其进展。怀孕的糖尿病患者应在妊娠前或第一次产检、妊娠后每3个月及产后1年内进行眼科检查。指南不适用于GDM和妊娠期显性糖尿病患者,因为这两类患者的视网膜病变危险并不增高。

对于有临床意义的黄斑水肿应每3个月进行复查。

推荐采用光学相干断层成像评估视网膜厚度和视网膜病理变化发现糖尿病黄斑水肿。

关于远程医疗在糖尿病视网膜病变筛查和管理中的作用目前仍有争议,多项研究得出的结论并不一致。

四、糖尿病视网膜病变的治疗

(一)监测与治疗目标

采取严格的血糖、血压控制措施可显著减少和延缓糖尿病视网膜病变的发生和发展,目前,尚未证实有确切疗效的治疗糖尿病视网膜病变的药物。为了能在可治疗的阶段察觉视网膜病变,需要进行视敏度筛查和眼底镜的检查,甚至在没有任何主观视力下降的糖尿病患者中进行检查。

1. 常规监测。病人应在每次就诊时进行眼底镜的视网膜检查,应当每年至少一次在散瞳后进行视网膜的检查。常规监测这在青春期以前是没有必要的。

2. 治疗目标。最大限度地降低糖尿病视网膜病变导致的失明和视力损伤,按视网膜病变程度制订随诊计划。

(二)眼专科治疗

1. 光凝固治疗的适应证。用于治疗增殖性糖尿病视网膜病变和临床有意义的黄斑水肿。临床有意义的黄斑水肿包括:发生在黄斑中心凹1个视盘直径范围内的视网膜增厚;硬性渗出出现在中心凹周围500mm范围;视网膜水肿出现在中心凹500mm范围。主要包括:

（1）下述情况应立即治疗，这是强制性的：增殖性视网膜病变，并伴有在视盘或外周出现新生血管；在黄斑区内的硬性渗出，提示有黄斑水肿；由任何原因导致的视力下降。

（2）下述情况时应非常紧迫的治疗：增殖性视网膜病变，伴有一定高危特性的患者；或增殖性视网膜病变伴有下列情况：①视网膜静脉不规则的扩张；②棉絮状渗出；③多点片状的出血；④视网膜内的微血管异常。

2. 光凝固治疗的方法。主要采用：

（1）广泛视网膜的激光光致凝固术：对于有增殖性视网膜病变高危特性的患者，广泛视网膜"氩激光"光致凝固术是一种标准的治疗方法，使视网膜病变向失明发展的进展率降低50%。

（2）局灶性的激光光致凝固术：用于治疗局灶性的黄斑水肿，且黄斑区血管的异常被荧光血管造影技术检测出来。这一治疗将黄斑水肿所造成的视力丢失的发生率降低50%。

3. 玻璃体切割术。糖尿病视网膜病变玻璃体手术治疗的适应证：不吸收的玻璃体积血、牵引性视网膜脱离影响黄斑、牵引孔源混合性视网膜脱离、进行性纤维血管增殖、眼前段玻璃体纤维血管增殖、红细胞诱导的青光眼、黄斑前致密的出血等。

玻璃体切割术治疗的目的：①清除玻璃体内填充的血液；②切断牵拉的纤维条索；③从视网膜内表面剥离收缩的纤维膜；④修复某些复杂的视网膜剥脱。玻璃体切割术在晚期严重的糖尿病视网膜病变中，是一种有效的手段，它经常能够恢复即将失明的视力，此治疗的最终目的是控制视力的进一步丢失。

4. 白内障手术。眼球的晶体混浊导致视力下降，称为白内障。白内障治疗均以手术为主。糖尿病合并白内障时，手术后可使糖尿病视网膜病变进展加快，建议对白内障手术前，眼底检查尚能看到黄斑水肿、严重背景性或增殖性视网膜病变时，先进行全视网膜光凝治疗。如果晶体混浊严重，于白内障术后的第二天应检查眼底，若存在黄斑水肿、严重背景性或增殖性视网膜病变时，应行全视网膜光凝治疗。

五、其他治疗

1. 高血压的控制。在有视网膜病变的糖尿病患者中，保持正常的血压水平是非常重要的。临床证据表明，与血压正常的人群比较，在未进行血压控制的患者中，糖尿病视网膜病变的进展更为迅速。

2. 血糖控制。防止糖尿病视网膜病变的发生和防止糖尿病视网膜病变的进展一样，保持最理想的血糖控制是最基本的。研究证明，良好的血糖控制显著地降低了糖尿病视网膜病变的发生，在预先已经存在轻—中度视网膜病变并接受强化治疗的糖尿病患者中，发展成为增殖性视网膜病变或者黄斑水肿而接受光致凝固术治疗的危险性降低了50%。

3. 玻璃体腔注射抗血管内皮生长因子（VEGF）适用于威胁视力的黄斑水肿。

4. 对于糖尿病性黄斑水肿，抗VEGF注射治疗比单纯激光治疗更具成本效益，但对增殖性糖尿病视网膜病变并不理想。

5. 皮质激素局部应用也可用于威胁视力的糖尿病视网膜病变和黄斑水肿。

6. 视网膜病变不是使用阿司匹林的禁忌证，阿司匹林对视网膜病变没有疗效，但也不增加视网膜出血的风险。

7. 非诺见物可减缓糖尿病视网膜病变进展减少激光需求。

8. 轻中度的非增殖期糖尿病视网膜病变患者在控制代谢异常和干预危险因素的基础上，内科辅助治疗和随访。抗氧化、改善微循环类药物如羟苯磺酸钙。活血化瘀类中成药复方丹疹、芪明颗粒和血栓通胶事等，也有糖尿病视网膜病变的辅助治疗报道。

第三节　糖尿病肾脏疾病

糖尿病肾脏疾病（diabetic kidney disease,DKD）是指由糖尿病所致的慢性肾脏疾病（chronic kidney disease,CKD），是糖尿病主要的微血管并发症之一。DKD 是 CKD 的重要病因。

一、糖尿病肾脏疾病的定义与诊断

（一）DKD

糖尿病肾脏疾病（DKD），既往称糖尿病肾病（diabetic nephropathy,DN），是指由糖尿病所致的慢性肾脏疾病。

我国成人 2 型糖尿病患者 DKD 患病率为 10%~40%（C 级）。DKD 系慢性高血糖所致的肾脏损害,病变可累及全肾(包括肾小球、肾小管、肾间质、肾血管等)。临床上以持续性白蛋白尿和(或)GFR 进行性下降为主要特征,可进展为ESRD 。值得注意的是,糖尿病患者合并的肾脏损害,除 DKD 外尚可能由其他非糖尿病肾病(nondiabetic kidneydisease,NDKD)引起,因此糖尿病合并肾脏损害不一定都是 DKD 。另外,也有部分 DKD 患者同时合并 NDKD,应注意临床鉴别。

(二)评估指标及筛查

1. 评估指标

（1）尿白蛋白推荐采用随机尿测定 UACR 反映尿白蛋白的量。随机尿UACR≥30mg/g 为尿白蛋白排泄增加, 即白蛋白尿。在 3~6 个月内重复检查UACR,3 次中有 2 次尿白蛋白排泄增加, 排除感染等其他因素即可诊断白蛋白尿。24h 尿白蛋白定量与 UACR 诊断价值相当,但前者操作较为烦琐。临床上常将 UACR 30~300 mg/g 称为微量白蛋白尿,UACR>300 mg/g 称为大量白蛋白尿。UACR 升高与预估 GFR(estimated glomerular filtration rate,eGFR)下降、心血管事件、死亡风险增加密切相关。UACR 测定受多种因素影响,如感染、发热、血糖过高、血压过高、心力衰竭、24 h 内剧烈运动、月经等,分析结果时应考虑这些影响因素。然而,白蛋白尿对于预测 DKD 进展存在一定局限性。长期观察性研究发现, 微量白蛋白尿的患者在 10 年中仅有 30%~45%转变为大量白蛋白尿,有 30%转变为尿白蛋白阴性,该现象在 2 型糖尿病患者中更为显著 。因此,白蛋白尿作为诊断依据时,需进行综合判断,多次检测并结合 eGFR 长期随访,且需排除其他可引起白蛋白尿的病因。

（2）eGFR 肾功能改变是 DKD 的重要表现, 反映肾功能的主要指标是GFR。直接测定 GFR 对设备要求高、临床推广价值小,一般用 eGFR 代替。值得注意的是,并非所有 eGFR 降低的糖尿病患者均有尿白蛋白排泄增加。横断面调查结果显示,部分糖尿病患者无尿白蛋白排泄异常,但已经存在 eGFR 下降。计算 eGFR 采用的常见参数包括年龄、性别、血清肌酐浓度,推荐使用 CKD-EPI 公式(参考 http://www.nkdep.nih.gov)或 MDRD 公式。当患者 eGFR<60ml/(min·1.73m²)时,可诊断为 eGFR 下降。但 eGFR 检测值可能有波动,当出现下降时应复查,以明确 DKD 分期。eGFR 下降与心血管疾病、死亡风险增加密

切相关。近期来自我国的研究显示,轻度的 eGFR 下降即可增加心血管疾病风险。

(3)其他。除肾小球外,DKD 还可累及肾小管和肾间质。研究表明肾小管和肾间质病变与 DKD 患者预后密切相关。有条件时,可对 DKD 患者的肾小管受累情况进行临床评估,相关指标包括:尿 α1-微球蛋白、β2-微球蛋白等。糖尿病患者常合并其他疾病,必要时行肾脏超声等影像学检查,以帮助排除尿路梗阻、肾动脉狭窄等其他疾病。

2. 筛查

2 型糖尿病患者在诊断时即可伴有肾病,确诊 2 型糖尿病后应立即进行肾脏病变筛查,包括尿常规、UACR 和血肌酐(计算 eGFR);以后每年至少筛查一次。1 型糖尿病患者可在糖尿病诊断 5 年后筛查肾病。研究显示,我国 DKD 的知晓率不足 20%,治疗率不足 50%。定期筛查有助于早期发现及诊断,延缓 DKD 进展。成本效益分析显示,在我国新诊断的 2 型糖尿病患者中进行肾病筛查可节省医疗费用。有研究显示,我国早发(即 40 岁之前诊断)2 型糖尿病患者罹患肾病的风险显著高于晚发 2 型糖尿病。

(三) DKD 的诊断

DKD 通常是根据 UACR 升高和(或)eGFR 下降、同时排除其他 CKD 而做出的临床诊断。诊断 DKD 时应注意以下方面:

1. 合并视网膜病变有助于 DKD 的诊断。确诊为 1 型糖尿病的 DKD 患者常合并视网膜病变,但视网膜病变并非诊断 2 型糖尿病患者 DKD 的必备条件,部分 2 型糖尿病患者可在起病时即出现肾病,但不伴有视网膜病变。研究显示,对于尿白蛋白阴性的 DKD 患者,合并糖尿病视网膜病变的风险可能低于尿白蛋白阳性的 DKD 患者。

2. 以下情况需考虑 NDKD,应注意鉴别诊断:

(1)1 型糖尿病病程短(<10 年)或未合并糖尿病视网膜病变。

(2)eGFR 迅速下降。

(3)尿蛋白迅速增加或出现肾病综合征。

(4)顽固性高血压。

(5)出现活动性尿沉渣(红细胞、白细胞或细胞管型等)。

(6)合并其他系统性疾病的症状或体征。

（7）给予血管紧张素转化酶抑制剂（angiotensin convertingenzyme inhibitors，ACEI）或血管紧张素受体拮抗剂（angiotensin receptor antagonist，ARB）治疗后2~3个月内eGFR下降大于30%。

（8）肾脏超声发现异常。

病因难以鉴别时可行肾穿刺病理检查。肾穿刺病理检查是诊断DKD的金标准，有助于鉴别DKD与NDKD，指导临床治疗，改善预后。

3.确诊DKD后，应根据eGFR进一步判断肾功能受损的严重程度，见表7-4。

表7-4　糖尿病患者慢性肾脏疾病分期（CKD分期）

分期	肾脏损害 [a]	eGFR$[\mathrm{ml}/(\mathrm{min}\cdot 1.73\mathrm{m}^2)]$
1 期（G1）	有	≥90
2 期（G2）	有	60~89
3a 期（G3a）	有或无	45~59
3b 期（G3b）	有或无	30~44
4 期（G4）	有或无	15~29
5 期（G5）	有或无	<15 或透析

注：eGFR：预估肾小球滤过率；a：肾脏损害定义，白蛋白尿（UACR≥30mg/g），或病理、尿液、血液或影像学检查异常

肾脏病改善全球预后（KDIGO）指南建议联合CKD分期（G1~G5）和白蛋白尿分期（A1期：UACR<30 mg/g；A2期：UACR 30~300 mg/g；A3期：UACR>300 mg/g）描述和判定糖尿病肾病的严重程度。例如，当糖尿病患者eGFR为70 ml/（min·1.73 m²）、UACR 80 mg/g，则为糖尿病肾病G2A2。

4. 心血管风险评估。糖尿病患者合并DKD后，心血管风险显著升高。包括中国人群在内的大量研究表明，随着eGFR下降或UACR增加，糖尿病患者心血管事件、心血管相关死亡风险显著升高，而降低UACR可使心血管风险下降。值得注意的是，多数糖尿病患者死于心血管疾病（cardiovascular disease，CVD），并非CKD 。

二、DKD 的病理

典型的DKD肾脏形态学改变包括：肾小球基底膜增厚、系膜基质增宽、肾

小球硬化、足细胞丢失;肾小管基底膜增厚、肾小管萎缩及细胞凋亡增加、肾间质炎性浸润、肾间质纤维化、管周毛细血管稀疏;出入球小动脉壁玻璃样变,尤以出球小动脉的玻璃样变更具特征性。病理活检被认为是 DKD 诊断的金标准。不能依据临床病史排除其他肾脏疾病时,需考虑进行肾穿刺以确诊。2010年,肾脏病理学会研究委员会首次提出了 DKD 病理分级标准,在 1 型和 2 型糖尿病患者中均适用。根据肾脏组织光镜、电镜及免疫荧光染色的改变对肾小球损害和肾小管/肾血管损伤分别进行分级、分度和评分。

肾小球损伤分为 4 级:Ⅰ级:肾小球基底膜增厚;Ⅱa 级:轻度系膜增生;Ⅱb 级:重度系膜增生;Ⅲ级:一个以上结节性硬化(Kimmelstiel-Wilson nodule,K-W 结节);Ⅳ级:弥漫性肾小球硬化。肾小管间质用间质纤维化和肾小管萎缩、间质炎症的程度评分,肾血管损伤按血管透明变性和大血管硬化的程度评分。

三、 DKD 的防治

DKD 的防治分为三个阶段。第一阶段为预防 DKD 发生,包括早期筛查、改变生活方式、控制血糖和血压等。第二阶段为早期治疗,出现白蛋白尿或 eGFR 下降的 DKD 患者,予以综合治疗(如优化降糖、降压,合理使用 ACEI/ARB 、SGL-2 抑制剂等),减少或延缓 ESRD 的发生。第三阶段为针对晚期 DKD 的综合治疗,包括 ESRD 的肾脏替代治疗、防治 ESRD 相关并发症、减少心血管事件及死亡风险,改善生活质量、延长寿命。

(一)一般治疗

改善生活方式,包括饮食治疗、运动、戒烟、限酒、限制盐摄入、控制体重等,有利于减缓 DKD 进展,保护肾功能。

1. 医学营养治疗

(1)总热量:每日摄入的总热量应使患者维持或接近理想体重,肥胖者可适当减少热量,消瘦者可适当增加热量。

(2)蛋白质摄入:对于非透析 DKD 患者,蛋白质摄入大约应为 0.8g/(kg·d)。高蛋白摄入[超过总热量 20%或>1.3g/(kg·d)]与糖尿病患者肾功能下降、尿白蛋白的增加相关 。因此肾病患者应避免高蛋白饮食,控制蛋白质每日摄入量,不超过总热量的 15%。不推荐每日蛋白质摄入低于 0.8g/kg·d,因低于此标准的蛋白摄入并未改善 eGFR 下降,也未减少心血管风险。对透析患者,常伴有蛋白能量消耗增加,适当增加蛋白摄入有利于保存肌肉容量及功能。由于蛋白质的摄入减少,摄入的蛋白质应以生物学效价高的优质蛋白质为主,可从家禽、鱼等动物蛋白中获得。

(3)钠、钾摄入:高盐饮食是我国特有的饮食习惯。高盐摄入可升高血压及尿蛋白,增加 ESRD、心脑血管疾病及全因死亡的风险。一项随机对照研究表明,限制盐摄入(≤6g/d)可降低血压和尿蛋白,并可加强肾素—血管紧张素系统(renin-angiotensin system,RAS)抑制剂的肾脏保护作用。然而,另有观察性研究显示,在 1 型糖尿病患者中,极低的钠盐摄入(尿钠排泄≤50mmol/d)可增加 ESRD 及死亡风险。因此,推荐 DKD 患者限制盐的摄入少于 6g/d,但不应低于 3g/d。对于合并高钾血症的患者,还需要限制钾盐摄入。饮食中钠、钾的摄入需个体化,根据患者的合并症情况、使用药物、血压及血生化检查进行调整。

2. 生活方式

生活方式干预还包括运动、戒烟、减轻体重等。尽管体力活动可使早期糖尿病患者的尿蛋白短暂轻度升高,但长期规律的、合理的运动可减轻体重,改善脂质代谢,控制血糖、血压,提高生活质量,有助于 DKD 防治。推荐患者每周进行 5 次,每次 30min 与心肺功能相匹配的运动。

对于肥胖或超重的 2 型糖尿病患者,建议通过饮食、运动合理减轻体重。研究显示减重(通过限制热量、增加运动,使体重至少下降 7%)可显著降低肥胖或超重 2 型糖尿病 DKD 发生和进展风险。但对于 CKD 4~5 期的糖尿病患者,减重是否有益,尚有争议。吸烟是糖尿病患者白蛋白尿及肾功能进展的危险因素,戒烟或减少吸烟是糖尿病患者预防或控制 DKD 进展的重要措施。研究发现糖尿病患者吸烟量越大,UACR 越高,DKD 患病率越高。

(二)控制血糖

1. 血糖控制目标及药物选择原则。DKD 患者的血糖控制应遵循个体化原则。血糖控制目标:糖化血红蛋白(glycosylatedhemoglobin,HbA1c)不超过 7%。eGFR<60ml/(min·1.73m²)的 DKD 患者 HbA1c ≤8%。对老年患者,HbA1c 控制目标可适当放宽至 8.5%。由于 CKD 患者的红细胞寿命缩短,HbA1c 可能被低估。在 CKD 4~5 期的患者中, 可用果糖胺或糖化人血白蛋白反映血糖控制水平。

合理的血糖控制可延缓糖尿病患者蛋白尿、肾功能减退的发生和进展。多个大型前瞻性随机对照临床研究已显示，严格降糖治疗无论在 1 型糖尿病还是 2 型糖尿病均能延缓肾病的发生和进展。近期的研究显示，钠—葡萄糖共转运蛋白 2（sodium-glucosecotransporter 2,SGLT2）抑制剂具有降糖以外的肾脏保护作用。胰高糖素样肽-1(glucagon-like peptide 1,GLP-1)受体激动剂亦有初步证据显示可改善肾脏结局。因此，对于合并 CKD 的 2 型糖尿病患者，可考虑优选有肾脏额外保护的降糖药物。2018 年美国和欧洲糖尿病学会关于 2 型糖尿病高血糖管理的共识推荐：合并 CKD 的 2 型糖尿病患者，使用二甲双胍后血糖不达标，且 eGFR 在合适水平，可优选 SGLT2 抑制剂；如 SGLT2 抑制剂不耐受或有禁忌，宜选择 GLP-1 受体激动剂。DKD 常伴有视网膜病变，部分患者合并心力衰竭、骨骼疾病、糖尿病足等，在降糖药的选择中也需权衡利弊，选用有利于控制并发症或不加重并发症的抗高血糖药物。

2. 抗高血糖药物

抗高血糖药物包括双胍类、磺脲类、格列奈类、α-糖苷酶抑制剂、噻唑烷二酮类、二肽基肽酶Ⅳ（dipeptidyl peptidase Ⅳ, DPP-4)抑制剂、GLP-1 受体激动剂、SGLT2 抑制剂以及胰岛素。

（三）控制血压

血压升高不仅是 DKD 发生发展的重要因素，也是决定患者心血管病预后的主要风险因素。在糖尿病患者中，血压对肾功能的影响亦很突出，收缩压超过 140mmHg（1mmHg=0.133kPa)的患者，肾功能下降速度为每年 13.5%，而收缩压<140 mmHg 者每年肾功能下降的速度是 1%。UKPDS 研究显示，采用严格的血压控制显著减少了 2 型糖尿病患者微血管病变发生的风险。大量临床观察也证实，严格控制高血压能明显减少 DKD 的发生发展。

1. 血压控制目标

对伴有 DKD，尤其是白蛋白尿的患者，血压应控制在 130/80 mmHg 以下，但舒张压不宜低于 70 mmHg，老年患者舒张压不宜低于 60 mmHg。

2. 降压药物选择

（1）ACEI/ARB

对糖尿病伴高血压且 UACR>300mg/g 或 eGFR<60ml/(min·1.73m²) 的患者，强烈推荐 ACEI 或 ARB 类药物治疗，因其不仅减少心血管事件，而且延缓

肾病进展,包括 ESRD 的发生 。对伴高血压且 UACR 30~300mg/g 的糖尿病患者, 推荐首选 ACEI 或 ARB 类药物治疗, 可延缓蛋白尿进展和减少心血管事件,但减少 ESRD 风险的证据不足。对不伴高血压但 UACR≥30mg/g 的糖尿病患者, 使用 ACEI 或 ARB 类药物可延缓蛋白尿进展, 但尚无证据显示 ACEI/ARB 可带来肾脏终点事件（如 ESRD）获益。有研究显示双倍剂量的 ACEI/ARB 类药物治疗可能获益更多。对不伴高血压,无白蛋白尿且 eGFR 正常的糖尿病患者, 不推荐使用 ACEI 或 ARB 类药物进行 DKD 的一级预防。ACEI/ARB 治疗期间应定期随访 UACR、血清肌酐、血钾水平,调整治疗方案。ACEI/ARB 禁用于伴有双侧肾动脉狭窄的患者。建议用药初期两个月,每 1~2 周应监测血肌酐和血钾,如无异常变化,可以酌情延长监测时间;如果用药 2 个月内血清肌酐升高幅度>30% 常提示肾缺血,应停用该类药物;如出现高钾血症,也应停用该类药物并及时治疗。临床研究显示血清肌酐≤265μmol/L（3.0mg/dl）的患者应用 ACEI/ARB 类药物是安全的, 但也应监测血清肌酐和血钾。血清肌酐>265μmol/L 时应用 ACEI/ARB 类药物是否有肾脏获益尚存争议。多项临床研究及 Meta 分析显示联合使用 ACEI 和 ARB 类与单用 ACEI 或 ARB 类药物相比,并不改善肾脏终点结局及心血管事件发生率,反而会增加不良事件(高钾血症、急性肾损伤、刺激性干咳等)发生率。因此,不推荐联合使用 ACEI 和 ARB 类药物。

（2）盐皮质激素受体拮抗剂（ mineralocorticoid receptor antagonist , MRA ）

常用的 MRA 为螺内酯和依普利酮。多项小样本随机对照研究显示,MRA 与 ACEI 或 ARB 联用可有效控制难治性高血压,降低尿蛋白,并且可能降低心血管事件发生率, 但联合 MRA 治疗可能会增加高血钾风险。MRA 治疗 DKD 的有效性及安全性尚需更多证据。

（3）其他种类降压药物

钙离子拮抗剂是一类无绝对肾脏禁忌证的降压药物。在肾功能受损时,长效钙离子拮抗剂无须减低剂量。β 受体阻滞剂常用药包括美托洛尔和比索洛尔等, 肾功能异常对美托洛尔的清除率无明显影响,DKD 患者无须调整剂量,但比索洛尔从肾脏和肝脏清除的比例相同,eGFR<20ml/(min·1.73m²)时每日剂量不得超过 10 mg。氢氯噻嗪在中重度肾功能损害患者的效果较差,eGFR<30 ml/(min·1.73m²)的 DKD 患者应慎用;呋塞米片在肾功能中重度受损时仍可使用,

必要时加大剂量。α受体阻滞剂多在肝脏代谢，由粪便排出，少部分经尿液排泄，故肾功能损伤患者大多无须改变剂量。DKD患者血压无法达标时，可联用不同机制降压药物。

（四）纠正脂质代谢紊乱

CKD是CVD的独立危险因素，而CVD又可增加CKD患者死亡风险，多数DKD患者死于CVD，并非ESRD。血脂是CVD的可控危险因素，良好的血脂管理可改善DKD患者预后。

1. 血脂控制目标值

进行调脂药物治疗时，推荐降低LDL-C作为首要目标，非HDL-C作为次要目标。目前尚无大规模、高质量的临床研究对DKD患者LDL-C治疗目标进行探索。研究表明，eGFR下降[（eGFR<60ml/（min·1.73 m²）]是冠心病的等危症，因此推荐DKD患者血脂治疗目标为：有动脉粥样硬化性心血管疾病（arteriosclerotic cardiovascular disease，ASCVD）病史或eGFR<60 ml/（min·1.73 m²）等极高危患者LDL-C水平小于1.8mmol/L，其他患者应小于2.6mmol/L。

2. 降脂药物

（1）他汀类药物

研究显示，他汀对肾功能无不良影响，在患者可耐受的前提下，推荐DKD患者接受他汀治疗。中等强度他汀（可使LDL-C水平降低25%~50%）是可选的LDL-C治疗药物。常用的他汀类药物包括阿托伐他汀、辛伐他汀、氟伐他汀、瑞舒伐他汀和普伐他汀等。当DKD患者处于CKD 1~3期，他汀类药物的使用无须减量；处于CKD 4~5期，阿托伐他汀可无须减量，辛伐他汀应减量使用，而氟伐他汀、瑞舒伐他汀、普伐他汀均应谨慎使用；不推荐未使用他汀的透析患者开始他汀治疗，但已开始他汀治疗的透析患者可继续使用，除非出现副作用。

DKD患者是他汀相关肌病的高危人群。在肾功能进行性减退或eGFR<30ml/（min·1.73m²）时，他汀类药物易导致糖尿病患者发生肌病，并且发病风险与他汀剂量密切相关，故应避免大剂量应用。

（2）其他调脂药物

中等强度他汀治疗LDL-C不能达标时，可联合应用依折麦布、前蛋白转化酶枯草溶菌素-9抑制剂等。因贝特类药物会增加DKD患者肌炎、横纹肌溶解或肝脏损害风险,同时不改善心血管事件结局,故仅推荐于严重的高甘油三酯血症(甘油三酯>5.7mmol/L),目的是降低胰腺炎风险,但在 eGFR<30ml/(min·1.73m²)时禁用。另有研究显示,烟酸类药物治疗并不改善肾脏预后,因此不推荐烟酸类药物联合他汀类药物治疗 DKD。

(五)其他防治措施

1. 慎用或避免使用具有肾毒性的药物

对于 eGFR<30ml/(min·1.73m²) 的患者,尽量避免使用非甾体抗炎药(non-steroidalanti-inflammatory drug, NSAID);在 eGFR<60 ml/(min·1.73m²) 的患者使用 NSAID 时需减量;使用 RAS 系统阻断剂的患者也应谨慎联用 NSAID。中药的使用在临床上较为普遍,应避免使用具有潜在肾毒性的中药,如含马兜铃酸的中草药或植物。

2. 急性肾损伤

急性肾损伤是指突然发生的肾脏功能或结构损伤,包括血、尿、组织等异常,病程不超过 3 个月。糖尿病患者发生急性肾损伤的风险高于非糖尿病患者。DKD 患者短期内血清肌酐快速增加、eGFR 明显下降应警惕急性肾损伤。CKD 是急性肾损伤的独立危险因素。一些药物如 NSAID 可能引起急性肾损伤,另一些影响肾血流动力学的药物如 ACEI、ARB、利尿剂等,亦可能诱发急性肾损伤。其他导致急性肾损伤的原因包括感染、尿路梗阻、使用某些抗菌药物、放射造影剂等。如临床高度怀疑急性肾损伤,应停用上述药物、干预原发疾病,根据患者病情适当给予补液、改善循环等支持治疗,必要时可考虑透析。

3. 造影剂肾病(contrast-induced nephropathy , CIN)

CIN 指注射碘造影剂后 72h 内,血肌酐水平升高 44.2μmol/L(0.5 mg/dl)以上或较基础值升高 25%。DKD 患者是 CIN 的高危人群。此外,女性、低血压、心力衰竭、高龄(>75 岁)、贫血等亦是 CIN 的高危因素。发生 CIN 的糖尿病患者预后更差,故预防 CIN 尤为重要。建议糖尿病患者在造影前接受专业医师的仔细评估,尽量纠正 CIN 高危因素。推荐在造影前,使用足量生理盐水对 CIN 高危患者进行静脉水化[1 ml/(kg·h),于造影前 6~12 h 输注]。推荐给予 DKD 患者能满足检查要求的最小剂量造影剂,尽量使用低渗非离子型造影剂,并注意监测肾功能变化。发生 CIN 后,患者如出现少尿,可考虑肾脏替代治疗。

4. 预防感染

糖尿病患者感染风险较高,常可合并细菌、真菌、病毒感染。研究显示,幽门螺杆菌与糖尿病患者白蛋白尿及 DKD 发生密切相关。一项回顾性研究显示,流感疫苗不仅可以降低 DKD 风险,还与住院、入住 ICU 以及死亡风险下降有关;此外注射流感疫苗的患者,糖尿病相关费用下降 ;建议糖尿病患者定期注射流感疫苗、肺炎疫苗。

四、DKD 的监测及转诊

(一)监测

糖尿病患者需定期监测白蛋白尿和 eGFR 以早期诊断 DKD,诊断 DKD 的患者还需监测疾病进展,识别使肾功能进展的合并因素,评价急性肾功能不全、心血管病变风险和 CKD 并发症风险,调整药物及使用剂量、决定转诊肾科时机。应重视 CKD 并发症的监测,如血压升高、容量负荷过重、电解质紊乱、代谢性酸中毒、贫血及代谢性骨病等,监测内容包括并发症相关症状、血压、体重、血电解质、血红蛋白(贫血者测定铁代谢指标)、血清钙、磷、甲状旁腺激素和 25-羟维生素 D 等。CKD 3 期患者每 6~12 个月,4 期患者每 3~5 个月,5 期患者每 1~3 个月,有新的症状体征出现或需要改变治疗时需监测上述指标。4~5 期患者应积极准备肾脏替代治疗。对于使用 ACEI、ARB 及利尿剂的患者,血钾的监测尤为重要,因为高钾血症和低钾血症均增加心血管风险和心血管死亡。

(二)会诊或转诊

出现下述情况的糖尿病患者应咨询肾脏专科: ①DKD 进展至 CKD 4~5 期,考虑肾脏替代治疗;②出现 CKD 3~5 期相关的代谢紊乱,如贫血、难治性甲状旁腺功能亢进、难治性高血压等;③临床考虑 NDKD,如 eGFR 短期内迅速下降、蛋白尿短期内迅速增加、肾脏影像学异常、合并难治性高血压等。有研究显示,CKD 3 期即开始咨询肾脏专科可以显著降低诊疗费用、提升医疗质量、延缓透析时间。

表7-5　不同慢性肾脏疾病分期抗高血糖药物的应用

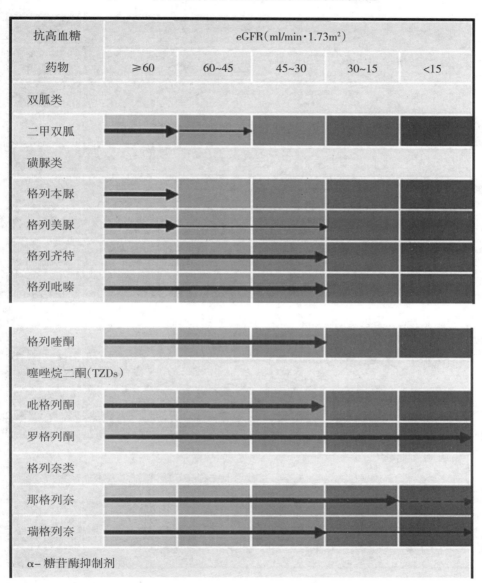

抗高血糖	eGFR（ml/min·1.73m²）				
药物	≥60	60~45	45~30	30~15	<15
双胍类					
二甲双胍					
磺脲类					
格列本脲					
格列美脲					
格列齐特					
格列吡嗪					
格列喹酮					
噻唑烷二酮（TZDs）					
吡格列酮					
罗格列酮					
格列奈类					
那格列奈					
瑞格列奈					
α- 糖苷酶抑制剂					

续表7-5

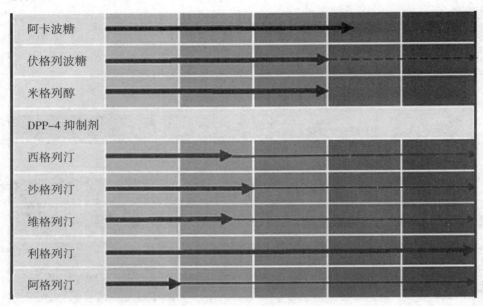

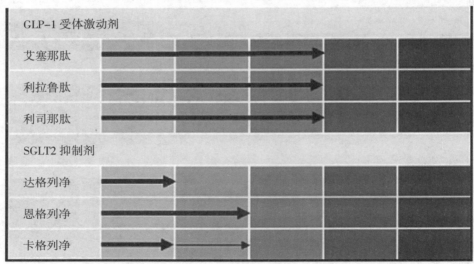

注：eGFR：预估肾小球滤过率；DPP-4：二肽基肽酶Ⅳ；GLP-1：胰高糖素样肽-1；SGLT2：钠—葡萄糖共转运蛋白2

不同慢性肾脏疾病分期时抗高血糖药物的应用（粗实线：正常剂量使用；细实线：调整剂量；虚线：慎用）

表7-6　不同慢性肾脏疾病分期时降压药物的应用

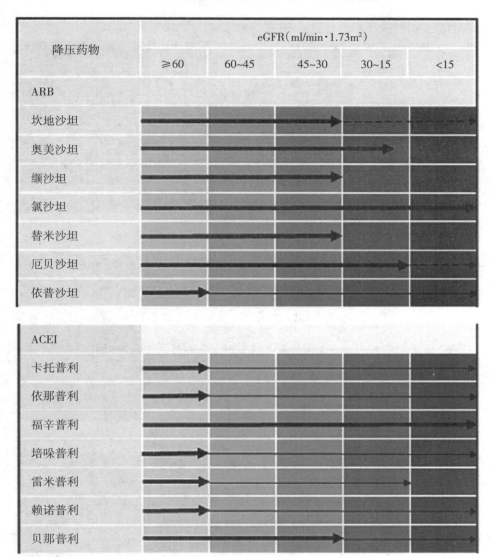

降压药物	eGFR（ml/min·1.73m²)				
	≥60	60~45	45~30	30~15	<15
ARB					
坎地沙坦					
奥美沙坦					
缬沙坦					
氯沙坦					
替米沙坦					
厄贝沙坦					
依普沙坦					
ACEI					
卡托普利					
依那普利					
福辛普利					
培哚普利					
雷米普利					
赖诺普利					
贝那普利					

续表7-6

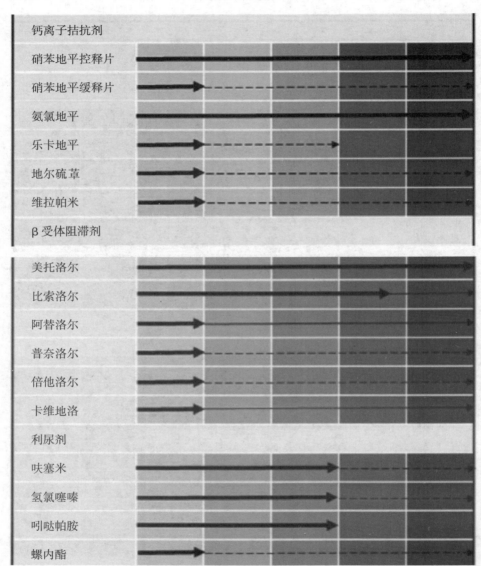

续表7-6

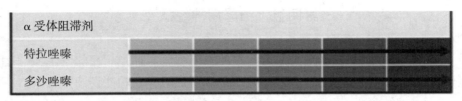

α受体阻滞剂					
特拉唑嗪					
多沙唑嗪					

注:eGFR:预估肾小球滤过率;ARB:血管紧张素Ⅱ受体拮抗剂;ACEI:血管紧张素转化酶抑制剂
不同慢性肾脏疾病分期时降压药物的应用(粗实线:正常剂量使用;细实线:调整剂量;虚线:慎用)

表7-7　表不同慢性肾脏疾病分期时调脂药物的应用

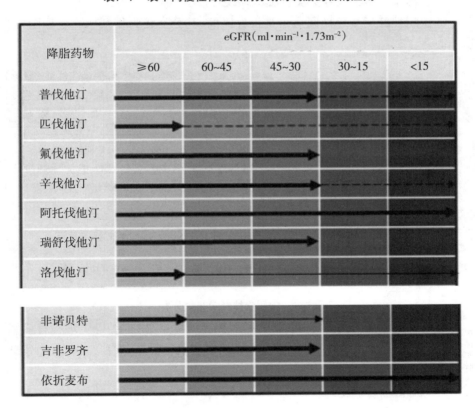

降脂药物	eGFR(ml·min⁻¹·1.73m⁻²)				
	≥60	60~45	45~30	30~15	<15
普伐他汀					
匹伐他汀					
氟伐他汀					
辛伐他汀					
阿托伐他汀					
瑞舒伐他汀					
洛伐他汀					
非诺贝特					
吉非罗齐					
依折麦布					

注:eGFR:预估肾小球滤过率
不同慢性肾脏疾病分期时调脂药物的应用(粗实线:正常剂量使用;细实线:调整剂量;虚线:慎用)

第四节　糖尿病神经病变

糖尿病诊断后的10年内,常有明显的临床糖尿病神经病变的发生,其发生率与病程和检查手段相关:约60%~90%的患者通过神经功能详细检查,均有不同程度的神经病变,其中,30%~40%的患者无症状。吸烟、年龄≥40岁及血糖控制差的糖尿病患者中,神经病变的发病率更高。高血糖导致神经病变发生的机制较为复杂,良好的血糖控制可以延缓神经病变的发生与进展。

一、糖尿病神经病变分类及临床表现

糖尿病神经病变在糖尿病中是很普遍的,其分类较为复杂、繁多,如图7-1所示。

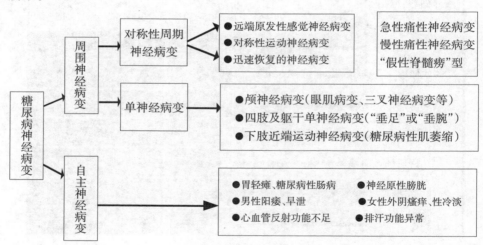

图7-1　糖尿病神经病变的分类

按临床表现可分为两类:①亚临床型神经病变:仅由神经电生理检查或感觉神经功能定量测定诊断,而临床上常无任何症状;②临床型神经病变:患者已有各种感觉与神经功能异常。

(一)周围神经病变

此类神经病变以糖尿病的代谢障碍为基础。主要病理变化为阶段性脱髓鞘和轴突变性。病变广泛,具有起病隐匿、对称性、多发性,先远端、后近端的临床特征。病情波动大,呈逐渐加重的趋势,少有完全缓解者。

1. 远端原发性感觉神经病变。为糖尿病周围神经病变最常见的类型。症状以感觉障碍为主，运动障碍往往很轻，常伴有自主神经受损。

（1）临床表现：典型表现为短袜及手套形分布的感觉障碍，主要表现为麻木，可伴有不同程度的疼痛，其性质多种多样，如烧灼痛、针刺痛等，还可有感觉异常如蚁爬感、自觉肢体发凉或灼热感；共济失调、走路不稳，如"北京鸭"步，或有踩棉花样感觉等。从肢体远端开始，一般首先累及足趾，随病情进展，逐渐发展至全脚及小腿，上肢累及较晚，少累及躯干。查体可发现不同程度的腱反射减弱，触觉及痛、温度觉减退等。电生理表现为感觉传导和运动传导异常的各种改变。

（2）分类：远端原发性感觉神经病变分为：①急性痛性神经病变：病程多小于6个月，常发生在下肢及足部，以剧烈的表浅皮肤疼痛为主要表现（呈刀割、烧灼样剧疼）伴痛觉过敏，任何轻微的触摸或接触（如衣被、床单）都可诱发剧疼，夜晚加重；对温度、针刺的感觉减退或麻木感，但肌腱反射与肌肉运动正常；常同时合并自主神经病变，如出汗减少、皮肤干燥、血管舒缩障碍；②慢性痛性神经病变：常发生于糖尿病病程数年之后，疼痛可持续半年以上，对所有的治疗及麻醉镇痛剂均抵抗，甚至耐药成瘾，临床处理最为困难；③"假性脊髓痨"型：罕见，症状严重，预后很差；主要由于病变累及脊髓后根、后索所致，临床表现主要为脊髓性共济失调，走路不稳，步态蹒跚，有踩棉花感，闭眼及黑暗处不敢行走。

2. 对称性运动神经病变。可呈急性或慢性起病，常见下肢远端左右对称性肌无力，可见于对称性感觉神经病变的患者。近端病变引起的腿上部及下背部疼痛，主要累及髂腰肌和股四头肌。肌电图检查以神经原性损害为主。

3. 迅速恢复的神经病变。未经治疗的新诊断糖尿病患者，可以表现出无症状性神经传导速度减慢，通过降低血糖浓度可以迅速恢复。

（二）单神经病变

此类神经病变以糖尿病微血管病变为基础。病理特征为神经损害部位的局灶性血管病变。多见于老年人，通常可自行恢复。

1. 颅神经病变。以动眼神经的单发性病变最为常见，外展、面神经也可受累，出现复视、面瘫等，统称为糖尿病性眼肌病变。眼肌麻痹几乎都是突发性的，多于清晨起床时发现，伴有眶后剧痛，不伴瞳孔的改变为其特征。约半数患者于发病前1~2周内,有先兆症状如上唇麻木感、针刺感,或眼球周围疼痛,或同侧额部疼痛。一般几周后动眼神经功能即可满意恢复。此外,三叉神经也可受累。

2. 四肢及躯干单神经病变。较少见。任何周围神经均可受累,患病率由高到低的次序一般为肌神经、坐骨神经、正中神经、尺神经、桡神经、腓神经、股部单侧皮神经等。损害常见于受压部位,往往急性起病,本病病因为缺血所致,常有剧痛,夜间症状最重,可为一个或数个皮肤阶段性疼痛或感觉异常,体检时可发现肌无力及感觉过敏,典型的表现为突发性"垂足"或"垂腕"。病程可持续数周至数月,由于侧支循环的建立,一般可自愈。

3. 下肢近端运动神经病变。又称糖尿病性肌萎缩。患者多数病程长、病情重,起病一般较急,表现为左右非对称性髂腰肌、股四头肌、内收肌等肌力下降、肌肉萎缩、肌痛等。近端肌无力时,不能从坐姿站起,必须用手支撑才能站起。常不需特殊治疗,数月至2年可恢复。

(三)自主神经病变

可累及心血管系统、消化系统、泌尿生殖系统、血管舒缩功能、瞳孔、汗腺等自主神经,临床表现多种多样。

1. 消化系统自主神经病变。表现为胃轻瘫和肠麻痹,患者由于胃排空时间的延迟和胃内容物的潴留,造成了恶心、呕吐和腹部不适、麻痹性肠梗阻等症状,SPECT核素检查可以发现胃排空时间的延迟。糖尿病另一肠道并发症是阵发性夜间腹泻(糖尿病性腹泻)、腹泻和便秘交替出现、结肠扩张。

2. 神经原性膀胱。特点是排尿能力的逐渐丧失。需要使用定量的方法来发现尿流量的减少和尿潴留、尿失禁。尿潴留以后容易引起感染,随后将陆续发生肾盂肾炎、肾衰竭和死亡。

3. 心血管反射功能不足。心血管自主神经病变表现为血管运动反射受损。最早的临床特征是缺乏睡眠期间正常的脉搏频率下调节,静息性的心率加快(>90次/min),而运动时心率不能加快,并且降低了呼吸期间脉率的变异。晚期阶段,引起卧位高血压、夜间高血压、体位性低血压;可能引起无痛性的心肌梗死、猝死、难治性心力衰竭。对代谢调节的影响,对低血糖感知减退或无反应,自行从低血糖中恢复的过程延长。

4. 生殖系统功能障碍。女性患者多见性冷淡,外阴瘙痒症。男性患者骶神经自主神经病变可引起阳痿与早泄，通常表现为缺乏阴茎的变硬和持久的勃起，大多数情况下，性欲和射精功能不受影响，可出现逆行射精。

勃起障碍（ED）是指获得或维持足以达到满意性行为能力的丧失，糖尿病勃起障碍的致病原因是多因素综合作用的结果，如糖尿病自主神经病变、血管因素、血糖因素、抑郁和焦虑、其他因素。糖尿病勃起障碍的诊断：根据近6个月内的情况评估，采用勃起功能国际问卷评分，总分>21分为正常，≤21分诊断为存在勃起障碍，对勃起障碍应考虑进行性激素水平评估。

5. 排汗功能异常。主要由于病变影响了自主神经功能，尤其是交感神经节所致。长神经较短神经易于受损，故无汗症多见于下肢远端，而在身体上部出现躯干和头面部代偿性过度出汗。患者下肢（腿、足部）皮肤干燥、发凉、无汗、干裂，而上半身大量出汗。

6. 周围血管。血管的舒张与收缩幅度减少，血管运动紧张性减弱；动、静脉分流开放，周围皮肤血流量增加、静脉及毛细血管床扩张、压力升高，周围皮肤水肿。

二、糖尿病神经病变的筛查与诊断

（一）DPN的筛查与诊断

1. 糖尿病 DSPN 的筛查

糖尿病 DSPN 是 DPN 的最常见类型，2 型糖尿病确诊时，1 型糖尿病在诊断后 5 年，至少每年筛查一次。

有典型症状者易于发现和诊断，无症状者需要通过体格检查或神经电生理检查做出诊断。在临床工作中联合应用踝反射、针刺痛觉、震动觉、压力觉、温度觉等 5 项检查来筛查 DPN。最常用的方法为用 128Hz 音叉评估震动觉（大纤维功能）以及 10g 尼龙丝评估压力觉以明确足溃疡和截肢的风险，故更适用于基层医疗单位或大规模人群筛查。

2. 糖尿病 DSPN 的诊断

（1）诊断标准：①明确的糖尿病病史；②诊断糖尿病时或之后出现的神经病变；③临床症状和体征与 DPN 的表现相符；④有临床症状（疼痛、麻木、感觉异常等）者，5 项检查（踝反射、针刺痛觉、震动觉、压力觉、温度觉）中任 1 项异常；无临床症状者，5 项检查中任 2 项异常，临床诊断为 DPN；⑤排除以下情况：其他病因引起的神经病变，如颈腰椎病变（神经根压迫、椎管狭窄、颈腰椎退行性变)、脑梗死、格林—巴利综合征;严重动静脉血管性病变(静脉栓塞、淋巴管炎)等;药物尤其是化疗药物引起的神经毒性作用以及肾功能不全引起的代谢毒物对神经的损伤。如根据以上检查仍不能确诊,需要进行鉴别诊断,可以做神经肌电图检查。

(2)临床诊断流程:主要根据临床症状和体征,临床诊断有疑问时,可以做神经传导功能检查等。DPSN 的诊断流程图见图 7-2。

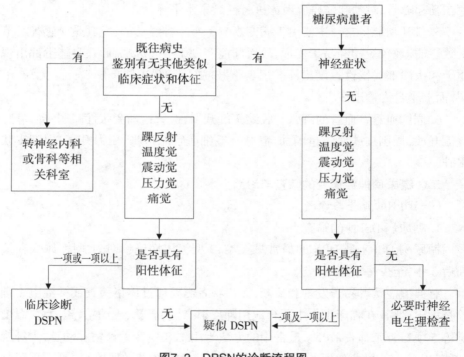

图7-2　DPSN的诊断流程图

(二)感觉神经功能检查

1. 体格检查。①用128Hz的音叉敲打后置放于患者踝关节处,检查患者对音叉振动的感觉;②用棉花捻成细长形状轻轻划过患者皮肤(特别是足底)检查患者的轻触觉,或用单尼龙丝进行触觉半定量检查,让患者平卧闭目回答自己哪一个足趾被拨动或是否感到足趾被拨动,以检查患者的本体感觉;③用冷或温热的物体,如金属块或温热的毛巾,放在皮肤上检查患者对冷、热的感觉;④用大头针钝端接触皮肤,检查患者对针刺的疼痛感觉。

2. 肌电图电生理检查、定量感觉测定（QST）。

（三）运动神经功能检查

检查患者四肢活动的灵活性、协调性、步态；查看有无肌肉萎缩；检查膝腱、跟腱反射是否存在。肌电图检查不同肌肉中运动神经传导速度与潜伏期。

（四）自主神经功能检查

1. 心率。①静息时心率测定：>90次/min；②深呼吸时心率变化：平均每分钟做深呼吸6次，同时描记心电图，计算深呼吸时最大与最小心率之差，正常应≥15次/min，心脏自主神经病变时≤10次/min；③瓦氏试验：深吸气后尽量屏气，然后以15s内吹气达40mmHg压力的速度吹气，同时描记心电图，正常人最大与最小心率之比应≥1.21，心脏自主神经病变者≤1.1。

2. 血压。①握拳试验：持续用力握拳5min后立即测血压，正常人收缩压升高≥16mmHg，如收缩压升高≤10mmHg，可诊断有心血管自主神经病变；②体位性低血压：先测量安静时卧位血压，然后嘱患者立即站立，于3min内快速测量血压，如收缩压下降≥30mmHg（正常人≤10mmHg）可以确诊有体位性低血压，下降>11~29mmHg为早期病变；③24h动态血压监测：有助于发现夜间高血压。

3. 膀胱残余尿。B超测量膀胱内残余尿量，排尿后残余尿量>100ml可诊断为尿潴留。

三、糖尿病神经病变的治疗

（一）周围神经病变治疗

在周围神经病变中，妨碍患者生活的主要表现是疼痛和其他令人烦恼的感觉症状。治疗的目的是缓解症状和预防神经病变的进展与恶化。

1. 病因治疗。纠正高血糖及其他代谢紊乱；已有严重神经病变的糖尿病患者，应采用胰岛素治疗，这是因为胰岛素除了能降低血糖纠正代谢紊乱外，其本身还是免疫调节剂及神经营养因子，对糖尿病神经病变有良好的治疗作用。通过胰岛素强化治疗，达到最理想的血糖控制，特别是对顽固性疼痛患者，静脉注射胰岛素可缓解。

2. 针对神经病变的发病机制治疗

（1）抗氧化应激：通过抑制脂质过氧化，增加神经营养血管的血流量，增加神经 Na^+–K^+–ATP 酶活性，保护血管内皮功能。常用药物为硫辛酸。

（2）改善微循环：周围神经血流减少是导致 DPN 发生的一个重要因素。通过扩张血管、改善血液高凝状态和微循环,提高神经细胞的血氧供应,可有效改善 DPN 的临床症状。常用药物为前列腺素 E1、贝前列素钠、西洛他唑、己酮可可碱、胰激肽原酶、钙拮抗剂和活血化瘀类中药等。

(3)改善代谢紊乱:通过抑制醛糖还原酶、糖基化产物、蛋白激酶 C、氨基己糖通路、血管紧张素转化酶而发挥作用。常用药物为醛糖还原酶抑制剂,如依帕司他。

3. 对症治疗。疼痛剧烈时,可使用可待因、弥可葆(活性VitB$_{12}$)、神经节甙脂、美西律、三环类抗抑郁药物(丙米嗪、阿米替林)、曲马朵、左旋苯丙胺、卡马西平、苯妥英钠等,辣椒素膏、川芎嗪注射液也有较好的止痛效果。弥可葆(甲钴胺)为VitB$_{12}$的衍生物,它对疼痛、痛性痉挛和阳痿都有明显的改善。

4. 其他。补充B族维生素、营养神经(胞磷胆碱)、抗凝(阿司匹林)、活血化瘀(复方丹参或川芎嗪注射液)等,对改善感觉异常、肢体麻木、疼痛等有一定疗效。

(二)自主(植物)神经病变治疗

1. 控制代谢紊乱。控制高血糖和由其引起的一系列代谢紊乱的结果。

2. 胃轻瘫治疗。胃轻瘫患者应少量多餐,减少食物中脂肪含量。可口服胃动力药物治疗,如西沙必利、多潘立酮(吗叮啉)或甲氧氯普胺(胃复安),且有中枢止吐作用。小剂量红霉素(0.3~0.4g/d)具有胃动素样作用,可加强胃肠蠕动功能,静脉滴注可治疗胃轻瘫。

3. 糖尿病肠病治疗。合并腹泻或大便失禁的患者,对因治疗:小肠细菌过度繁殖,口服广谱抗生素;胰酶缺乏:长期补充胰酶;大便失禁:利用生物反馈技术,重新训练直肠的感觉;胆酸吸收不良:考来烯脂或洛派丁胺;口服可乐啶可治疗腹泻,可乐啶是一种5-羟色胺的拮抗剂,可以促进肌间神经丛中乙酰胆碱的释放;糖尿病性便秘:增加膳食纤维的摄入,利用生物反馈技术,使用胃肠动力药物和导泻药物。

4. 神经原性膀胱治疗。可用α$_1$-受体阻滞剂等药物治疗;通过有规律的膀胱排空训练,配合每隔3~4h耻骨上按压,可得到一定的解决;有严重尿潴留的年轻患者,应学会自行消毒外阴后导尿,可较长时间保留导尿管治疗;老年人可通过外科手术,膀胱造瘘来解决。

5. 心血管反射功能不足(体位性低血压)。体位性低血压以预防为主,下肢使用弹力绷带加压包扎或穿弹力袜,严重的体位性低血压者,可口服氟氢可的松,它可以增加外周血管的紧张性,还可以增加血流量。禁止使用扩张小动脉的降压药,降压药物的剂量应以立位时血压为标准判断,而不能以卧位血压为达标血压。

6. 糖尿病勃起功能障碍(ED)的治疗。包括以下措施:①性心理治疗:伴有心理障碍者,需要心理治疗;②雄激素补充治疗:对于血清睾酮水平降低的糖尿病勃起功能障碍患者,可以考虑补充睾酮治疗;③口服药物:西地那非、曲唑酮、阿扑吗啡等;④局部应用药物:前列腺素E1、罂粟碱和/或酚妥拉明;⑤其他:真空负压装置、阴茎假体植入等。

第八章　糖尿病大血管病变的防治

　　糖尿病大血管病变是中等或较大的动脉血管受累的一组疾病,主要受累器官有心脏、肾脏、大脑和下肢。心血管疾病是最常见的,与非糖尿病人群比较,糖尿病人群趋于早发,并且趋于更广泛和严重。大血管病变分为:①冠心病,包括心绞痛、左心衰、心肌梗死;②高血压;③脑血管疾病,如中风;④周围血管疾病,跛行;⑤糖尿病足,缺血性足坏疽。

　　在糖尿病患者中,总死亡的50%~60%是由于心血管疾病造成的。在有蛋白尿(肾病)的糖尿病患者中,于肾移植治疗后的前数年中,50%~65%的死亡原因是心血管疾病造成的,而并非肾衰本身。心血管疾病普遍的危险因素包括:①吸烟;②肥胖;③高脂血症;④高血压;⑤胰岛素抵抗;⑥血小板功能异常;⑦缺乏活动;⑧阳性的家族史等。

第一节　糖尿病性下肢血管病变

　　下肢动脉病变是外周动脉疾病的一个组成成分,表现为下肢动脉的狭窄或闭塞。与非糖尿病患者相比,糖尿病患者更常累及股深动脉及胫前动脉等中小动脉。其主要病因是动脉粥样硬化,但动脉炎和栓塞等也可导致下肢动脉病变,因此糖尿病患者下肢动脉病变通常是指下肢动脉粥样硬化性病变(LEAD)。LEAD 的患病率随年龄的增大而增加,糖尿病患者与非糖尿病患者相比,发生 LEAD 的危险性增加 2 倍。依据调查方法和调查对象的不同,LEAD 的患病率报道不一。在我国,多次大样本的调查显示,根据踝肱指数(ABI)检查结果判断,50 岁以上合并至少一种心血管危险因素的糖尿病患者中, 五分之一左右的患者合并 LEAD。

LEAD 与冠状动脉疾病和脑血管疾病等动脉血栓性疾病常同时存在，故 LEAD 对冠状动脉疾病和脑血管疾病有提示价值。LEAD 对机体的危害除了导致下肢缺血性溃疡和截肢外，更重要的是这些患者的心血管事件的风险性明显增加，死亡率更高。LEAD 患者的主要死亡原因是心血管事件，在确诊 1 年后心血管事件发生率达 21.1%，与已发生心脑血管病变者再次发作风险相当。ABI 越低，预后越差，下肢多支血管受累者较单支血管受累者预后更差。

（一）LEAD的筛查

对于 50 岁以上的糖尿病患者，应该常规进行 LEAD 的筛查。伴有 LEAD 发病危险因素（如合并心脑血管病变、血脂异常、高血压、吸烟或糖尿病病程 5 年以上）的糖尿病患者应该每年至少筛查一次。

对于有足溃疡、坏疽的糖尿病患者，不论其年龄，应该进行全面的动脉病变检查及评估。具体筛查路径见图 8-1。

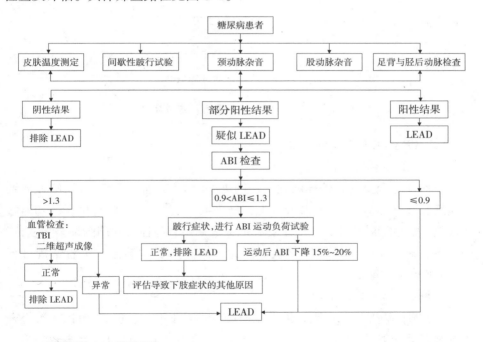

TBI：趾肱指数；ABI：踝肱指数

图8-1　糖尿病患者通过全面动脉体格检查及踝肱指数筛查下肢动脉粥样硬化性病变（LEAD）的流程

(二)LEAD的诊断

1. 如果患者静息 ABI≤0.90，无论患者有无下肢不适的症状，应该诊断 LEAD。

2. 运动时出现下肢不适且静息 ABI≥0.90 的患者，如踏车平板试验后 ABI 下降 15%~20%，应该诊断 LEAD。

3. 如果患者静息 ABI<0.40 或踝动脉压<50mmHg 或趾动脉压<30mmHg，应该诊断严重肢体缺血(CLI)。

LEAD 一旦诊断，临床上应该进行 Fontaine's 分期，见表 8-1。

表8-1　下肢动脉粥样硬化性病变(LEAD)的Fontaine's分期

分期	临床评估
I	无症状
IIa	轻度间歇性跛行
IIb	中到重度间歇性跛行
III	缺血性静息痛
IV	缺血性溃疡或坏疽

(三)LEAD的预防及治疗

1. LEAD 的治疗目的

包括预防全身动脉粥样硬化疾病的进展，预防心血管事件，预防缺血导致的溃疡和肢端坏疽，预防截肢或降低截肢平面，改善间歇性跛行患者的功能状态。需要强调的是，由于多数有 LEAD 的糖尿病患者往往合并周围神经病变，这些患者常缺乏 LEAD 的临床症状，因此，医务人员对糖尿病患者常规进行 LEAD 筛查至关重要。

2. 糖尿病性 LEAD 的预防

(1)糖尿病患者教育可以预防 LEAD 发生；对于 LEAD 患者，可以改善患者的下肢运动功能，改善患者的身体状况；简要的心理干预可以改善患者的步行行为，增加无痛性行走距离，提高患者的生活质量。

(2)糖尿病性 LEAD 的一级预防：筛查糖尿病性 LEAD 的高危因素，早期干预,即纠正不良生活方式,如戒烟、限酒、控制体重、严格控制血糖、血压、血脂。有助于防止或延缓 LEAD 的发生。年龄 50 岁以上的糖尿病患者,尤其是合并多种心血管危险因素者,都应该口服阿司匹林以预防心血管事件。对于阿司匹林过敏者或合并有溃疡者,可服用氯吡格雷。

(3)糖尿病性 LEAD 的二级预防:对于有症状的 LEAD 患者,在一级预防的基础上,指导患者运动康复锻炼,时间至少持续 3~6 个月以及给予相应的抗血小板药物、他汀类调脂药、ACEI 及血管扩张药物治疗,可以改善患者的下肢运动功能。

对于间歇性跛行患者尚需使用血管扩张药物。目前所用的血管扩张药主要有脂微球包裹前列地尔、贝前列素钠、西洛他唑、盐酸沙格雷酯、萘呋胺、丁咯地尔和己酮可可碱等。

(4)糖尿病性 LEAD 的三级预防:主要针对慢性严重肢体缺血患者,即临床上表现为静息痛或缺血性溃疡,Fontaine's 分期在 3 期以上与 Rutherford's 分类在 Ⅱ 级 3 类以上者。由于严重肢体缺血患者血管重建术后 3 年累积截肢或死亡率高达 48.8%,远高于间歇性跛行患者(12.9%),因此其治疗的最终目的是减轻缺血引起的疼痛、促进溃疡愈合、避免因肢体坏死而导致的截肢、提高生活质量。

在内科保守治疗无效时,需行各种血管重建手术,包括外科手术治疗和血管腔内治疗,可大大降低截肢率,改善生活质量。外科手术治疗包括动脉内膜剥脱术、人造血管和(或)自体血管旁路术等。血管腔内治疗具有微创、高效、可同时治疗多平面病变、可重复性强等优点,是目前 LEAD 的首选治疗方法。特别适用于高龄、一般情况差、没有合适的可供移植的自体血管以及流出道条件不好的 LEAD 患者。当出现不能耐受的疼痛、肢体坏死或感染播散,则考虑行截肢手术。

LEAD 的三级预防要求临床多学科协作,即首先由糖尿病专科医师评估患者全身状况,做到尽可能地降低心血管并发症的发生;同时评估其血管条件,创造经皮血管腔内介入治疗或外科手术治疗条件,血管外科和血管腔内介入治疗医师一起讨论手术方式,做出术中和术后发生心血管事件的抢救预案,并且在手术成功后给予随访及药物调整。只有这样,才能最大限度地改善糖尿病性 LEAD 患者的血循环重建,减少截肢和死亡。

LEAD 三级预防的治疗流程见图 8-2。

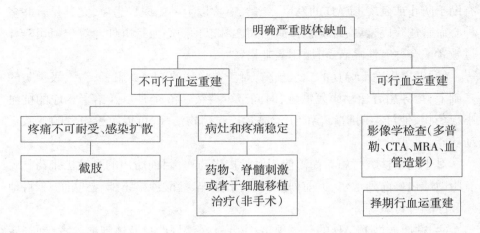

CTA：CT 血管成像；MRA：磁共振血管成像

图8-2　下肢动脉粥样硬化性病变三级预防流程图

第二节　糖尿病足

　　糖尿病具有特别高的发生周围血管病变的相对危险性,我国50岁以上的糖尿病患者糖尿病足的患病率为8.1%。近年来,糖尿病足溃疡和足坏疽的患者正在增加。据估计,全球每20s就有一例糖尿病患者截肢;我国三甲医院中,由于糖尿病导致截肢占全部截肢人数的27.3%,占非创伤性截肢的56.5%,2012—2013年的调查发现,我国糖尿病足溃疡的总截肢(趾)率降至19.03%。糖尿病足溃疡患者年死亡率高达14.4%,而截肢患者5年后死亡率更高达40%。尽早地识别和正确处理糖尿病足的危险因素,可以有效地降低糖尿病足溃疡和截肢的发生。

一、病因及危害

　　1. 病因。糖尿病患者足部损伤是周围神经病变、周围血管病变共同作用的结果,再加上感染或机械损伤。通常发生在不敏感的、缺血变性的足部,可以导致溃疡形成、感染、坏疽。足溃疡的形成主要是由于周围神经病变、机械损伤和关节畸形所致,缺血、茧、水肿、继发感染等也参与了足溃疡的形成。

　　2. 危险因素。包括：糖尿病病程>10年、男性、高血糖未得到控制、合并心血管病变、合并肾脏和眼底病变、合并周围神经病变、关节畸形或关节活动受限、周围血管病变、以往有截肢史、吸烟等。

3. 危害。糖尿病患者的截肢率是非糖尿病患者的15倍,大约半数以上的非创伤性下肢截肢术是在糖尿病患者中进行的。足部问题是糖尿病患者最常见的引起慢性致残的原因, 足溃疡和截肢是糖尿病患者残疾和死亡的主要原因之一,也是造成沉重的糖尿病医疗花费的主要原因,美国每年糖尿病的医疗费的1/3花在了糖尿病足病的治疗上,截肢的医疗费用更高。2017年全球糖尿医疗费用为7270亿美元,其中中国为1100亿美元。

二、糖尿病足病变的分类、分期

1. 糖尿病足常见病变。包括溃疡和坏疽,溃疡可以深浅不一,伴或不伴有感染,坏疽可以是局部的,也可是整个足,少见的足病变如Charcot关节病和神经性水肿。糖尿病足溃疡和坏疽的原因:神经病变、血管病变、感染。

2. 糖尿病足Wagner分级法。根据病情的严重程度进行分级:

0级:有发生溃疡危险因素的足,目前无溃疡;

1级:表面溃疡,临床上无感染;

2级:较深的溃疡,常合并蜂窝组织炎,无脓肿或骨的感染;

3级:深度溃疡,伴有骨组织病变、脓肿或骨髓炎;

4级:缺血性溃疡,局限性坏疽(趾、足跟或前足背),坏死组织可合并感染;

5级:全足坏疽。

3. 糖尿病足R-Y-B分级法。能更好地反映神经病变、血管病变和感染在糖尿病足溃疡、坏疽的形成中的作用,并指导治疗方案的确定。R:灰红色—牛肉红,反映炎症或肉芽组织形成,采取保护和保湿措施;Y:铁灰色—黄绿棕,反映湿润坏死的腐肉组织形成,采取清创措施;B:黑棕色—黄褐,反映干性坏死组织形成,采取截肢措施。

三、临床表现

一般表现为足部皮肤干燥、无汗、变脆、常有裂口,手足麻木刺痛或感觉丧失,还可能存在爪形足趾、突出的趾骨头、足拇趾炎和Charcot氏关节。缺血的主要表现为皮肤营养不良、肌肉萎缩、皮温下降、足部发凉、皮色变暗、上抬后皮肤苍白,下落后发紫,足背动脉搏动减弱或消失。最典型的表现是间歇性跛行、休息痛、夜间痛。晚期出现溃疡和坏疽,坏疽的好发部位是足趾与足跟,坏疽形成后常继发感染,而感染又促使坏疽进一步加重。部分患者可发生自发性水疱病,逐渐扩大、感染,形成溃疡和局部坏疽。

四、糖尿病足的辅助检查

1. 神经系统检查。糖尿病周围神经病变(diabetic peripheral neuropathy,DPN),可以通过下几种方法得到诊断。但必须要排除其他原因导致的周围神经病变。(1)10g 尼龙丝检查法:该方法是较为简便的感觉神经检测方法,要具备一根特制的尼龙丝(其弯曲 45°能够产生10g 的压力)。检查开始前,通常在患者手掌或前臂试用该尼龙丝 2~3 次,让患者感受10g 尼龙丝产生压力的正常感觉。测试应对双侧足部进行检查;每个检查点施压时间 2~3s,时间不宜过长;检查部位应避开胼胝、水疱和溃疡面等。建议检测点为第 1、3、5 趾腹,第 1、3、5 跖骨头处,足心,足掌外侧,足跟及足背第 1、2 跖骨间共 10 个点,患者有 2 个或 2 个以上感觉异常点则视为异常。(2)震动觉:该检查是对深部组织感觉的半定量检查。首先将振动的音叉柄置于患者乳突处让其感受音叉的振动,然后分别置于双足的骨性凸起部位进行比较检查(第 1 跖趾关节内侧,内、外踝)。(3)踝反射、痛觉、温度觉:这 3 种检查方法也可以应用于糖尿病周围神经病变的诊断。(4)神经传导速度(nerve conduction velocity,NCV)过去被认为是 DPN 诊断的"金标准",通常认为有 2 项或2 项以上 NCV 减慢者,结合其他症状体征及辅助检查可考虑存在 DPN。

2. 血管病变检查。(1)体检:通过触诊,扪及股、足背动脉和/或胫后动脉搏动了解下肢血管病变;通过 Buerger 试验了解下肢缺血情况。(2)皮肤温度检查:红外线皮肤温度检查是一种简单、实用的评估局部血供的方法,最好采用温度差判断肢体血供。(3)踝动脉—肱动脉血压比值:又称踝肱指数(ankle brachial index,ABI),反映的是肢体的血运状况,正常值为 0.9~1.3,0.71~0.89 为轻度缺血,0.4~0.7为中度缺血,<0.4为重度缺血,重度缺血的患者容易发生下肢(趾)坏疽。如果踝动脉收缩压过高,如高于 200mmHg 或 ABI > 1.3,则应高度怀疑患者有下肢动脉钙化,部分 ABI 正常患者,可能存在假阴性,可采用平板运动试验或趾臂指数(toe brachial index,TBI)测定来纠正。(4)经皮氧分压(transcutaneous oxygenpressure,TcPO 2):正常人足背 TcPO 2 > 40mmHg;如< 30mmHg 提示周围血液供应不足,足部易发生溃疡,或已有的溃疡难以愈合;如 TcPO 2 < 20mmHg,足溃疡几乎没有愈合的可能。(5)血管影像检查:包括动脉彩色多普勒超声检查、CT 血管

造影、磁共振血管造影和数字减影血管造影。血管彩色多普勒检查具有无创、简便的特点，可以了解动脉硬化斑块状况及有无动脉狭窄或闭塞，适用于血管病变大范围筛查。CT血管造影和磁共振血管造影具有成像清晰的特点，可以显示血管有无狭窄或闭塞，但准确率低于数字减影血管造影。数字减影血管造影仍是诊断下肢血管病变的"金标准"，可以准确显示动脉堵塞状况及侧支循环建立情况，对治疗方案的选择有重要作用。

五、糖尿病足的诊断

1. 糖尿病下肢血管病变的诊断。诊断依据：①符合糖尿病诊断；②具有下肢缺血的临床表现；③辅助检查提示下肢血管病变，静息时 ABI < 0.9，或静息时ABI>0.9，但运动时出现下肢不适症状，平板运动试验后 ABI 降低 15% ~ 20% 或影像学提示血管存在狭窄。

2. 糖尿病周围神经病变的诊断。明确的糖尿病病史；在诊断糖尿病时或之后出现的神经病变；具有下肢神经病变的临床表现；以下 5 项检查中如果有 2 项或 2 项以上异常则诊断为 DPN：①温度觉异常；②尼龙丝检查，足部感觉减退或消失；③振动觉异常；④踝反射消失；⑤ NCV 有 2 项或 2 项以上减慢。此诊断尚须排除其他病变，如颈腰椎病变（神经根压迫、椎管狭窄、颈腰椎退行性变）、脑梗死、格林—巴利综合征、严重动静脉血管性病变（静脉栓塞、淋巴管炎）等，尚需鉴别药物尤其是化疗药物引起的神经毒性作用以及肾功能不全引起的代谢毒物对神经的损伤。

DPN 的诊断分层。①确诊：有远端对称性多发性神经病变的症状或体征，同时存在神经传导功能异常；②临床诊断：有远端对称性多发性神经病变的症状及 1 项阳性体征，或无症状但有 2 项或 2 项以上体征为阳性；③疑似：有远端对称性多发性神经病变的症状但无体征，或无症状但有 1 项体征为阳性；④亚临床：无远端对称性多发性神经病变症状和体征，仅存在神经传导功能异常。

3. 糖尿病足感染。糖尿病患者足踝以下部位的感染，糖尿病足感染依据感染范围和临床表现分为轻、中、重度，见表8-2。

表8-2 糖尿病足感染的 IWGDF/IDSA 分级

分级	临床表现
未感染	无全身或局部症状或感染
感染	下列症状存在 2 项及以上： ·局部肿胀或硬结 ·红斑延伸> 0.5cm（创面周围） ·局部压痛或疼痛 ·局部发热 ·脓性分泌物
轻度感染	感染仅累及皮肤或皮下组织 ·任何红斑延伸< 2mm（创面周围） ·无全身症状或感染的症状 ·皮肤炎症反应的其他原因应排除（如创伤、痛风、急性Charcot 关节病、骨折、血栓形成、静脉淤滞）
中度感染	感染累及的组织深于皮肤和皮下组织（如骨、关节、腱、肌肉） ·任何红斑延伸> 2mm（创面周围） ·无全身症状或感染的症状
严重感染	任何足感染与全身炎症反应综合征，下列症状存在 2 项及以上： ·体温> 38℃或< 36℃ ·心率> 90 次 /min ·呼吸频率> 20 次 /min 或二氧化碳分压< 32mmHg ·白细胞计数< 4×10^9 /L 或> 12×10^9 /L，或不成熟白细胞> 10%

注：IWGDF：国际糖尿病足工作组 ；IDSA：美国感染病学会

六、糖尿病足的治疗

1. 全身代谢紊乱的综合治理。包括糖尿病、高血压、高脂血症、冠心病、肾功能不全等治疗,并禁止吸烟。主要是尽量保持血糖、血压达标,严重的糖尿病足必须使用胰岛素控制血糖。

2. 神经性足溃疡的治疗。适当的治疗可以使90%的神经性足溃疡愈合。处理的关键是:

(1)减轻足的局部压力。借助拐杖、轮椅等,必要时使用特殊的改变压力矫形鞋(外科鞋),达到减轻足部局部压力的目的,每天换鞋和休息是非常必要的,直至创口完全愈合。

(2)引流清创,控制感染。根据溃疡的深度、面积大小、渗出多少以及是否合并感染,来决定溃疡的换药次数和局部用药;即使非感染性创伤,也必须使用抗菌液进行清洗;感染性的损伤和溃疡,应做细菌培养和应用有效的抗生素治疗,应引流脓液和进行坏死组织的清创,必要时截肢(趾)。

(3)促进溃疡愈合。采用一些生物制剂或生长因子类物质,治疗难以愈合的足溃疡。

(4)以治疗周围神经病变为目的,补充维生素B族、营养神经、活血化瘀、对症止痛等。

3. 缺血性足病变的处理。采取以下措施:

(1)内科治疗:以周围血管病变治疗为目的,活血化瘀、抗凝治疗对于病变早期者有效,静脉滴注扩血管和改善血液循环的药物,以缓解血管痉挛,促进侧支循环形成,改善患肢的血供状况,如烟酸、妥拉唑啉、前列腺素E等,低分子右旋糖酐可降低血液黏稠度,改善微循环,防止血栓的扩大和蔓延。也可考虑高压氧治疗。

(2)外科治疗:包括血运重建术(如血管置换、血管成形或血管旁路术)和介入治疗。发生坏疽时,必须进行下肢血管搭桥(重建)或截肢手术,截肢是最后万不得已的选择,应谨慎决断,坏疽患者在休息时有疼痛,广泛的病变不能手术改善者才考虑截肢。存在感染时应积极控制感染。

七、糖尿病足的护理与教育

1. 糖尿病足护理教育的基本原则。让患者了解糖尿病足发生的危险因素,如何控制或消除这些危险因素,如何来应付一些特殊的情况,如何来保护自己的足,什么情况下应及时看医生等。根本目的是预防皮肤损伤和感染。

2. 糖尿病足护理教育的内容。主要内容包括:

(1)每日观察下肢,尤其是足趾的色泽、温度、足背动脉搏动、弹性等,检查足部是否有水疱、裂口、擦伤及感染征象(如皮肤发红、肿胀等),如有异常应及时就医。

(2)保持皮肤软润,可用甘油涂抹双足皮肤,防止干裂。

(3)每晚用温水及碱性较小的肥皂洗脚。

(4)每天做足部按摩,抬高下肢,以促进血液循环。

(5)永远不赤脚走路,穿鞋要合脚,不穿有破损的鞋,新鞋穿的时间不宜过久,避免脚受摩擦和挤压,鞋内避免有砂粒等异物。穿袜宜干净、柔软、透气、有弹性适宜的棉或毛质袜。不穿补丁袜、破口袜、紧口袜,每日更换清洗,女性不穿紧身裤。伴有严重足部血管病变的患者,暂时停止进行运动。

(6)要勤剪趾甲并细心磨平甲端,视力不好的老年人应由家人或护士协助修剪,平剪磨平,禁止修剪角度。

(7)鸡眼及胼胝的处理,每晚用温水泡足10~20min,用软布擦去表皮,禁用鸡眼膏、鸡眼胶布。不能用刀、剪自行处理,必要时应去医院处理。

(8)皮肤擦伤的处理,任何小的损伤都应认真对待,皮肤红肿、疼痛、生疮等均应去医院诊治。若得不到及时治疗,可导致足溃疡和坏疽。

八、糖尿病足的预防

为了对足部损伤早期发现和及时治疗,需要多学科的密切合作,对糖尿病患者进行适当的足部监护。糖尿病性肢端坏疽一旦发生,应积极治疗,否则病情进一步恶化,就必须截肢。因此,预防坏疽的发生很重要。

预防措施包括:加强糖尿病代谢紊乱及其并发症的控制,严格控制血糖、血压、血脂等在理想范围,禁止吸烟;积极预防神经病变、周围血管病变和感染;强调足部卫生清洁。

如何看护好自己的足?每日用温水洗脚,并用软毛巾擦干,尤其趾缝间保持干燥。夏天应涂抹润肤膏或羊毛脂,保持足部皮肤柔润。冬天注意下肢保暖,禁用热水袋、电热毯、火炉取暖,尤其是禁用玻璃瓶代替热水袋;穿合脚的鞋袜,如有骨关节畸形者,需要穿特制鞋和/或采用特殊的鞋垫,要谨慎地修除足底明显增厚的胼胝,力求平衡整个足部压力,避免局部受压过多。对于足部感觉缺失的患者,要强调避免外伤,如烫伤、刺伤等,应尽可能地防止足部皮肤损伤和感染。经常检查足部有无损伤的危险因素,如患有脚癣、鸡眼、胼胝时禁止自己处理,应及时去医院诊治。每日按摩足部,应由趾端开始向上方向按摩,促进肢体血液循环。避免剧烈运动和长途行走,防止双足过度负重。坐着、躺着时双腿避免交叉,以免局部受压封闭下肢血管血供。睡眠或卧位时,若盖被较重时,应在足旁放一枕头,防治下肢受压。

第三节　糖尿病与冠心病

糖尿病患者合并冠心病是非糖尿病患者的2~4倍；空腹血糖和餐后血糖升高,即使未达到诊断标准,心、脑血管疾病的发生风险也显著增加。糖尿病患者常合并脂代谢紊乱,是非糖尿病患者的3倍；糖尿病合并冠心病者年龄较轻；合并心肌梗死时,1/3的病人为无痛性。糖尿病病人随访10年,主要冠状动脉性事件（心肌梗死及死亡）发生率为20%,与已患冠心病者相同,故称为冠心病（CHD）等位症。10年内患CHD危险约为20%,患CHD后死亡率及心肌梗死急性期死亡率、心肌梗死后死亡率均高。因此,对糖尿病大血管病变的预防,需要全面评估和控制心血管疾病风险因素(高血糖、高血压和血脂紊乱),并适当进行抗血小板治。

一、病因与发病机制

糖尿病所致心血管疾病(包括冠心病)的因素主要包括:①吸烟史；②高血压史；③血脂水平；④血糖水平及糖尿病年限；⑤体质指数；⑥微量白蛋白尿；⑦家族史。目前认为,独立的危险因素合并存在时,具有危险叠加作用。

糖尿病是冠心病的独立危险因素,糖尿病引起心血管损害可能与以下机制有关:

1. 高胰岛素血症和胰岛素抵抗。2型糖尿病患者中92%以上都存在胰岛素抵抗,胰岛素抵抗综合征的各种成分,诸如高血压、血脂异常、肥胖等通常在糖尿病前期就存在,并且在确诊为2型糖尿病时,50%的患者已有心血管疾病。高胰岛素血症和胰岛素抵抗可引起一系列代谢紊乱,如高血糖、高血压、高血脂等,加速动脉粥样硬化斑块形成和减慢其降解速度。临床研究发现,糖化血红蛋白每增加1%,冠心病事件增加10%~18%。对2型糖尿病患者随访10年,心血管死亡率是对照组的3倍。

2. 高血压。2型糖尿病患者约40%合并高血压,加速了冠状动脉粥样硬化的进程。伴高血压的糖尿病患者总死亡率是不伴高血压糖尿病人群的4~5倍。

3. 血脂异常。血脂异常是已知的冠心病危险因素之一。2型糖尿病患者常伴有高甘油三酯血症、高极低密度脂蛋白、高胆固醇血症和低高密度脂蛋白血症,高甘油三酯和高胆固醇血症致动脉粥样硬化,促发冠状动脉管腔狭窄,心肌缺血、缺氧,导致冠心病。

4. 肥胖。2型糖尿病多数为肥胖或超重患者,餐后2h血糖每升高5mmol/L者,冠心病的相对危险性为1.97,与平均动脉压每升高20mmHg所构成的危险性相当。

5. 纤溶系统异常。2型糖尿病患者常伴有高纤维蛋白原血症、凝血和纤溶系统异常,不仅有利于动脉粥样硬化的发生和发展,而且参与粥样斑块破裂后心肌梗死的发病;并且,发生心肌梗死者,溶栓治疗效果欠佳。

二、临床特点

1. 临床表现与心电图检查。冠状动脉性疾病(ACD)以心绞痛或胸部的疼痛常见,典型的发现是心电图的证据,如由运动负荷引起的ST段的压低或T波的倒置。糖尿病是心肌梗死的高危因素,有些病人仅存在很轻微的胸部疼痛,即"静息性心绞痛",这是由于心脏自主神经病变引起的。其他的表现形式还有原因不明的心衰、无法控制的糖尿病、恶心等。对任何有这些症状的糖尿病患者,进行12导联的心电图检查是必要的。

2. 糖尿病合并冠心病的特点。糖尿病是冠心病的等危症;糖尿病合并冠心病具有更高的死亡率;约80%的糖尿病患者死于心血管并发症,其中75%死于冠心病,为非糖尿病的2~4倍;糖尿病并发冠心病时病理改变较严重,其临床表现、治疗与预后与非糖尿病患者不尽相同。糖尿病合并冠心病或糖尿病性心肌病均可出现各种类型的心律失常,是引起糖尿病病人猝死的重要原因之一。

糖尿病心肌梗死的表现可不典型,有以下特点:一是无痛性心肌梗死常见,约占30%。心肌梗死时仅表现为心力衰竭持续恶化,血糖不易控制,可伴有恶心、呕吐、虚脱等消化道症状,故容易被误诊、漏诊;二是预后不良,糖尿病心肌梗死时来势较猛,梗死面积一般较大,易发生严重的心功能不全、心源性休克、猝死和严重的心律失常。故糖尿病患者一旦发生心前区闷胀不适、心律不齐等应及早就诊并做心电图检查,以免延误治疗时机。

三、治疗措施

在糖尿病的大血管病变中,心血管疾病是最为常见的,与非糖尿病人群相比,糖尿病人群心血管疾病趋于早发,并且趋向于更为广泛和严重。治疗的目标是有效地降低心血管事件的发生率和死亡率。治疗措施包括良好地控制血糖、血压和脂代谢紊乱,抗凝治疗和必要的心脏专科处理等。

(一)代谢紊乱的控制

1. 严格控制血糖,避免低血糖发生。强化血糖、糖化血红蛋白控制治疗,可以有效地防止和延缓大血管病变,尤其餐后2h血糖比空腹血糖的控制更为重要(餐后2h血糖为心血管疾病的独立危险因子),但这并未能改变大血管病变的病程。强调大血管病变除与血糖有关之外,还与血压、血脂控制和戒烟等因素有关。加速动脉粥样硬化性疾病的发展,还有依赖于其他因素,如遗传特性、吸烟、高血压、肥胖和性别等,女性糖尿病患者冠心病发生的危险性与男性相似。

2. 严格控制高血压。严格控制血压(130/85mmHg)可减少和延缓糖尿病慢性并发症的发生,总死亡率减少33%,脑卒中减少44%,心衰减少56%,眼底病变减少34%。因此,对于合并高血压的患者应予以及时有效的控制。

3. 控制脂代谢紊乱。血浆胆固醇浓度和动脉粥样硬化性疾病之间的相关关系是众所周知的,而发现与LDL-C有更引人注目的伴随关系,LDL-C具有非常强的"致"动脉粥样硬化作用,而HDL-C则有非常强的"抗"动脉粥样硬化作用。VLDL-C与动脉粥样硬化性疾病呈正相关,在非糖尿病人群中则无明显相关性。因此,应积极改善2型糖尿病患者的血脂紊乱。

(二)专科处理

对于出现心绞痛、心肌梗死、心律失常、心衰的患者,必须积极配合专科治疗和心电监护,应尽量避免使用对糖代谢、脂肪代谢不利的心血管用药。必要时进行冠状动脉成形术或搭桥术。

1. 慢性稳定型心绞痛治疗要点。无禁忌症时口服阿司匹林75~300mg/d,可显著降低心脏性死亡率。无禁忌证时不论有无心肌梗死,可应用β-受体阻滞剂,并可提高梗死后的存活率。伴有左室收缩功能不全者,适宜应用血管紧张素转换酶抑制剂(ACEI)。低密度脂蛋白胆固醇>2.6mmol/L,可用他汀类调脂药物。舌下含化硝酸甘油片或使用硝酸甘油喷雾剂,可缓解心绞痛。若使用β-受体阻滞剂有禁忌证时,可联用长效二氢吡啶类钙拮抗剂和长效硝酸盐制剂。必要时选用冠脉搭桥术、经皮冠脉血管成形术或支架植入。

2. 不稳定型心绞痛和非Q波心肌梗死处理要点。包括以下措施:

(1)心肌缺血治疗:①硝酸甘油,舌下含服、对口喷雾或静脉滴注;②β-受体阻滞剂,用于进行性心前区不适且无禁忌证的患者,静脉滴注然后改为口服;③ACEI,糖尿病及左室收缩功能不全者。

(2)抗血小板与抗凝治疗:首选阿司匹林,糖尿病患者抗血小板治疗较非糖尿病患者降低死亡率更显著。抗凝药物可选普通肝素、低分子肝素。

(3)经皮冠脉成形术及冠脉搭桥术的选择:糖尿病患者多属心血管疾病高危人群,冠状动脉常为弥漫性病变,2支或3支病变多见,因此,首选冠脉搭桥术;若为2支病变而无明显前降支近端病变,又有大片存活心肌者,也可选经皮冠脉成形术。

3. ST段抬高心肌梗死处理的评价。有溶栓适应证时,溶栓治疗较非糖尿病患者受益更大。首次经皮冠脉成形术成功率与非糖尿病患者相似,但再狭窄率及长期预后较非糖尿病患者差。2支或3支冠状动脉病变更多选用冠脉搭桥术。阿司匹林、β-受体阻滞剂、ACEI的应用均较非糖尿病受益大。

第四节　糖尿病与高血压

收缩压和心血管病死亡在糖尿病和非糖尿病中发生率均呈正相关。在糖尿病中,高血压代表了一个很重要的健康问题,由于二者合并是十分常见的,并且可引起显著的发病率和病死率。糖尿病人群的高血压发生要比普通人群提早10年左右。高血压合并糖尿病时,并发大、小血管病变的危险性成倍增加,导致猝死、冠心病、心力衰竭、脑血管病、糖尿病肾病和眼底视网膜病变的患病率、死亡率明显增加,糖尿病合并高血压者心血管事件是正常血糖和正常血压者的4倍。因此,有糖尿病的高血压患者即被列入高危组,必须给予药物治疗。

一、高血压分级诊断标准及分组

2018年中国高血压防治指南对高血压的诊断分解标准做了如下修订。

表8-3 血压水平分类和定义(2018年中国高血压防治指南)

类　别	收缩压[kPa(mmHg)]	舒张压[kPa(mmHg)]
正常血压	<120	<80
正常高值	120~139	80~89
高血压	≥140 或(和)	≥90
1级高血压(轻度)	140~159	90~99
2级高血压(中度)	160~179	100~109
3级高血压(重度)	≥180	≥110
单纯收缩期高血压	≥140和	<90

　　根据患者性别、年龄、代谢紊乱、脏器受累等心血管疾病危险因素的多少,将患者分为低危组、中危组、高危组、极高危组,并据此决定治疗方案。新指南强调糖尿病为"另入册"的危险因素,有糖尿病的高血压患者即被列为高危组。心血管疾病危险因素包括:吸烟、高脂血症、糖尿病、年龄>60岁、男性或绝经期后女性、心血管疾病家族史(发病年龄女性<65岁,男性<55岁)。

表8-4 血压升高患者心血管风险水平分层

其他心血管危险因素和疾病史	血压(mmHg)			
	SBP130~139 和(或) DBP85~89	SBP140~159 和(或) DBP90~99	SBP160~179 和(或) DBP100~109	SBP≥180 和(或) DBP≥110
无		低危	中危	高危
1~2 个其他危险因素	低危	中危	中/高危	很高危
≥3 个其他危险因素,靶器官损害,或 CKD3 期,无并发症糖尿病	中/高危	高危	高危	很高危
临床并发症,或 CKD≥4 期,有并发症的糖尿病	高/很高危	很高危	很高危	很高危

CKD:慢性肾脏病

表8-5 影响高血压患者心血管预后的重要因素

心血管危险因素	靶器官损害	伴发临床疾病
·高血压（1~3级）	·左心室肥厚	·脑血管疾病
·男性>55岁;女性>65岁	·心电图:Sokolow-Lyon电压>	脑出血
·吸烟或被动吸烟	3.8mV 或 Cor-nell 乘积>	缺血性脑卒中
·糖耐量受损（2h血糖7.8~	244mV.ms	短暂性脑缺血发作
11.0mmol/L)和(或)空腹血糖	·超声心动图 LVMI:	·心脏疾病
异常(6.1~6.9mmol/L)	男≥115g /m², 女≥95g /m²	心肌梗死
·血脂异常	·颈动脉超声 IMT≥0. 9mm	心绞痛
TG≥5.2mmol/L(200mg/dl)或	或动脉粥样斑块	冠状动脉血运重建
LDL-C≥3.4mmol/L（130mg/	·颈—股动脉搏动速度≥12m/s	慢性心力衰竭
dl）或 HDL-C<1.0mmol/L	·踝/臂血压指数<0.9	心房颤动
(40mg/dl)	·估算的肾小球滤过率降低	·肾脏疾病
·早发心血管家族史	[eGFR30~59ml/	糖尿病肾病
（一级亲属发病年龄<50岁）	(min·1.73m²)]	肾功能受损包括
·腹型肥胖	或血清肌酐轻度升高:	eGFR<30ml/min·1.73m²
（腰围:男性≥90cm, 女性≥	男性 115~133μmol/L （1.3~	血肌酐升高:
85cm)或肥胖(BMII≥28kg /	1.5mg/dl)	男性 ≥133μmol/L(1.5mg/dl)
m²）	女性 107~124μmol/L（1.2~	女性≥124μmol/L(1.4mg/dl)
·高同型半胱氨酸血症（≥	1.4mg/dl)	蛋白尿（≥300mg/24h）
15μmol /L)	·微量白蛋白尿:30~	·外周血管疾病
	300mg24h 或	·视网膜病变
	白蛋白肌酐比:≥30mg/g	出血或渗出,
	(3.5mg/mmol)	视盘水肿
		·糖尿病
		新诊断:
		空腹血糖≥7.0mmol/L
		(126mg/dl)
		餐后血糖:≥11.1mmol/L
		(200mg/dl)
		已治疗但未控制
		糖化血红蛋白:(HbA1c≥
		6.5%)

注:TC:总胆醇;LDL_C:低密度脂蛋白胆固醇; HDL_C:高密度脂蛋白胆固醇;LVMI:左心室重量指数;IMT:颈动脉内膜中层厚度;BMI:体质指数

1. 低危组。高血压1级,不伴有上述危险因素,治疗以改善生活方式为主,如6个月后治疗无效,再给药物治疗。

2. 中危组。高血压1~2级,伴有1~2个上述危险因素,治疗除改善生活方式外,给予药物治疗。

3. 高危组。高血压1~2级,伴有至少3个上述危险因素,必须给予药物治疗。

4. 极高危组。高血压3级或高血压1~2级伴靶器官损害及相关的临床疾病者(包括糖尿病),必须给予药物治疗。

二、糖尿病合并高血压的特点

1. 1型糖尿病多于并发肾病后出现肾性高血压,2型糖尿病往往为原发性高血压。

2. 高血压与糖尿病并存时,患心血管疾病的概率约为50%,心血管疾病死亡的风险也显著增加。

3. 糖尿病患者合并高血压是非糖尿病患者的2~3倍,高血压和糖尿病都可加速冠心病、脑卒中和肾功能衰竭的恶化,二者并存显著增加心血管疾病的危险,是冠心病致死的最危险因素。

三、糖尿病合并高血压的治疗

高血压在糖尿病多种慢性并发症的发生发展中起着非常重要的作用,高血压与糖尿病大血管病变的发生率和病死率密切相关。高血压还加重糖尿病微血管病变,目前公认高血压对糖尿病肾病的发生是一个非常关键并可能与高血糖具有相同重要性的共同危险因素,高血压使已经存在的视网膜病变易发生血管破裂、出血以至失明。因此,为了预防糖尿病慢性并发症,在严格控制血糖的同时,应把血压控制在理想范围内,这对提高糖尿病的生活质量是十分重要的。高血压的治疗包括非药物治疗和药物治疗。

(一)治疗目的和控制目标

1. 治疗目的。减少糖尿病大血管和微血管并发症的发生,保护易受高血压损伤的靶器官功能;减少致死、致残率,提高患者的生活质量,延长寿命。

2. 控制目标。血压规范的控制目标为<130/80mmHg;老年人不超过<140/90mmHg;若24h尿蛋白>1.0g时,血压应<125/75mmHg;糖尿病患者应当从血压>130/80mmHg开始时进行干预。开始治疗后应密切监测血压控制情况,以确保控制达标。

(二)非药物治疗

1. 改变饮食习惯。限制脂肪和食盐的摄入,每日脂肪热量<总热量的30%,食盐<6g/d;控制总热量,尤其是肥胖病人,保持合理的饮食结构。

2. 适量运动。维持体重在理想范围,肥胖患者要以减轻体重为目标。

3. 改变生活方式。保持生活规律,缓解心理压力,避免情绪激动、精神刺激;限制酒精的摄入量,戒烟。

(三)药物治疗

药物治疗的原则,主张小剂量单药治疗,如无效采取联合用药;药物剂量增加宜循序渐进,一般不主张超常规增加药物剂量;在血压控制达标的同时,应兼顾靶器官的保护和对其他并发症的受益;避免药物副作用,如对靶器官、代谢的不良影响。

降压药物的选择,应根据患者的血糖控制水平和并发症的情况,结合每一种降压药物的作用特点和不良反应,合理选择和使用降血压药物。一般先用一种药物,以后根据血压控制情况,联合2~3种药物。首选血管紧张素转换酶抑制剂(ACEI)、血管紧张素Ⅱ受体拮抗剂(ARB)和钙离子拮抗剂(CCB),这些降压药物不会引起代谢的不良反应,其他药物也可根据情况选择使用。目前,被推荐的联合用药方案包括:ACEI或ARB与利尿剂;CCB与β_1-受体阻滞剂;ACEI与CCB;利尿药与β_1-受体阻滞剂。糖尿病肾病时,首选ACEI和ARB;若水肿明显时,可选用利尿剂;α_1-受体阻滞剂对于肾性顽固性高血压效果较好。

常用降血压药物包括以下六大类:

1. 血管紧张素转换酶抑制剂(ACEI)。是近年来最引人注目的降压药物,具有扩张血管、降低血管阻力、降低动脉压及肺动脉压的作用,还可增加心输出量,治疗心衰和心律失常。ACEI的特点为:对糖代谢和脂代谢无不良影响,通过扩张肾小球出球小动脉,降低肾小球囊内压而对肾脏功能起到保护作用,还可增加胰岛素的敏感性。其缺点为:少数患者的气道对卡托普利中的巯基发生变态反应而引起干咳,部分患者使用后1~2周内,出现血清肌酐、血清钾水平升高,严重时应停止使用。ACEI常用制剂有:①含巯基,卡托普利(开博通25mg/片);②含羟基,依那普利(悦宁定5mg/片)、贝那普利(洛汀新10mg/片)、西拉普利(一苏平2.5mg/片)、培哚普利(雅施达4mg/片);③含磷酰基,福辛普利(蒙诺10mg/片)。上述每片剂量只是各种药物常用的1种剂型,还有其他剂型。

2. 钙离子拮抗剂（CCB）。CCB能直接松弛平滑肌，扩张冠状动脉，同时，扩张周围小动脉，降低外周阻力，使血压下降。CCB的特点为：对糖代谢和脂代谢无不良影响；对肾脏具有保护作用。CCB对肾脏的保护作用可能通过同时扩张入球和出球小动脉，使肾小球囊内压降低，可减少蛋白尿，与ACEI联合使用，在保护肾脏功能上有协同作用。CCB的缺点为：短效CCB制剂（如硝苯地平）有增加心血管事件的危险，不宜使用；常见的不良反应有水钠潴留、便秘、面色潮红、心悸、头痛和纳差等。近年来，主张使用长效CCB制剂，每天服用1次，如氨氯地平（络活喜5mg/片）、非洛地平（波依定5mg/片）、硝苯地平长效控释片（拜心同30mg/片）、硝苯地平长效缓释片（伲福达20mg/片）等。

3. α_1-受体阻滞剂。通过选择性阻断突触后α_1-受体，可使周围血管扩张，降低血压，对心功能也有一定的改善作用。但对突触前α_2-受体无阻断作用，对心率和肾素—血管紧张素—醛固酮系统（RAAS）无影响。α_1-受体阻滞剂的特点是对糖代谢无不良影响，有轻度调脂作用，降压作用迅速，对顽固性高血压很有效，不增加心率。其缺点为：出现"首剂效应"和体位性低血压。常用药物有：哌唑嗪（脉宁平2mg/片）、酚苄明（竹林胺10mg/片）、特拉唑嗪（高特灵5mg/片）等。

4. 利尿剂。利尿剂分为噻嗪类利尿剂（双氢氯噻嗪、双氢克尿噻）、袢利尿剂（呋塞米、依他尼酸）和保钾利尿剂（氨苯喋啶、螺内酯）。其中，保钾利尿剂和依他尼酸对糖代谢和脂代谢无不良影响；呋塞米可引起糖耐量减低、血糖升高，可能是对糖运转的直接抑制，部分病人可有脂代谢障碍。对糖尿病患者影响最为重要的利尿剂是噻嗪类利尿剂，可使血糖升高，可诱发非酮症性高渗综合征。

5. β-受体阻滞剂。β-受体阻滞剂对糖尿病患者的不良影响包括三个方面，即加重糖代谢紊乱、掩盖低血糖症状和引起血脂异常。由于它能抑制交感神经及肾上腺髓质对低血糖反应的作用，从而掩盖低血糖症的交感神经兴奋症状，发生未察觉性低血糖。β-受体阻滞剂可使三酰甘油和胆固醇升高，与噻嗪类利尿剂合用时，对糖代谢、脂代谢紊乱的影响更为显著。因此，糖尿病患者不主张使用β-受体阻滞剂，尤其是心脏非选择性制剂。如需用β-受体阻滞剂时，应选用心脏选择性β-受体阻滞剂，主要抑制β_1-受体，对β_2-受体作用弱，对糖代谢影响小，可以选用小剂量使用，但大剂量时就会失去对心脏选择性的作用，对糖代谢的影响与非选择性制剂没有区别。此外，选择性β_1-受体阻滞剂掩盖低血糖症状和引起血脂异常的副作用并未避免。

6. 血管紧张素 II 受体拮抗剂（ARB）。这是一种新型的极有前途的降压药物,适于治疗多种高血压患者,其降压效果与ACEI及CCB类同,对心率无明显影响。但在单侧或双侧肾动脉狭窄者,可增加血清肌酐和尿素氮。对糖代谢和脂肪代谢有改善作用。对心脏、肾脏功能具有保护作用。现有的ARB可分为3类,即二苯四咪唑类（氯沙坦,科素亚50mg/片）、非二苯四咪唑类（依贝沙坦,安博维200mg/片）、非杂环类（缬沙坦,代文80mg/片）,海捷亚（氯沙坦/氢氯噻嗪片）是第一个ARB和利尿剂组合的复方制剂。ARB一天只需服药1次,肾功能损害或老年患者无须调整药物剂量。

第五节　糖尿病与高脂血症

脂代谢紊乱增加了糖尿病心血管疾病的危险性。严格血糖控制可明显减少和延缓糖尿病微血管并发症的发生和发展,但单纯血糖控制并不能完全消除糖尿病大血管病变的发生。因此,对糖尿病患者,除积极控制血糖和血压之外,还应重视对包括血脂在内的其他冠心病危险因素的控制。

一、血脂异常的诊断及临床特点

(一)糖尿病血脂异常的机制

糖尿病患者由于胰岛素分泌绝对或相对不足(或胰岛素抵抗),在糖代谢紊乱时,常常伴有脂肪代谢的紊乱(未经治疗的糖尿病患者约70%伴有脂肪代谢紊乱)。糖尿病患者胰岛素分泌不足,导致脂肪合成减少而分解加速,进入肝脏的游离脂肪酸(FFA)增加,肝脏中合成极低密度脂蛋白(VLDL-C)增加,而分解VLDL-C的脂蛋白酯酶(LPL)活性显著降低,血浆中VLDL-C含量升高,甘油三酯(TG)含量也升高。同时,肝脏中分解高密度脂蛋白(HDL-C)的肝内皮细胞酯酶(HEL)活性显著增强,HDL-C分解加快,血浆中HDL-C含量显著降低。

(二)血脂异常的诊断

1. 高脂血症的临床分型。糖尿病高脂血症分为:①高胆固醇(TC)血症:血清TC升高;②混合性高脂血症:血清TC与TG均升高;③高甘油三酯血症:血清TG升高;④低高密度脂蛋白血症:血清HDL-C降低。

2. 诊断。根据血脂检查可诊断,包括TC、TG、HDL-C、LDL、VLDL-C。检查血脂抽血之前应禁食12~14h,24h内禁酒,无剧烈活动,近期内无急性病和应激状态,停用影响血脂的药物。血脂检查的意义判断如表8-6。

表8-6　血脂检查的意义判断

血脂(mmol/L)	合适水平	边缘水平	异常
TC	<5.20	5.23~5.69	>5.72
LDL-C	<3.12	3.15~3.61	>3.64
HDL-C	>1.04		<0.91
TG	<1.70		>1.70

注:LDL-C(mmol/L)=TC-(HDL-C+TG/2.2),但仅限于TG<4.5mmol/L;TG>4.5mmol/L时必须直接测定

二、糖尿病血脂异常的特点

1. 1型糖尿病患者血脂紊乱。甘油三酯升高、极低密度脂蛋白升高、游离脂肪酸升高、低密度脂蛋白升高,但胆固醇脂和高密度脂蛋白一般正常。肾功能衰竭时加重,强化胰岛素治疗,这些血脂紊乱通常可以恢复。继发于1型糖尿病的高脂血症,随着糖尿病的控制通常可以恢复。

2. 2型糖尿病患者血脂紊乱。常见甘油三酯升高、高密度脂蛋白降低、低密度脂蛋白可以升高或正常(但小而致密的LDL颗粒增高为其特征性改变,糖基化和氧化LDL-C增加)、游离脂肪酸升高、胆固醇升高。由于年龄、肥胖、酒精、抗高血压药物、饮食等的影响,在2型糖尿病患者中,血脂的异常经常被这些因素加重。血脂水平随着糖尿病肾病的发展而变化,这些血脂紊乱即使较好的血糖控制也不易消除。2型糖尿病合并的高脂血症特点主要为高甘油三酯血症。

三、高脂血症治疗的基本措施

(一)治疗原则

脂代谢紊乱增加了糖尿病心血管疾病的危险性,在糖尿病患者中,脂蛋白的异常是很常见的,并且对糖尿病大血管并发症(特别是动脉粥样硬化性疾病)的发生,起着非常显著的作用。因此,纠正脂代谢的紊乱,维持血脂在正常水平,对于减少动脉粥样硬化和心血管疾病发生的危险性是非常重要的。治疗原则包括:改善代谢紊乱、饮食治疗、运动治疗、减肥、停止吸烟、限制饮酒和合理使用调血脂药物。

(二)非药物治疗

1. 饮食治疗。是治疗的基本措施,应长期坚持。所有高脂血症患者的饮食,都主张多吃粗粮、蔬菜、高纤维饮食、戒酒。如超重或肥胖,应限制总热量的摄入,降低体重,脂肪以摄入不饱和脂肪酸为主。但在实际应用中要强调个体化,采取针对性的措施。①对以高低密度脂蛋白和高胆固醇为主的患者,可通过减少饱和脂肪酸和胆固醇的摄入,降低低密度脂蛋白和胆固醇,减少的饱和脂肪酸热量部分,主要由增加碳水化合物或不饱和脂肪酸来补偿;②对以代谢综合征为主要表现的肥胖、高甘油三酯和高密度脂蛋白过低的2型糖尿病患者,主要措施为控制体重(控制总热量和增加运动)和适当控制碳水化合物(占50%)。过高的碳水化合物(>60%总热量)常伴有高密度脂蛋白降低和甘油三酯升高。

2. 运动治疗。适当的运动可使体内胆固醇降解,使甘油三酯、低密度脂蛋白下降,也可增加脂蛋白脂酶的活性,使甘油三酯、极低密度脂蛋白下降、高密度脂蛋白提高。应根据患者的年龄、全身状况选择运动方式和运动量。

3. 改变不良生活方式。戒烟、限酒等。

(三)控制糖代谢紊乱

糖尿病患者的血脂异常,经良好的血糖控制后大部分可恢复正常。对于没有并发症的1型糖尿病,通过使用胰岛素严格控制血糖,可以完全纠正血脂异常。对于2型糖尿病,理想的血糖控制可降低TG,HDL-C水平没有变化或轻度升高,LDL-C水平可有轻度下降。临床研究表明,二甲双胍、噻唑烷二酮类等降血糖药物,具有调血脂的作用,对肥胖、有高脂血症的2型糖尿病患者可优先选用。

四、调血脂药物治疗

经非药物治疗和控制血糖措施不能纠正的脂代谢紊乱,可选择有效的调血脂药物治疗。

(一)调血脂药物的分类、主要作用及特点

调血脂的药物分为4类,各类调脂药物的主要用法和作用及特点见表8-7。

表8-7　调血脂药物的分类、主要用法及作用特点

类别	药物	别名	用法		主要作用及特点
①贝特类 苯氯乙酸 衍生物	氯贝特	安妥明	0.25~0.5	3~4次/d	主要用于高TG血症,显著↓TG; 可轻度↑HDL-C,↓LDL-C和TC; 副作用有消化不良、胆石症和肌病, 严重肝肾疾病者禁用
	益多脂	特调脂	250mg	3~4次/d	
	苯扎贝特	必降脂	200mg	3次/d	
	吉非罗齐	诺衡	300mg	3次/d	
	非诺贝特	力平脂	0.1~0.2g	2次/d	
②他汀类 HMG-coA还 原酶抑制剂	洛伐他汀	美降脂	20~40mg	1~2次/d	显著↓TC和LDL-C,适度↓TG,轻 度↑HDL-C; 主要副作用肝酶升高和肌病,活动 或慢性肝病者绝对禁用
	氟伐他汀		820mg	1次/d	
	辛伐他汀	舒降脂	5~40mg	1次/d	
	瑞舒伐他汀		10mg	1次/d	
	普伐他汀	普拉固	10~40mg	1次/d	
	脂必妥*		2~3粒	1~2次/d	
	血脂康*				
③树脂类 胆酸螯合剂	消胆胺		8g	2~3次/d	主要用于单纯LDL-C升高者,可与 其他类联合作用加强; 主要副作用为胃肠反应、便秘,显著 高TG禁用
	降胆宁		5g	3~4次/d	
④烟酸类 尼克酸衍 生物	烟酸		0.1~1.0g	3次/d	对大多数血脂异常有效,可↓TG和 LDL-C,↑HDL-C; 主要副作用为肝毒性、IGT、高UA, 乐脂平不影响糖代谢和UA代谢
	烟酸肌醇脂		0.2g	3次/d	
	阿西莫司	乐脂平	0.25g	2~3次/d	

*含红曲等天然他汀

(二)调脂药物选择的原则

1. 高LDL-C的治疗。①无冠心病或大血管疾病,LDL-C 2.6~3.35mmol/L,生活方式调整;②有冠心病或大血管疾病,LDL-C≥2.60mmol/L;或无冠心病或大血管疾病,LDL-C≥3.35mmol/L,生活方式调整+药物治疗。首选他汀类,次选非诺贝特。

2. 高TG的治疗。首先改变生活方式、减轻体重、限制饮酒和严格控制血糖。TG在2.3~4.5mmol/L时开始药物治疗，首选贝特类药物（如诺衡），他汀类在治疗高TG伴高LDL–C时有一定疗效；甘油三酯≥5.6mmol/L时，应首先尽快降低TG，以防止急性胰腺炎的发生。

3. 低HDL–C血症的治疗。减轻体重、运动、禁吸烟和控制血糖。可选用烟酸衍生物或他汀类药物。烟酸类药物能有效升高HDL–C，应谨慎使用，还可选用贝特类。

4. 高LDL–C合并高TG的治疗。首选他汀类药物（如洛伐他订、辛伐他汀）；其次选用树脂类或非诺贝特（力平脂）。经控制血糖和他汀类药物的使用，LDL–C已达标、TG仍≥2.3mmol/L者，可采用贝特类或与他汀类药物联合治疗。当TG>5.6mmol/L时，应用贝特类药物首先降低TG防止急性胰腺炎，只有当TG<5.6mmol/L时，才将注意力转移到降低LDL–C。

5. 高TG和高TC（混合性高脂血症）的治疗。首选他汀类，次选他汀类+烟酸衍生物（如阿者莫司）。

第六节　糖尿病与脑血管疾病

脑卒中是指一组以突发的、局灶性或弥漫性脑功能障碍为特征的脑血管疾病，分缺血性及出血性两种。糖尿病脑出血的患病率与非糖尿病人群相近，未发现统计学意义，而脑梗死的患病率为非糖尿病人群的2~4倍，糖尿病是缺血性脑卒中的独立危险因素。糖尿病患者脑卒中的死亡率、病残率、复发率较高，病情恢复慢。糖尿病患者严重的颈动脉粥样硬化多见，因颈动脉栓塞导致不可逆脑组织损坏者也多见；而在非糖尿病患者中往往只产生短暂性缺血发作。在大于65岁的糖尿病患者中，大约13%者有脑卒中病史，明显高于非糖尿病人群。

一、糖尿病脑卒中的病因与诊断

脑卒中由于颈动脉粥样硬化、脑血管动脉粥样硬化及其痉挛或脑血管破裂等原因造成。

1. 糖尿病缺血性脑卒中。较常见，包括短暂性脑缺血发作和脑梗死（栓塞性脑梗死、血栓形成性脑梗死、腔隙性脑梗死）。主要由于脑部动脉粥样硬化和血栓形成，使管腔变狭或闭塞，导致急性脑供血不足而引起脑局部坏死。缺血性脑卒中多发生在睡眠及清晨,病人意识常保持清晰而有偏瘫、失语等脑局灶症状,且这些症状常在几小时或较长时间内逐渐加重。

2. 糖尿病出血性脑卒中。包括脑出血、蛛网膜下腔出血等,在动脉粥样硬化的基础上,由于血压骤然升高而使病变的动脉破裂出血。病人除有偏瘫等脑局灶性症状外,常伴有昏迷,且病情发展迅速,常在数分钟至数十分钟达到高峰发生昏迷,病死率较高。

3. 诊断和鉴别诊断。由于清晨血糖、血压均有增高的趋势,缺血性脑血管病易发生在睡眠及清晨;缺血性脑血管病的临床表现轻重不一,病情演变不尽相同。缺血性和出血性脑卒中的鉴别非常重要;鉴别高血糖是应激反应还是由糖尿病所致,病史、糖化血红蛋白、糖尿病的特异性并发症有一定参考价值。当然,要明确病人是否为脑卒中以及是哪一类脑卒中,还需做一些检查,如头部CT或核磁共振扫描等。

二、糖尿病脑卒中的防治

1. 早期治疗。包括以下措施:

(1)对重症患者要注意监护,保持呼吸道通畅,控制体温升高,防治感染,注意营养支持;对高血压的处理应谨慎,避免使用容易迅速降压的药物。

(2)脑梗死发病在3h以内,符合溶栓适应证的患者,使用重组组织型纤维蛋白溶酶原激活剂溶栓治疗。2020年2月20国际卒中大会亮点之一:缺血性脑血管病的再灌注治疗——新金山即急性神经功能缺损患者扩展时间窗。替奈普酶静脉溶栓联合机械取栓治疗,将静脉溶栓时间窗与组织窗相结合将急性缺血性卒中后溶栓时间扩展到9h,时间窗的突破成为2019年卒中领域最重要的研究进展之一。

(3)脑梗死发病在8~48h,治疗的目的为预防复发和防治并发症。阿司匹林抗血小板治疗,可预防脑卒中复发;抗凝治疗,可防止深静脉血栓形成和肺栓塞;防止和控制脑水肿,对于缺血性卒中引起的脑水肿,不主张使用糖皮质激素。

2. 高血糖的处理。控制血糖是治疗糖尿病脑卒中的基础。在未确定有糖尿病或血糖结果报告之前,避免使用含糖液;血糖明显升高时要使用胰岛素控制血糖;理想的控制目标是使血糖保持在<16.7mmol/L,一般认为应将血糖控制在理想水平;治疗时注意监测血糖,及时调整胰岛素用量,避免血糖波动过大,尤

其应防止低血糖的发生。

3. 糖尿病脑卒中的预防。循证医学的结果表明,积极控制高血压和高血糖能明显减少脑卒中的发生。预防的关键措施是:①严格控制血糖,改善胰岛素抵抗;②严格控制高血压受益可能更大,颈动脉狭窄明显者收缩压不宜降得过低;③纠正血脂异常,他汀类药物可减少脑卒中的发生;2020年2月23日美国FDA(美国食品药品管理局)批准了一种新型降脂药物——本贝多酸,这是近20年来FDA批准的第一个非他汀类口服降脂药物;2月27日,本贝多酸和依折麦布的复合制剂也通过了FDA的审批;通过首列的临床试验证明,本贝多酸联依折麦布或阿托代他汀均可以进一步降低患者的LDL–C水平;与他汀类药物相比,本贝多酸能更有效地减轻体内的炎症反应,没有发现潜在的新发糖尿病的风险和他汀所致肌炎等不良反应,该药无疑会为降脂提供新的思路,也为降脂治疗的基础和基因研究提供更多的可能性;④抗血小板功能药物的应用,阿司匹林对于减少脑卒中和短暂性脑缺血发作的复发是积极有效的;⑤进行生活方式的调整,应合理饮食、控制体重、戒烟限酒。

第九章　特殊人群糖尿病

第一节　儿童和青少年糖尿病

儿童和青少年糖尿病的主要类型是1型糖尿病,我国1型糖尿病的发病率为0.6/10万左右,属低发病区。但由于我国人口基数大,故1型糖尿病患者的绝对数字并不少。近年来,由于饮食结构改变和体力活动减少,肥胖儿童增多,据报道一些大城市肥胖儿童数量,已经超过了20%的警戒线,并以每年1%的速度递增,儿童2型糖尿病的发病率呈上升趋势。

一、儿童和青少年2型糖尿病流行病学特点

(一)流行病学特点

儿童及青少年2型糖尿病的危险因素包括:①BMI、体重大于同龄同性别的85%者,体重大于同身高理想体重的120%者;②有1级或2级亲属家族史者;③易患种族;④存在胰岛素抵抗或与其相关的状态。其流行病学有以下特点:

1. 儿童2型糖尿病的发病率呈上升趋势。肥胖是罪魁祸首,日本儿童中2型糖尿病是1型的7倍,均与肥胖相关。我国缺乏全面资料,但北京市近10年来,肥胖儿童增加了5~7倍。

2. 儿童和青少年2型糖尿病具有明显的家族遗传倾向。据报道74%~87%的患儿有家族史,其中,65%的患儿有2型糖尿病的一级亲属。父母患2型糖尿病,其子女患病的危险性更大。

3. 具有地域性差别。世界上儿童2型糖尿病发病率最高的是Pima印第安人,5~14岁发病率高达1/1000,最小发病年龄为5岁。

4. 出生时低体重儿易患2型糖尿病。胎儿宫内发育迟缓,可影响胎儿的胰

腺发育,可导致糖耐量异常,如Pima印第安儿童糖尿病。

(二)面临的危机与思考

儿童糖尿病发病率逐年上升使我们面临新的危机,这包括:①近年来,肥胖儿童在不断增加,逆转肥胖是减少儿童2型糖尿病患病率的关键;②儿童糖尿病发病率大幅度增加,1994年较1982年上升了10倍;5~17岁的青少年1999年较1973年增加了2倍(尤其后15年);③儿童糖尿病早发心血管疾病增加,寿命缩短,心血管死亡危险增加了5倍;④成年后的远期并发症将成为严重的公共健康问题,儿童带着代谢综合征进入成年期,冠心病或中风危险上升20%~35%,成人代谢紊乱综合征由于并发症死亡率增加3倍;⑤糖尿病教育及早期干预预防危险因子都是极其迫切的,对于儿童糖尿病患儿坚持生活自律是最为困难的。

二、儿童和青少年糖尿病的诊断、分型及特征

糖尿病的诊断基于症状和血浆葡萄糖检测。目前我们仍然依据美国糖尿病协会和国际儿童青少年糖尿病协会共同制定的诊断标准,符合该标准以下 4 条中的 1 条即可诊断糖尿病。

1. 空腹血糖 ≥7.0mmol/L(126 mg/dl)。

2. 糖耐量试验(用 1.75g/kg无水葡萄糖溶于水作为糖负荷,最大不超过75g)2h 血糖≥11.1mmol/L(200mg/dl)。

3. 有糖尿病的三多一少症状且随机血糖≥11.1mmol/L (200mg)。

4. 糖化血红蛋白(HbA1c)>6.5%。

儿童糖尿病中1型糖尿病占89.6%,2型糖尿病仅占7.4%因此,儿童在糖尿病分型时,首先考虑为1型糖尿病,有如下线索者提示为2型糖尿病:明确的2型糖尿病家族史、肥胖、起病缓慢、症状不明显、发病年龄较大、无须使用胰岛素治疗,或存在和胰岛素抵抗相关的表现,如黑棘皮病、高血压、血脂异常、PCOS 等。

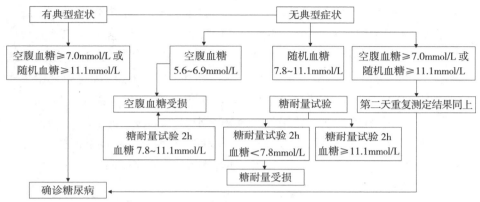

图9-1　儿童青少年糖尿病的诊断路径图

儿童和青少年糖尿病分型采用1997年ADA的分型标准（见表2-1），儿童、青少年糖尿病的主要类型及其特征如表9-1。

表9-1　儿童、青少年糖尿病主要类型的特征

糖尿病类型	主要特征
1型糖尿病	大多数儿童属此型，绝大多数与自身免疫有关，易发生DKA
2型糖尿病	儿童少见，近年来迅速增加。常与肥胖相伴随，胰岛素抵抗严重
青少年发病的成人型糖尿病（MODY）	呈常染色体单基因显性遗传，青春前期或发育后发生少
线粒体DNA缺陷糖尿病	呈常染色体单基因显性遗传，偶尔伴有耳聋及肾畸形
胰岛素作用遗传缺陷糖尿病	在儿童中，因胰岛素受体及受体后异常所致

香港青年糖尿病调查结果显示：儿童和青少年糖尿病占临床糖尿病的20%，其中，10%为1型糖尿病，10%GAD-Ab阳性，50%存在胰岛素缺乏（需胰岛素治疗），50%有阳性家族史，10%存在引起胰岛素分泌衰竭的基因突变（MODY）。

三、病因与发病机制

（一）1型糖尿病

儿童糖尿病1型，可能与遗传、环境因素和自身免疫异常有关。目前认为，其病因是在遗传易感基础上，在外界环境因素作用下（最常见的为病毒性感染），引发机体自身免疫功能紊乱，导致胰岛β-细胞的损伤和破坏，最终使胰岛素分泌绝对不足,必须依赖外源性胰岛素治疗。可能的触发因子为病毒、化学毒素、牛乳抗原等,尚未定论。针对β-细胞发动免疫攻击,胰岛细胞抗体(ICA)、胰岛素自身抗体(IAA)、谷氨酸脱羧酶抗体(GAD-Ab)、酪氨酸磷酸酶相关蛋白-2抗体(IA-2)产生。当β-细胞减少达90%以上时,胰岛素严重缺乏,即可出现糖尿病症状;当β-细胞全部受损时,自身免疫反应也终止,各类抗体滴度下降、消失。本病常与其他自身免疫性疾病相关联,如桥本氏甲状腺炎、卵巢功能早衰等。

另外,有极少数1型糖尿病为特发性,病因不明,无自身免疫学证据。存在种族的差异性,亚洲及非洲多见,具有明显的家族史,有酮症倾向。

(二)2型糖尿病

2型糖尿病是由于遗传因素和环境因素导致胰岛素抵抗及(或)胰岛素分泌缺陷引起的。呈多基因遗传,发病具有明显的异质性,是代谢综合征的一部分。

1. 胰岛素的分泌缺陷。胰岛β-细胞功能缺陷发生于早期阶段并逐渐衰竭,当出现明显的临床症状时,胰岛功能已下降50%以上。其特点为:①β-细胞基因表达严重缺陷(早期出现);②β-细胞再生能力降低,细胞凋亡加速;③前胰岛素/胰岛素比值升高;④胰岛素分泌第一时相(对葡萄糖或游离脂肪酸刺激的快速反应)缺陷;⑤胰岛素分泌节律异常,葡萄糖刺激(OGTT)的胰岛素分泌峰值后移。

影响胰岛素分泌的因素包括:①遗传基因变异(多基因遗传);②宫内发育不良,与孕妇营养不良、胎儿胰岛细胞增殖缓慢、胰岛细胞数量少、胎儿β-细胞受到一氧化氮等的损伤有关;③高血糖毒性作用,抑制胰岛素的分泌;④脂肪毒性作用,游离脂肪酸抑制胰岛素的分泌。

2. 胰岛素抵抗。包括胰岛素受体、受体前和受体后缺陷及拮抗激素(如皮质醇、生长激素、胰高血糖素、儿茶酚胺)分泌增加等。目前研究发现,出生时为低体重儿,2型糖尿病的患病率显著增高;还发现出生时体重与当前身高、体重呈正相关,与空腹血糖、餐后血糖及胰岛素抵抗呈负相关。近年有人提出"节俭基因表型"的假设,即胎儿在宫内时如周围营养环境不佳,则胎儿必须要有"节俭"的表现,让体重保持在低水平,以适应当时能量短缺的内环境,此时,可同时伴有β-细胞发育不良及胰岛素抵抗,以避免低血糖的发生。但如果这些个体发育后,如处于营养充足的环境中,则那些在营养不足时所表达的"节俭表型"基因,会增加腹型肥胖、糖尿病和大血管病变的危险性。

(三)青少年发病的成人型糖尿病(MODY)

MODY起病缓慢,较少产生酮症酸中毒,只在严重感染或应激时产生,是一种特殊类型的糖尿病,属常染色体显性遗传,不伴有HLA抗原、自身免疫和胰岛细胞抗体的变化,与葡萄糖激酶等基因突变有关,到目前为止,至少发现有14种类型。

四、临床特点与治疗原则

(一)1型糖尿病

1. 临床特点。各个年龄均可发病,但以5~7岁和10~13岁两个年龄组多见,患病率无性别差异,有地域及种族的差异。起病较急,常因感染或饮食不当诱发起病,可有家族史。可有免疫学证据,C–肽值很低或测不出。

典型表现为多尿、多饮、多食和消瘦的"三多一少"症状。儿童患者起病多数较急骤,数日内即可突然表现出明显的多尿、多饮,每日饮水量和尿量可达数升,食量增加而体重下降。不典型隐匿发病的患儿,多表现为疲乏无力、遗尿、食欲降低。年幼者常以遗尿、消瘦引起家长的注意,并且常常多次遗尿。有相当多的患儿(20%~40%),常以急性酮症酸中毒入院抢救,尤其多见于年幼者。临床表现为食量减少、恶心、呕吐、腹痛、呼吸深快、呼出气体中带有酮味,神志萎靡、嗜睡,严重者可出现昏迷、意识丧失,因大量糖尿引起渗透性利尿者,可引起中至重度脱水,眼球凹陷,严重者可出现低血容量性休克。

2. 治疗管理原则。1型糖尿病的治疗目的是降低血糖、消除症状,预防和延缓各种急慢性并发症的发生,提高生活质量,使糖尿病儿童能与正常儿童一样生活、健康成长。理想的治疗目标是使血糖及HbA1c正常化,<5岁者可适当放宽控制标准。

(1)心理治疗和教育:这是糖尿病患儿综合治疗的一部分,包括呼吁社会、学校、家庭给予糖尿病儿童更多的关爱,建立有效的个人—家庭—社会—医疗中心教育体系,使他们能与正常儿童一样健康成长。

(2)饮食治疗:①计划饮食,控制总热量,但要保证儿童正常生长发育的需要;②均衡膳食,保证足够营养,特别是蛋白质的供应,应避免摄入高碳水化合物和高脂食物,多选择高纤维素食物,烹调以清淡为主;③定时定量,少量多餐,最好一日3次正餐加3次点心,需注意进食正餐和加餐的时间,要与胰岛素注射时间及其作用时间相配合;④要督促饮食计划的实施,这有时是很困难的。

（3）运动治疗：儿童1型糖尿病患者，病情稳定后都可以参加学校的各种体育活动，这对于病情控制具有良好的作用。运动方式和运动量应个体化，循序渐进，强度适当，量力而行，注意安全，包括防止运动中和运动后低血糖的发生。

（4）胰岛素治疗：儿童1型糖尿病一经确诊，常需终身依赖外源性胰岛素替代治疗。由于患儿残余的胰岛β-细胞功能存在着差异，胰岛素治疗要注意个体化。儿童1型糖尿病并发酮症酸中毒非常多见，是早期死亡的主要原因，应及时诊断，积极抢救。

（5）随访与监测：一般患儿应至少每2~3个月到糖尿病专科门诊复查1次。随访与监测应做到以下几点：①每次携带病情记录本，以供医生了解病情控制情况，作为指导治疗的依据；②每次随访均应测量身高、体重、血压、尿常规、24h尿糖定量、餐后2h血糖和糖化血红蛋白；③每半年至1年应监测血脂、尿微量白蛋白、眼底及空腹或负荷后C-肽水平等，以早期发现糖尿病的慢性并发症，并了解胰岛β-细胞的功能变化；尿微量白蛋白、眼底检查在青春期以前是不必要的；④应经常进行家庭自我血糖监测和尿酮监测。

（二）2型糖尿病

1. 临床特点。一般估计，儿童糖尿病中2型约占一半。儿童、青少年2型糖尿病发病早，诊断时年龄通常在10岁至青春期，平均为13岁。多见于肥胖儿童，发病初期呈超重或肥胖，以后渐消瘦（可预测β-细胞功能衰竭），部分患儿可伴有黑棘皮病，多见于颈部或腋下。发病较隐匿，一般不易发生酮症酸中毒。

儿童、青少年糖尿病的临床表现，有时1型和2型重叠，使诊断发生困难。儿童2型糖尿病在诊断时，应排除1型糖尿病（包括LADA）、病因明确的遗传缺陷糖尿病（如MODY）。早发2型糖尿病与MODY的鉴别要点，见表9-2。

表9-2　早发2型糖尿病与MODY的鉴别要点

	遗传基因	发病年龄	受累亲属	胰岛素治疗	GAD-Ab	肥胖
早发2型糖尿病	多基因	14~40岁	2级或1级	初始不需要	（-）	常见
MODY	单基因常染色体显性遗传	<25岁	1级（三代）	初始不需要	（-）	罕见

2. 治疗管理原则。包括以下方面：

（1）制订治疗目标和实施计划，重视心理教育，追踪是否为1型糖尿病。

（2）饮食治疗：饮食控制的目的是维持标准体重，校正已发生的代谢紊乱，减轻胰岛β-细胞的负担。尤其对肥胖儿童，体重宜逐渐降至标准体重，饮食计划要个体化。

（3）运动治疗：运动治疗在儿童、青少年2型糖尿病的治疗上占有重要的地位，有利于控制体重，增加胰岛素的敏感性和有利于血糖的利用，同时，可促进生长发育。运动方式和运动量的选择应该个体化，应根据性别、年龄、体形、体力、运动习惯和爱好，选择适宜的运动。

（4）药物治疗原则：经饮食、运动治疗，若血糖仍未达标，可使用口服降糖药物或胰岛素治疗，以保证儿童的正常发育，对口服降糖药的选择及应用基本同于成年人，但要注意用药的个体化原则。有些口服降糖药物及胰岛素类似物（除诺和锐外），在18岁以下患者未做安全性试验，最好避免使用。早期短疗程使用胰岛素治疗，可以回避葡萄糖毒性对β-细胞的攻击，胰岛素的应用和注意事项与儿童1型糖尿病相同。

（5）筛查：肥胖被认为是儿童2型糖尿病的标志，因此，对于肥胖和有1级或2级亲属家族史的儿童，应每半年至1年到门诊随访1次，进行身高、体重、血压、血脂、血糖的检查，以便早期发现糖尿病。

（6）降血压问题：成人经验提示越早干预益处越大，儿童缺乏循证医学的证据，许多问题尚未定论，建议控制血压<120/75mmHg。

（7）血脂问题：关于儿童糖尿病的血脂紊乱，有许多问题尚未定论，尚待进一步研究，推荐的处理原则为：①诊断时无脂代谢异常，至少1~2年监测血脂1次；②先控制血糖，再降血脂；③目前，仅有对儿童家族性高胆固醇血症的研究，缺乏其他类型血脂异常的治疗经验；④药物的选择缺乏安全性试验依据，胆酸螯合剂是唯一核准用于各个年龄组及糖尿病儿童的调脂药物，其他类（如他汀类）药物，建议用于10岁以上的儿童；⑤儿童血脂控制标准。

TODAY（treatment options for type 2 diabetes in adolescents and youth）研究发现，诊断数月后的2型糖尿病青少年患者中，79.8%存在低高密度脂蛋白血症，10.2%存在高甘油三酯血症。所有大于2岁的儿童在诊断糖尿病后，如有高胆固醇血症家族史、家族在55岁前出现心血管事件或家族史不明，应考虑检查空腹血脂谱(在血糖得到控制后)。 如果无上述家族史,应在青春期(≥10 岁)开始首次血脂筛查。 脂代谢异常诊断后,一般每年复查1 次,糖尿病患者血脂目标水平为低密度脂蛋白 <2.6mmol/L (100mg/dl),高密度脂蛋白 >0.91mmol/L (35mg/dl),甘油三酯 <1.7mmol/L (150mg/dl)。如果 LDL 水平过高,应尽可能控制血糖并进行饮食控制(饮食胆固醇 <200mg/d,饱和脂肪占总热卡 <7%,脂肪占总热卡 <30%),6 个月内进行空腹血脂复查。10 岁以上患者,如在医学营养治疗和生活方式改变后,低密度脂蛋白>4.1mmol/L(160mg/dl),或>3.4mmol/L (130mg/dl)伴1 个或多个心血管病危险因素时可加用他汀类药物,理想状态应低于2.6mmol/L (100mg/dl)。甘油三酯:如空腹>4.5mmol/L(400mg/dl)或非空腹>11.3mmol/L (1000mg/dl) 即可开始药物治疗,以达到空腹<4.5mmol/L (400mg/dl)的目标。苯氧芳酸类为治疗高甘油三酯血症的首选药物,目前显示是安全有效的,但对儿童患者仍需谨慎使用。

(8)神经病变:2 型糖尿病确诊时应该筛查远端对称性多发性神经病变,可使用简单的临床检查手段进行筛查,以后至少每年筛查 1 次。如果临床特征典型,一般不需要进行电生理学检查或转诊给神经科专家。严格控制糖尿病病情有助于改善神经病变,疼痛明显时可以采用镇痛剂对症治疗。同时应该筛查心血管自主神经病变的症状和体征,但由于不影响治疗或预后,一般不需特殊辅助检查。

(9)非酒精性脂肪肝病(NAFLD):2 型糖尿病患儿25% ~50%合并有NAFLD,故糖尿病一经诊断即需对此相应评估,包括肝脏 B 超或磁共振肝脏脂肪定量等,以后每年1 次。 对于有胰岛素抵抗的患儿,控制体重及口服二甲双胍均能降低肝酶,改善NAFLD。 护肝药虽可用于肝功能损伤,但对于 2 型糖尿病合并 NAFLD 的青少年,最佳方法还是改善胰岛素抵抗。 如果在控制体重和糖尿病治疗下肝酶仍持续升高,则需考虑肝脏活检。

第二节 老年人糖尿病

老年人糖尿病是指年龄>60岁(西方国家>65岁)的糖尿病人,包括60岁以前诊断和60岁以后诊断的糖尿病。随着人口老龄化,老年人糖尿病患病率逐年增加。我国60岁及以上老年人口有2.3亿, 占总人口的16.7%;65周岁以上人口

1.5亿,占10.8%。老年糖尿病的患病率较高,2010年为22.86%;另有数量相近的糖耐量减低人群。老年是糖尿病防治的重点人群,老年糖尿病的治疗目标是减少急慢性并发症导致的死亡,改善生活质量,提高预期寿命。

一、老年人糖尿病的特点

老年人糖尿病有其独特的临床特点,主要有以下几点:

1. 患病率高。50岁以上约3倍于总人口的患病率,60~70岁为患病高峰年龄。

2. 起病隐匿、缓慢。多数患者于诊断时的症状不明显,易漏诊,往往于常规体检或因其他疾病检查血糖或尿糖而发现。老年人肾小球滤过率下降,肾糖阈值可高达11.1mmol/L,尿糖检查阴性,不能排除糖尿病的可能。

3. 常因并发症表现首诊。如因视力减退首诊于眼科;因高血压、冠心病首诊于心内科;因肾病首诊于肾内科;因下肢坏疽首诊于外科;因外阴瘙痒首诊于皮肤科等。甚至部分患者以糖尿病高渗综合征为首发表现送往急诊科。

4. 特殊表现。少数老年糖尿病患者表现为体温低、多汗、神经性恶液质、肌萎缩、认知能力差等。

5. 血糖控制不理想,并发症多,死亡率高。老年人组织器官退化,免疫功能下降,心脑血管及神经系统疾病的发病率高,加之社会—心理因素,不愿控制饮食,血糖控制往往较差,达标者仅占20%。

6. 并发症危害严重。主要包括以下危害:①80%的老年人糖尿病死亡原因为心血管病变,常有动脉粥样硬化及微血管损害,导致高血压、冠心病及心肌梗死,成为老年人糖尿病并发症的防治重点;②老年人糖尿病周围神经病变和自主神经病变的发生,随年龄增加而增多;③老年糖尿病患者白内障、视网膜病变和青光眼明显多于年轻病人;④主要的急性并发症为糖尿病高渗综合征,一旦发生,若不及时诊治,预后差,病死率高达40%~70%。

二、老年糖尿病的诊断

(一)临床表现

新诊断的老年人糖尿病常无明显的临床表现,有些患者仅有一些非特异的症状,如常有情绪变化、记忆力差、抑郁和痛阈下降、乏力,而被误认为是衰老的表现。有些老年患者可能存在糖尿病并发症的临床表现,如视力下降或丧失、周围神经异常、冠心病、心肌梗死、充血性心力衰竭、周围血管病、间歇性跛行以及脑血管病等。糖尿病高渗综合征常表现为严重脱水、昏迷、脑梗死等。

(二)诊断标准

采用1997年美国ADA的糖尿病诊断标准。值得注意的是,以OGTT诊断为糖尿病的老年患者,多数无临床症状,以餐后2h血糖升高为主,缺乏空腹高血糖,甚至发生空腹低血糖。应注意有1型糖尿病的可能,即成年人发病的青少年型糖尿病(LADA)。

(三)糖尿病及其并发症的筛查

即使无高血糖症状的老年人,也应积极寻找糖尿病的危险因素,如肥胖、糖尿病家族史、冠心病、高血压、脑血管病、高脂血症、某些人种(如亚洲移民)及应用可使血糖升高的药物(如皮质类固醇激素、雌激素、噻嗪类利尿剂、β-受体阻滞剂、苯妥英钠)等,以便及早发现和诊断糖尿病。建议60岁以上的老年人每年进行75g-OGTT筛查1次。

不少老年糖尿病患者,诊断糖尿病时虽无症状,但早已存在慢性并发症。应根据病史、体检、实验室检查,寻找有无糖尿病并发症,如心脑血管病、神经病变、眼病、肾病、足病以及骨质疏松等。

三、老年人糖尿病的治疗

老年人糖尿病治疗的目的是:解除高血糖引起的临床症状,预防和延缓糖尿病各种并发症的发生和进展,防止体重明显下降,避免低血糖及其他药物的副作用,从而保障健康和提高生活质量。

(一)非药物治疗的要点

1. 饮食疗法。饮食治疗的总原则是控制总热量,保持饮食结构合理。每日总热量的摄入按每千克标准体重约104.6kJ(25kcal)计算。其中,碳水化合物占55%~65%;蛋白质占10%~15%,脂肪占20%~30%(饱和脂肪酸<10%),纤维素摄入量每日20~30g。忌食葡萄糖和蔗糖,水果富含纤维素、维生素和糖类,食用时按食品交换法,相应减少主食量。

2. 运动疗法。适应于大多数轻—中度2型糖尿病(尤其是肥胖型),以及稳定期的1型糖尿病。不适宜运动的患者有:血糖未控制的1型糖尿病患者;伴有严重肾病、心功能不全、眼底病变及神经病变者;频繁发作脑供血不足者;糖尿病足者;急性感染及糖尿病急性并发症者等。运动方案的制订因人而异,随时灵活调整。有的老年人因骨关节病变或脑卒中偏瘫而无法运动。运动方式根据病情和个人爱好自由选择,如散步、体操、上下楼梯、跳舞、打太极拳、游泳、打网球等。运动强度应适中,不宜过大,避免开展竞技性强的运动。

3. 糖尿病教育和监测。应对糖尿病患者及其家属进行教育,特别是对生活难以自理的老年人糖尿病患者亲属教育十分重要。提倡建立健康档案和随访计划,包括病史、体格检查及实验室检查,定期复查,加强监测。

(二)药物治疗的特点

老年人糖尿病多属2型糖尿病,多数患者病情较轻,因此,如单纯饮食和运动治疗达不到要求者,才选择口服降糖药物治疗。老年糖尿病患者的药物治疗原则与一般糖尿病患者相同,但应考虑到老年人的用药特点。

1. 口服降糖药物的选择。应遵循和特别注意以下原则:

(1)磺酰脲类降糖药物:对60岁以上的老人不宜应用(尤其格列苯脲),宜选用半衰期短、排泄快的短效药物,避免首选作用强而持久的降糖药,如格列本脲等,以避免低血糖。格列喹酮不依赖肾脏排泄,降糖作用温和,低血糖发生少,适宜老年糖尿病患者使用。老年糖尿病患者常伴发其他多种疾病,服药较多,其中,有些药物可增强磺酰脲类药物的降糖作用,应注意防止引起低血糖。

(2)瑞格列奈(诺和龙):较适合老年人使用。其作用特点为:发挥刺激胰岛素分泌作用起效迅速,降低餐后血糖;持续时间较短,降糖作用具有葡萄糖的依赖性,即当体内缺少葡萄糖时,对基础胰岛素分泌无明显的刺激作用,低血糖发生少。

(3)双胍类药物:老年糖尿病患者不宜使用苯乙双胍,易发生乳酸性酸中毒。在肾功能减退或循环衰竭及缺氧性疾病时,二甲双胍也有乳酸堆积的危险,故剂量不宜过大,每日剂量<2g为宜,75岁以上的高龄患者慎用。单用二甲双胍不会产生低血糖症,但与磺酰脲类药物或胰岛素合用,则可引起低血糖。

(4)α-糖苷酶抑制剂(阿卡波糖):可减慢小肠上端80%的淀粉及糊精分解为葡萄糖,因而使餐后血糖降低,并能改善胰岛素抵抗。对肾功能无影响,适合于老年糖尿病患者。

(5)胰岛素增敏剂(罗格列酮和吡格列酮):具有保护β-细胞功能和增强胰岛素敏感性的作用,一般是安全的。治疗中应注意监测肝功能,有心衰或潜在心衰危险者禁用。不良反应为水、钠潴留及浮肿,停药后可恢复。

(6)DPP-4抑制剂(二肽基肽酶4抑制剂):DPP-4抑制剂通过抑制DPP-4而

减少GLP-1在体内的失活,使内源性GLP-1的水平升高。GLP-1以葡萄糖浓度依赖的方式增强胰岛素分泌,抑制胰高糖素分泌。目前在国内上市的DPP-4抑制剂为西格列汀、沙格列汀、维格列汀、利格列汀和阿格列汀。在我国2型糖尿病患者中的临床研究结果显示DPP-4抑制剂的降糖疗效(减去安慰剂效应后)为:可降低HbA1c0.4%~0.9%。单独使用DPP-4抑制剂不增加低血糖发生的风险,DPP-4抑制剂对体重的作用为中性或轻度增加。西格列汀、沙格列汀、阿格列汀不增加心血管病变发生风险。在2型糖尿病患者使用沙格列汀的心血管结果评估研究中观察到,在具有心血管疾病高风险的患者中,沙格列汀的治疗与因心力衰竭而住院的风险增加相关。在有肾功能不全的患者中使用西格列汀、沙格列汀、阿格列汀和维格列汀时,应注意按照药物说明书来减少药物剂量。在有肝、肾功能不全的患者中使用利格列汀时不需要调整剂量。我国的研究显示,在二甲双胍联用西格列汀的基础上加格列美脲、格列奇特缓释片、瑞格列奈或阿卡波糖后可以进一步降低HbA1c。

(7)SGLT2抑制剂(钠—葡萄糖共转运蛋白抑制剂):SGLT2抑制剂通过抑制肾脏肾小管中负责从尿液中重吸收葡萄糖的SGLT2降低肾糖阈,促进尿葡萄糖排泄,从而达到降低血液循环中葡萄糖水平的作用。SGLT2抑制剂降低HbA1c幅度为0.5%~1.0%;减轻体重1.5~3.5kg,降低收缩压3~5mmHg。SGLT2抑制剂与其他口服降糖药物比较,其降糖疗效与二甲双胍相当。在具有心血管高危风险的2型糖尿病患者中应用SGLT2抑制剂恩格列净或卡格列净的临床研究结果显示,该药物可使主要心血管不良事件和肾脏事件复合终点发生发展的风险显著下降,心衰住院率显著下降。SGLT2抑制剂单独使用时不增加低血糖发生的风险,联合胰岛素或磺脲类药物时,可增加低血糖发生风险。SGLT2抑制剂在中度肾功能不全的患者可以减量使用。在重度肾功能不全患者中因降糖效果显著下降不建议使用。SGLT2抑制剂的常见不良反应为生殖泌尿道感染,罕见的不良反应包括酮症酸中毒(主要发生在1型糖尿病患者)。可能的不良反应包括急性肾损伤(罕见)、骨折风险(罕见)和足趾截肢(见于卡格列净)。

目前在我国被批准临床使用的SGLT2抑制剂为达格列净、恩格列净和卡格列净。

(8)GLP-1受体激动剂(胰高血糖素样肽-1受体激动剂):GLP-1受体激动剂通过激动GLP-1受体而发挥降低血糖的作用。GLP-1受体激动剂以葡萄糖浓度依赖的方式增强胰岛素分泌、抑制胰高糖素分泌,并能延缓胃排空,通过中枢性的食欲抑制来减少进食量。目前国内上市的GLP-1受体激动剂为艾塞那肽、利拉鲁肽、利司那肽和贝那鲁肽,均需皮下注射。GLP-1受体激动剂可有效降低血糖,并有显著降低体重和改善TG、血压和体重的作用。单独使用GLP-1受体激动剂不明显增加低血糖发生的风险。GLP-1受体激动剂可以单独使用或与其他降糖药联合使用。多项临床研究结果显示,在一种口服降糖药(二甲双胍、磺脲类)治疗失效后加用GLP-1受体激动剂有效。GLP-1受体激动剂的常见不良反应为胃肠道症状(如恶心、呕吐等),主要见于初始治疗时,不良反应可随治疗时间延长逐渐减轻。

研究报道,利拉鲁肽、利司那肽和艾塞那肽在伴有心血管病史或心血管危险因素的2型糖尿病患者中应用,具有有益的作用及安全性。

2. 胰岛素治疗。对病程长的老年糖尿病患者,如已出现口服降糖药物疗效降低或已有明显的并发症者,宜尽早改用胰岛素。每日2次胰岛素已足够,因老年患者尚有部分内源性胰岛素分泌。对于肥胖者,宜采用胰岛素与二甲双胍或阿卡波糖的联合方案,尽量减少胰岛素剂量。老年人新诊断的1型糖尿病少见,一旦确诊,立即使用胰岛素治疗,应严密观察低血糖的发生。

3. 血糖控制标准。因老年人对低血糖耐受差,后果严重,所以,无论是用口服降糖药物或胰岛素治疗,均应注意避免低血糖反应。老年人糖尿病血糖控制标准应略宽于一般人的标准。一般认为,无并发症者以空腹血糖<7.0mmol/L,餐后2h血糖<10.0mmol/L为宜;有严重并发症或生活不能自理者,空腹血糖<8.0mmol/L,餐后2h血糖<13.9mmol/L为宜。

4. 其他。在控制血糖的同时,应注意降血压和调血脂等综合治疗,用药时要特别注意老年人的肝、肾功能。并注意治疗药物的副反应、相互作用等。

(三)急性并发症的特点与处理原则

老年糖尿病急性并发症主要为糖尿病非酮症高渗综合征和低血糖症,也可发生糖尿病酮症酸中毒和乳酸性酸中毒。

1. 糖尿病非酮症高渗综合征。其临床特点及处理原则如下:

(1)临床特点:多见于老年人,常无糖尿病病史,或为轻型2型糖尿病患者;首发症状可为严重感染、心肌梗死、脑血管意外、手术创伤等,故常易误诊;主要临床表现为高渗性脱水,表现为皮肤干燥、厌食、恶心、尿少、心悸、神志淡漠、幻觉、失语、偏瘫乃至昏迷。实验室检查:血糖常>33.3mmol/L,血钠常>155mmol/L,血浆渗透压常>350mOsm/L,一般无酮症和酸中毒。

（2）处理原则:①小剂量正规胰岛素持续胰岛素静脉滴注,4~6U/h,直至血糖降至l3.9mmol/L,改为皮下注射;②补液治疗更为迫切,可以恢复胰岛素的敏感性;以高血糖为主者用生理盐水,以高钠血症为主者使用葡萄糖溶液,补液时应严密监视心功能;③积极补钾及防治并发症,祛除诱因。

2. 低血糖症。低血糖症是指血糖降至3.9mmol/L以下,并产生脑功能和认知功能紊乱,以及交感神经兴奋症状。表现为衰弱、饥饿、心悸、出汗、颤抖、视力模糊、言语不清、头痛、异常行为、偏瘫甚至昏迷,但老年人低血糖症状常常不典型,应特别提高警惕。由于老年糖尿病患者认知能力下降,对低血糖的识别能力下降;而且,由于神经病变导致对低血糖调节功能减弱或丧失,可发生无意识性低血糖;另外,因为心血管疾病而使用β-受体阻断剂者,可掩盖低血糖反应。

老年糖尿病低血糖最常见的原因是药源性的。使用胰岛素的患者,常发生于调整胰岛素剂量的过程中,也见于注射胰岛素后未及时用餐、改变胰岛素剂型、运动量过大等情况下。口服降糖药中由磺酰脲类引起者最为常见,老年人应避免使用作用时间长的磺酰脲类降糖药,因老年人肾功能减退,药物积蓄导致低血糖事件;与水杨酸盐、磺胺药、法华令等合并使用时,加强了磺酰脲类的降血糖作用。老年人低血糖容易诱发恶性心血管事件,一旦发生,应即刻静脉注射25%~50%葡萄糖溶液,老年人从昏迷中恢复比年轻人缓慢。此外,对磺酰脲类药物所致低血糖的治疗反应差, 需等药物完全代谢排泄后（包括中间代谢产物）,可能持续24~36h,更长者可达数日,此时,应持续静脉补充葡萄糖,并加强血糖监测。

（四）老年人糖尿病慢性并发症的特点

老年人糖尿病随着糖尿病的进程而增加,各种慢性并发症可单独发生或并存,如神经病变或肾病患者可合并多种其他并发症,失明者（如白内障）可无肾病或神经病变。

1. 糖尿病大血管并发症。包括冠状动脉、脑血管和周围血管病变。

（1）老年人糖尿病合并冠心病的特点:①心绞痛症状不典型;②无痛性心肌梗死多见;③心律失常发生率高而且严重;④心肌梗死范围广,猝死及心力衰竭发生率高;⑤溶栓效果差,再梗死率高。

（2）老年人糖尿病合并脑血管病变的特点：①脑梗死多见，发生率为非糖尿病患者的3~4倍，以腔隙性脑梗死最多，临床上常无任何症状；②缺血性脑卒中明显多于出血性脑卒中；③一过性脑缺血为对照组的3倍，易与心源性晕厥相混淆，应注意鉴别。

（3）间歇性跛行和下肢坏疽：为周围血管病变的特征，老年人糖尿病并发间歇跛行和下肢坏疽者，约占总数的10%。应积极防治，严重患者需要截肢治疗。

2. 糖尿病微血管并发症。包括视网膜、肾脏和神经病变。

（1）糖尿病视网膜病变：老年人糖尿病视网膜病变很常见，新诊断的2型糖尿病患者估计20%存在视网膜病变，随着糖尿病的进程，视网膜病变患病率也上升。老年人糖尿病20~25年后，80%~90%发生视网膜病变。

（2）糖尿病性肾病：大多数有尿蛋白的糖尿病患者存在糖尿病肾病。特别是逐步发生的蛋白尿，而且，同时存在糖尿病视网膜病变者。但老年人2型糖尿病伴发其他肾脏疾病者较年轻人1型糖尿病更为多见。在终末期肾衰患者中，约有1/3的2型糖尿病伴随其他肾脏疾病，而1型糖尿病仅占10%。这些疾病包括：高血压肾脏病变、肾盂肾炎、肾小球肾炎、肾乳头坏死等。因此，在诊断糖尿病肾病时，应排除其他原因引起的蛋白尿。

（3）糖尿病神经系统并发症：糖尿病周围神经病变很常见，且随着年龄增长而增多，老年人症状性自主神经病变较年轻人少。临床表现各异，如皮肤烧灼感及疼痛或热痛感觉丧失，手指、足趾麻木感，直立性低血压，心动过速，阶段性出汗，男性勃起功能障碍，女性外阴瘙痒，神经性膀胱，腹泻、胃胀等。

（五）老年糖尿病治疗的注意事项

老年糖尿病多属于2型糖尿病，多数病情较轻，因此如单纯饮食和运动治疗达不到要求者，在选择口服降糖药时，应注意以下事项：

1. 老年人随年龄增长多器官功能减退，伴肾、心、肺、肝功能不全者，肾小球滤过率<45ml/min患者，忌用二甲双胍。

2. 有心功能不全者避免使用噻唑烷二酮类药物。

3. 避免使用作用强且作用持续时间长的磺脲类降糖药（如格列苯脲），以避免低血糖。

4. 可选择α-糖苷酶抑制剂（阿卡波糖），或小剂量作用温和或半衰期短的胰岛素促分泌剂，根据血糖变化调整剂量。

因老年人对低血糖耐受差，后果严重，因此在治疗中重点是避免低血糖发生，而非强化治疗控制血糖。血糖控制目标应遵循个体化原则，可略宽于一般人。

第三节　妊娠与糖尿病

一、糖尿病与妊娠之间的关系

糖尿病和妊娠的关系有两种，即:糖尿病合并妊娠与妊娠糖尿病(GDM)。

1. 糖尿病合并妊娠。系指在妊娠前，已诊断患有1型或2型糖尿病。患病率因不同地区、种族、年龄等因素而不同，估计约有1%的育龄妇女患有显性糖尿病，其中，约25%为1型糖尿病，育龄期妇女也可患有2型糖尿病，并可能已经口服降糖药物治疗。一般来讲，糖尿病患者合并妊娠时血糖水平波动较大，血糖较难控制，绝大多数患者需要使用胰岛素控制血糖。分娩后恢复妊娠以前的治疗。

2. 妊娠糖尿病 (GDM)。系指在妊娠期间初次发现的葡萄糖耐量减低(IGT)。妊娠糖尿病不能除外部分在孕前就已经存在的2型糖尿病或IGT者，通常没有症状，在进行与妊娠相关的医疗检查中才被发现。妊娠糖尿病通常在妊娠的第2~3个月内被察觉，此阶段胎盘可以合成某些类固醇激素(如雌激素、孕激素、胎盘催乳素等)，从而引起胰岛素抵抗和高血糖。妊娠糖尿病的发病率因不同的诊断标准、种族、年龄、体重、地区和高危因素等而差别较大，多数在1%~5%。有妊娠糖尿病高危因素者发生妊娠糖尿病的危险性明显增高，如有妊娠糖尿病史者以后再次怀孕，妊娠糖尿病的复发率高达2/3。

妊娠糖尿病者的血糖波动相对较轻，血糖易于控制，多数患者可通过严格的饮食计划和运动使血糖得到满意控制，而仅部分患者需要使用胰岛素治疗。妊娠糖耐量减低者，也可导致母儿多种并发症的发生，应按妊娠糖尿病处理。多数妊娠糖尿病患者在分娩后恢复正常，只有少数妊娠糖尿病患者(25%~50%)，分娩后转为永久性糖尿病。

二、糖尿病合并妊娠与妊娠糖尿病的危害

已知患有糖尿病的妇女中，妊娠对于母亲和婴儿均构成了潜在的危险。婴儿先天性畸形的发生机率，是非糖尿病母亲婴儿的3倍，围产期死亡率和发病率增加了4倍。妊娠糖尿病患者大多数在分娩后血糖可恢复正常，并不永久性地影响母亲的健康，但对于胎儿和新生儿的发育有明显影响。与非糖尿病孕妇比较，

妊娠糖尿病孕妇围产期并发症的发病率和死亡率只有轻度升高。但是,对于血糖没有得到良好控制的妇女,巨大胎儿在分娩时是一个最主要的问题。

无论是糖尿病合并妊娠或妊娠糖尿病,高血糖对母亲、胎儿均有不利的影响。对母亲的影响包括:代谢并发症、产科并发症、糖尿病并发症和高血压。对胎儿的影响包括:先天畸形、胎儿生长异常、巨大胎儿、新生儿问题、在子女中糖尿病的发病。统计表明,糖尿病患者妊娠后的流产、早产和死胎率高于正常妊娠组,胎死宫内常发生在妊娠36周以后。妊娠高血压综合征约为非糖尿病孕妇的3~5倍,羊水过多的发生率约为10%,产科感染的发生率高,并成为糖尿病妊娠妇女的主要死亡原因之一。

(一)对母亲的影响

1. 代谢并发症。妊娠对母体糖代谢的影响变化如下:①妊娠早期时,由于母体和胎儿的需要,消耗大量热量,加之妊娠反应如恶心、呕吐使热量摄入不足,若补充不足时,可出现低血糖症;此外,脂肪利用增多,易发生饥饿性酮症。②随着妊娠的进程,胎盘分泌胰岛素拮抗激素如胎盘泌乳素增加,并产生胰岛素水解酶,加之体内血中皮质醇、儿茶酚胺、泌乳素、胰高血糖素等升糖激素的增加,从而引起胰岛素抵抗,血糖升高。常在合并其他严重疾病(如感染等)时,或者延误糖尿病的治疗时易发生糖尿病酮症酸中毒(DKA),尤其在妊娠前半期多见。糖尿病酮症酸中毒对于孕母和胎儿的生命均构成了危险,是妊娠不良预后的征兆,应积极治疗。③分娩期血糖波动较大,分娩后随胎盘的娩出,体内胰岛素拮抗激素迅速减少,高血糖状态得以缓解,胰岛素用量要及时减少或停用。

代谢控制不佳的糖尿病合并妊娠或妊娠糖尿病患者中,孕母的并发症发生率较高,如高血压、先兆子痫、尿路感染、早产、剖宫产及其手术并发症和转为永久性糖尿病等。妊娠糖耐量减低者,也可致先兆子痫与胎膜早破等孕母并发症发生率的增高。糖耐量降低与高胰岛素血症并存是导致孕母并发症的主要原因。

2. 糖尿病并发症。过去对已存在糖尿病并发症的妇女,如视网膜病变、肾病、心血管疾病等禁忌妊娠。目前认为,只要血糖控制良好,并且并发症稳定,是可以妊娠的。

(1)视网膜病变:是最常见的糖尿病并发症,当增殖性视网膜病变或不常见的黄斑病变已经被恰当地治疗后,妊娠使病情恶化的可能很小,因此,在妊娠前建议治疗视网膜病变以后再受孕。在妊娠期间,潜在的视网膜病变有可能进一步发展,但是通常在分娩后恢复。视网膜病变的发展伴随有视网膜血流量的增高,这是由于高血糖症、高血压和妊娠本身造成的。孕前及妊娠期间对高血压和高血糖的控制,有助于预防视网膜病变的发展和恶化。

(2)糖尿病肾病:糖尿病肾病患者,妊娠对于孕母和胎儿的预后均是不良的,只有很少数糖尿病肾病妇女试图怀孕,应当在专业化的医疗中心接受治疗和监护,最主要的危险是先兆子痫。

(3)周围神经病变:妊娠的影响不大。

(4)大血管并发症:较为少见,心肌梗死与妊娠并不相矛盾,但在妊娠之前,仍需要对其心脏功能做出评估。

3. 产科并发症。与糖尿病妊娠相关的产科并发症,有由妊娠诱发的高血压和先兆子痫、羊水过多、感染等。另外,巨大儿的安全分娩也是一个重要问题。

(1)高血压:为常见的并发症,糖尿病是先兆子痫或高血压病发生的危险因素,妊娠高血压综合征发生与糖尿病微血管病变过程密切相关,最主要是早产,所以,应在妊娠期间严格控制血压。应避免使用血管紧张素转换酶抑制剂、β-受体阻滞剂和利尿剂等降压药物。

(2)羊水过多:在正常孕妇中,羊水过多的发生率为1%~2%,而在糖尿病孕妇中为5%~18%。这一并发症的发生经常伴随着母体较差的血糖控制,并与胎儿中枢神经系统和胃肠道的先天畸形相关。羊水过多的妊娠中,巨大胎儿和新生儿低血糖症的发病率较高。

(3)感染:与非糖尿病孕妇相比,糖尿病妊娠妇女中感染更为常见,尤其是泌尿系感染,常伴随有较差的血糖控制、早产发生率的增高及围产期孕妇死亡率的增高。

(4)巨大胎儿:巨大胎儿可导致阴道分娩困难(以肩位难产常见),并且可导致分娩损伤或者胎儿窒息。

(二)对胎儿的影响

代谢控制是决定胎儿结果最重要的因素,高血糖可使胎儿、婴儿产期死亡率和孕妇死亡率均显著高于非糖尿病妊娠。对胎儿的生长发育有显著不良影响的最重要的损伤时期是在受孕后前3个月,因此,在怀孕期间达到良好的代谢控制十分重要,尤其是孕后前3个月。研究表明,糖尿病合并妊娠母婴病死率和胎儿先天畸形发生率,与糖尿病母亲的血糖程度、糖尿病血管病变及胎儿监护措施是否得当密切相关。所以,围产期监测和护理对孕妇和胎儿都十分重要。

1. 先天畸形。高血糖有致畸作用,多发生在妊娠初期,胎儿畸形发生率约为非糖尿病孕妇的4~10倍,多为神经系统和心血管系统畸形,消化系统畸形次之。先天畸形是最重要的婴儿死亡原因。

2. 胎儿生长异常。包括巨大胎儿、胎儿低血糖、宫内发育迟缓及低体重儿。

(1)巨大胎儿。巨大儿发生率10倍于正常妊娠。胎儿胰腺在孕28周发育成熟,胎儿于28周开始迅速长大。由于妊娠6月以后,若母体的高血糖状态持续存在,使胎儿胰岛β-细胞增生肥大,导致胎儿高胰岛素血症,促进蛋白质与脂肪合成,胎儿体重迅速增长而生长为巨大儿。巨大胎儿已经被认为是轻度妊娠糖尿病的标志。

(2)胎儿发育迟缓。胎儿低血糖、宫内发育迟缓及低体重儿,多见于重症糖尿病合并微血管病变者。与常见的巨大胎儿相比,胎儿生长迟缓几乎只见于长期患有1型糖尿病的妊娠妇女中。由于在宫内生长迟缓的胎儿,许多组织的细胞大小和数量减少,引起脂肪和糖原储存减少,出生时体重非常低。目前研究表明,低体重儿成年后肥胖是2型糖尿病的易患因素,这就是著名的"节约表型"基因假说。

3. 新生儿并发症。大多是由妊娠年龄和分娩时母体血糖控制的好坏所决定的,在早产儿中更为常见,早产是引起新生儿死亡率过高的主要原因。新生儿的并发症主要有:

(1)新生儿低血糖症,发生率大约是25%,原因是高血糖对胎儿胰岛细胞持久的刺激,新生儿增生的β-细胞过度分泌胰岛素所致,多发生于出生后1~2h,母体血糖愈高,新生儿低血糖发生率愈高。

(2)新生儿低血钙、低血镁:于出生后24~72h时最低,亦与母体血糖水平相关。

(3)新生儿呼吸窘迫综合征、新生儿红细胞增多症、高胆红素血症的发生率增高。

4. 在子女中,糖尿病的发病率。虽然遗传因素使这些子女患糖尿病的机会有轻度增高,但由于有很强的环境因素对1型和2型糖尿病的发生起作用,在糖尿病或妊娠糖尿病妇女的子女中,对糖尿病进行预测是很不准确的。妊娠糖尿病妇女的子女中可能在出生时为巨大儿,巨大儿在青春期时出现肥胖的危险性增高,属于2型糖尿病的高危因素。另一方面,出生时的低体重儿成年后肥胖也容易发生2型糖尿病。

三、计划妊娠的糖尿病患者孕前管理

1. 孕前咨询

(1)计划妊娠之前回顾如下病史:①糖尿病的病程;②急性并发症;③慢性并发症;④糖尿病治疗情况;⑤其他伴随疾病和治疗情况;⑥月经史、生育史、节育史;⑦家庭和工作单位的支持情况。

(2)了解糖尿病与妊娠之间的相互影响,评价血糖、HbA1c、血压、心电图、眼底、肝肾功能等指标;血压控制在 130/80mmHg 以下;加强糖尿病相关知识教育;戒烟。

(3)慢性并发症评价:孕前最有可能出现并发症的是病史>5 年、血糖控制欠佳的 1 型糖尿病;视网膜病变:妊娠可加重糖尿病视网膜病变,未经治疗的增殖期视网膜病变不建议怀孕;糖尿病肾病:妊娠可加重已有的肾脏损害,妊娠可对部分患者的肾功能造成永久性损害,肾功能不全对胎儿的发育有不良影响;糖尿病大血管病尤其心血管病变:有怀孕意愿的糖尿病妇女心功能应该达到能够耐受平板运动试验的水平。

2. 关于孕前药物应用

对二甲双胍无法控制的高血糖及时加用或改用胰岛素控制血糖,停用二甲双胍以外的其他类别口服降糖药;停用 ACEI、ARB、β 受体阻滞剂和利尿剂降压药,改为拉贝洛尔或二氢吡啶类钙拮抗剂控制血压;停用他汀类及贝特类调脂药物。鼓励孕前服用叶酸。

3. 孕前血糖目标

在不出现低血糖的前提下,空腹和餐后血糖尽可能接近正常,建议 HbA1c<6.5%时妊娠。应用胰岛素治疗者可 HbA1c<7.0%,餐前血糖控制在 3.9~6.5mmol/L,餐后血糖在 8.5mmol/L 以下。

四、孕期糖尿病的筛查

1. 高危人群筛查

孕期高血糖危险人群包括:有 GDM 史、巨大儿分娩史、肥胖、PCOS、一级亲

属糖尿病家族史、早孕期空腹尿糖阳性者和无明显原因的多次自然流产史、胎儿畸形史及死胎史、新生儿呼吸窘迫综合征分娩史者等。第一次产检即应筛查血糖，如果空腹血糖≥7.0mmol/L 和（或）随机血糖≥11.1mmol/L，或 75g OGTT 2h 血糖≥11.1mmol/L，无"三多一少"症状者不同日（应在 2 周内）重复测定，可诊断妊娠期显性糖尿病。具有 GDM 高危因素，如第一次产检评价血糖正常，则于孕 24~28 周行 75 g OGTT，必要时孕晚期再次评价。

2. 非高危人群筛查

建议所有未曾评价血糖的孕妇于妊娠 24~28 周进行 75g OGTT 评价糖代谢状态。

五、妊娠糖尿病的诊断

1. 妊娠期显性糖尿病

也称妊娠期间的糖尿病，指孕期任何时间被发现且达到非孕人群糖尿病诊断标准：空腹血糖≥7.0mmol/L 或糖负荷后 2h 血糖≥11.1mmol/L，或随机血糖≥11.1mmol/L。

2. 孕前糖尿病（PGDM）

指孕前确诊的 1 型、2 型或特殊类型糖尿病。

3. 妊娠糖尿病（GDM）

GDM 是指妊娠期间发生的不同程度的糖代谢异常，但血糖未达到显性糖尿病的水平，占孕期糖尿病的 80%~90%。根据 2008 年高血糖与不良妊娠结局研究，以围产期不良结局增加 75%的界值作为切点，国际妊娠合并糖尿病共识小组制定了新的 GDM 诊断切点，并于全球普遍应用。诊断标准：孕期任何时间行 75g OGTT，5.1mmol/L≤空腹血糖<7.0mmol/L，OGTT 1h 血糖≥10.0mmol/L，8.5mmol/L≤OGTT 2h 血糖<11.1mmol/L，上述血糖值之一达标即诊断 GDM。但孕早期单纯空腹血糖>5.1mmol/L 不能诊断 GDM，需要随访。

六、孕期糖尿病的管理

1. 饮食和运动的指导

妊娠期间的饮食原则为既能保证孕妇和胎儿能量需要，又能维持血糖在正常范围，而且不发生饥饿性酮症。尽可能选择低生糖指数的碳水化合物。应实行少量多餐制，每日分 5~6 餐。鼓励孕期运动，包括有氧运动及阻力运动。每次运动时间小于 45min。

2. 血糖监测

SMBG(自我血糖监测):血糖控制稳定或不需要胰岛素治疗的 GDM(妊娠糖尿病)妇女,每周至少测定一次全天 4 点(空腹和三餐后 2 h)血糖。其他患者酌情增加测定次数。持续葡萄糖监测适用于血糖欠佳的 PGDM,尤其是 1 型糖尿病患者。HbA1c 因孕中晚期红细胞转换速度加快,以及受妊娠期贫血影响,HbA1c 常常被低估,GDM 应用价值有限。PGDM 患者的 HbA1c,结果判定时需考虑影响因素。

3. 血压监测

妊娠期高血压疾病包括妊娠期高血压及慢性高血压合并妊娠,当收缩压≥140mmHg 和(或)舒张压≥90mmHg 时,可考虑降压药物治疗;收缩压≥160mmHg 和(或)舒张压≥110mmHg,必须降压药物治疗。常用口服降压药包括拉贝洛尔(每次 50~150mg,3~4 次/d)、二氢吡啶类钙离子拮抗剂、α 受体阻滞剂酚妥拉明。但 ACEI 和 ARB 类均不推荐孕期使用。降压过程中需与产科医师密切合作,判断有无子痫前期或更重的妊娠期高血压疾病状态。

4. 体重管理

孕前肥胖及孕期体重增加过多均是 GDM 高危因素。需从孕早期即制订孕期增重计划,结合基础 BMI,了解孕期允许增加的体重。孕期规律产检,监测体重变化,保证合理的体重增长。

表9–3　据孕前体质指数(BMI)制订孕期体重增长计划

孕前 BMI （kg/m²）	孕期体重增加总量 （kg）	妊娠中晚期体重增加平均速率 （kg/周）
低体重(<18.5)	12.5~18.0	0.51(0.44~0.58)
正常体重(18.5~24.9)	11.5~16.0	0.42(0.35~0.50)
超重(25.0~29.9)	7.0~11.5	0.28(0.23~0.33)
肥胖(>30.0)	5.0~9.0	0.22(0.17~0.27)

七、孕期降糖药物

1. 胰岛素。①可应用于孕期的胰岛素类型:包括所有的人胰岛素(短效、NPH 及预混的人胰岛素),胰岛素类似物有门冬胰岛素和赖脯胰岛素;②孕期胰岛素应用方案:对于空腹及餐后血糖均升高,推荐三餐前短效/速效胰岛素+

睡前 NPH。由于孕期胎盘胰岛素抵抗导致的餐后血糖升高更为显著的特点,预混胰岛素应用存在局限性,不作为常规推荐。

2. 口服降糖药物。多项二甲双胍与胰岛素孕期应用的研究证实了二甲双胍孕期应用的疗效及安全性,国内外针对二甲双胍的多个 Meta 分析提示,使用二甲双胍在控制餐后血糖、减少孕妇体重增加以及新生儿严重低血糖的发生方面都有益处。但由于我国尚无二甲双胍孕期应用的适应证,且口服降糖药物用于孕期糖尿病仍缺乏长期安全性的数据,不推荐孕期使用口服降糖药。

生活方式干预+二甲双胍即可控制血糖的育龄期 2 型糖尿病患者以及胰岛素抵抗严重应用二甲双胍诱导排卵的 PCOS 患者,可在服用二甲双胍的基础上怀孕,怀孕后停用二甲双胍。如孕期有特殊原因需要继续服用二甲双胍的患者,应在充分告知孕期使用二甲双胍利弊的前提下, 在胰岛素基础上加用二甲双胍。

八、妊娠期血糖控制目标与低血糖

1. 所有类型的孕期糖尿病孕期血糖目标:空腹血糖<5.3mmol/L、餐后 1h 血糖<7.8mmol/L;餐后 2 h 血糖<6.7mmol/L。

2. 期血糖控制必须避免低血糖。1 型糖尿病低血糖风险最高,其次为 2 型糖尿病和妊娠期显性糖尿病,GDM 低血糖最少。孕期血糖<4.0mmol/L 为血糖偏低,需调整治疗方案,血糖<3.0 mmol/L 必须给予即刻处理。

九、围产期糖尿病的管理

孕32~36周入院,37~38周分娩最好(以防胎死宫内),在没有产科问题的情况下, 分娩最好在妊娠的38周后进行。通常妊娠糖尿病者妊娠可达足月并自然临产,最好从阴道分娩。但在发生下列情况时,提示可以进行剖宫产:骨盆比例失调,子宫不正常,前置胎盘,明显的巨大胎儿,以前有剖宫产史。随着胎盘娩出后,胰岛素的需求量将会戏剧性地下降,对于妊娠糖尿病的患者,应当停止胰岛素治疗,在1型糖尿病产妇中,胰岛素的需求量将快速地恢复到妊娠前的水平;2型糖尿病产妇恢复妊娠前的治疗。分娩以后,糖尿病的管理原则与一般糖尿病患者相同。应鼓励母乳喂养,因哺乳可降低糖尿病产妇的高血糖,减少胰岛素用量,哺乳期暂停服降糖药,为满足哺乳需要,产妇可继续维持其在孕晚期的饮食计划。

十、围产期胎儿监护及新生儿的处理

1. 加强胎儿发育情况的监护,常规超声波检查了解胎儿发育情况。连续动

态监测胎儿胎盘功能：孕妇尿雌二醇监测，自妊娠32周开始每周复查，若连续2次下降超过基础值的50%，应视为高危。

2. 新生儿不论体重如何，均应按照早产婴儿处理。应采取保暖、吸氧等措施，并注意观察新生儿的生命体征变化。

3. 新生儿出生后应常规检查毛细血管血糖，为了防止新生儿低血糖的发生，应早期喂养，在出生后1h内喂50%葡萄糖溶液数滴，1~2h后再喂数毫升，以后每小时给5%葡萄糖溶液15~30ml，直至正常哺乳时，如已有新生儿低血糖症时应静脉注射10%葡萄糖溶液10~20ml，以后每2h喂10%葡萄糖溶液10~20ml，连续3d。

4. 检查新生儿是否为巨大儿，有无高胆红素血症、红细胞增多症、低钙血症、透明蛋白膜病、新生儿呼吸窘迫综合征、先天畸形等，并应格外加强护理。早产儿增加了呼吸窘迫综合征（ARDS）发生的可能，通常采用保守处理，如卧床休息、细心监护并检查胎儿健康状态及生理状况，酌情使用皮质类固醇激素及特殊的拟交感神经药物。

十一、孕期糖尿病产后管理

1. 孕期高血糖对母子两代人的影响不因妊娠终止而结束。

2. 产后 GDM 停用胰岛素，PGDM 和妊娠期显性糖尿病胰岛素剂量至少减少 1/3。

3. 鼓励母乳喂养。

4. PGDM 产后管理同普通人群，妊娠期显性糖尿病产后需要重新评估糖尿病类型及糖代谢状态，GDM 需进行短期及长期随访，母子两代人代谢相关疾病风险均明显增加。

5. GDM 随访：产后 6~12 周行 75g OGTT 评估糖代谢状态。长期随访：GDM 产后 1 年再行 75g OGTT 评价糖代谢状态。之后的随访间期：无高危因素者 2~3 年 OGTT 筛查一次。

第十章　糖尿病的特殊情况

第一节　糖尿病与感染

在糖尿病患者中,合并各种感染是十分普遍的。感染是糖尿病的常见并发症。糖尿病控制良好,对感染有正常的抵抗力;若控制不好则很容易伴发感染。

一、概述

(一)糖尿病感染的机制

糖尿病患者尤其是代谢控制不佳者,由于长期处于高血糖环境、全身营养状况不良、免疫功能低下,且常伴有各种慢性并发症,包括血管病变和神经病变,使机体防御机能明显低下而容易合并各种感染。

1. 机体防御机能减弱。病原体侵入人体后是否发病,主要取决于病原体的致病力和机体的防御能力,人体免疫系统在抵御感染中起着重要的作用。免疫系统可分为体液免疫和细胞免疫两大部分。糖尿病患者体液免疫和细胞免疫的功能均有所减退,因而容易发生感染。糖尿病患者并发感染的病原体可以是常见致病菌,也可以是致病力弱的条件致病菌,由于糖尿病患者防御机能减低,易引起感染,并且感染严重、发展迅速,感染控制困难。

2. 高血糖。高血糖是导致感染最重要的因素,因为高血糖环境是细菌的良好培养基,即在高血糖状态下,有利于细菌的生长繁殖,如链球菌和大肠杆菌。高血糖还能抑制白细胞的吞噬和杀菌作用,降低机体对感染的抵抗力。高血糖还可抑制淋巴细胞产生抗体,使机体对特殊感染的抵抗力下降(如病毒)。持久的高血糖环境更有利于细菌的生长和繁殖,尤其在呼吸道、泌尿道、皮肤等,引起大肠杆菌、链球菌、肺炎球菌、葡萄球菌及念珠菌等感染。

3. 神经病变。神经病变是糖尿病患者较常见的并发症,糖尿病患者四肢末端感觉异常,对外来刺激的痛觉、温觉减退,一旦遭受损伤(破溃、挫伤或烫伤等),常不易及时被发现,导致损伤部位的继发感染。神经原性膀胱、尿潴留是糖尿病常见的自主神经病变,有利于细菌的生长和繁殖,并极容易造成逆行感染,导致肾盂肾炎。严重的尿潴留患者,由于治疗的需要行尿道插管术及留置导尿管,是造成反复感染的重要原因之一。

4. 血管病变。糖尿病患者多伴有血管病变,累及大血管和微血管,引起血管结构和功能的异常,导致局部血液循环障碍,血流减慢,组织血液供应减少,影响对感染的应有反应,包括白细胞的动员和杀菌能力。由于组织氧浓度降低,易于厌氧菌的生长,严重者引起组织坏死。糖尿病血管并发症引起肾血流量下降,使泌尿系细菌感染的频度增加。伴有微血管病变者,由于抗生素局部吸收缓慢、血药浓度低,可影响疗效,导致感染经久不愈,甚至恶化。

5. 其他。糖尿病患者发生酮症酸中毒时,高血中酮体也可抑制免疫功能;营养不良和低蛋白血症时使体液免疫功能下降;高脂血症也是抵抗力下降的原因之一。

(二)糖尿病合并感染的特点

1. 感染发生率明显增高,发生率和治疗效果均与患者感染时的血糖水平密切相关。

2. 感染时机体处于应激状态,血糖难以控制,造成糖尿病恶化,甚至诱发酮症酸中毒等急性代谢紊乱。

3. 老年糖尿病患者感染的发生率为非老年糖尿病者的2倍,感染症状可不明显,也缺乏特异性,但感染的病患死率高于非糖尿病者。

4. 糖尿病患者的感染较非糖尿病患者更加严重和难治。

5. 在糖尿病合并的各种感染中,以呼吸系统感染的发生率最高,泌尿系统和皮肤感染次之。

(三)感染对糖尿病患者的危害

由于糖尿病患者的抵抗力低下,一旦发生感染,若不及时控制,感染易加重和扩散,从局部感染发展为全身感染如败血症。另一方面,感染往往使糖尿病的病情加重,进一步加剧患者的糖、脂肪、蛋白质等代谢紊乱,诱发酮症酸中毒。迄今为止,感染仍是酮症酸中毒等急性并发症的最常见诱因。感染不仅影响患者的生活质量,而且可以致死。

（四）糖尿病合并感染的预防措施

糖尿病患者人由于体内代谢紊乱,抵抗力差,容易合并各种急性或慢性感染,发生感染后,一方面可促使糖尿病恶化,甚至诱发糖尿病急性并发症的发生;另一方面感染也难以控制,因此,糖尿病患者要注意个人卫生,预防感染。

1. 要经常保持较好的血糖控制,一旦发生感染,应及时到医院进行诊治。

2. 要勤洗澡、勤换衣,保持皮肤清洁,以防皮肤化脓性感染。

3. 男性刮脸时,注意不要刮破皮肤,造成感染。

4. 注意口腔卫生,早、晚刷牙,饭后漱口,避免牙周炎、口腔真菌感染等。

5. 糖尿病患者极易合并泌尿道感染,尤其是女性患者,因此要经常保持外阴部清洁,预防尿路感染。

6. 注意足部卫生,避免发生足部感染。

二、呼吸系统感染

肺部感染在糖尿病患者较为常见,可简单分为两大类,即普通细菌和特殊细菌感染。

（一）普通细菌感染（肺炎）

1. 临床特点。肺炎是糖尿病患者最常见的呼吸系统感染性疾病。多见的致病菌有肺炎球菌、链球菌、肺炎克雷白杆菌和金黄色葡萄球菌,也有真菌的感染。病程常迁延不愈,甚至并发肺不张或肺脓肿。糖尿病患者尤其是全身营养状况差及血糖控制不佳者,化脓性细菌感染可引起肺组织炎性坏死,继而形成脓肿。90%以上的肺脓肿合并厌氧菌感染。近年来,医院内获得性金黄色葡萄球菌、革兰氏阴性杆菌引起的肺脓肿有所增加,致病灶持续3个月以上者形成慢性肺脓肿。糖尿病和老年人肺部感染时,临床表现常常不典型,有些患者仅有呼吸道症状如咳嗽、咳痰等,而发热、胸痛等症状不明显;有时起病凶险,以感染性休克而就诊。不管怎样,体检时均有肺部湿啰音,X线胸部检查发现肺部有炎性病变,血中白细胞总数或中性粒细胞的比例增高。这样,虽然其临床症状各异,但仍然可以及时做出诊断。

2. 抗生素的应用。随着新型广谱抗生素的不断问世,感染性休克发生率和病死率均有显著下降。糖尿病患者并发肺炎病情重,常迁延不愈,应合理选择、予以足量和足疗程的抗生素。对病情较严重者,在未获细菌学诊断之前,应尽可能地联合针对革兰氏阳性球菌和革兰氏阴性杆菌的抗生素,或采用新型广谱抗生素,以尽早控制感染,避免糖尿病恶化或诱发糖尿病酮症酸中毒。但采用大剂量广谱抗生素时,由于机体防御机能低下,可导致真菌性肺炎,一旦诊断应立即抗真菌治疗。

3. 严格控制血糖。严重感染者应使用胰岛素控制血糖。

(二)肺结核

1. 临床特点。糖尿病患者容易发生结核菌的感染,尤其以肺结核多见。从目前我国结核病流行情况的报道来看,60岁以上的老年人结核病发生率渐趋上升,老年糖尿病患者更为显著。在所有肺结核患者中,合并糖尿病者占1%~3%。代谢控制不佳的糖尿病患者,易发生活动性肺结核,甚至有空洞形成,糖尿病肺结核患者的结核中毒症状多不明显, 部分患者虽然存在肺组织干酪样坏死,甚至已有空洞形成,但临床仍可无明显症状,仅表现为倦怠、消瘦、贫血、食欲减退等慢性消耗性疾病。往往在体检中或因其他疾病住院常规胸部X线检查时才被发现,故容易漏诊。合并肺结核的糖尿病患者,易诱发糖尿病酮症酸中毒及糖尿病本身的病情恶化,而反复糖尿病酮症酸中毒又会加速活动性肺结核的扩散和蔓延。因此,对糖尿病患者应定期进行胸部X线检查,有表现时应做痰液检查,以便早期诊断和积极治疗。

2. 治疗原则。糖尿病合并结核病时,二者关系密切,互相影响,治疗时应兼顾。首先仍然是积极有效的血糖控制,同时,合理选择抗结核药物。

(1)饮食控制不能过于严格:以保证结核病患者的营养补充,提高机体的抵抗力。

(2)应严格控制血糖:活动性结核病患者,必须使用胰岛素;非活动性结核病患者,可以采用口服降糖药物或胰岛素。血糖控制不佳时,结核病则难以控制。

(3)积极抗结核治疗:活动性结核病不利于血糖的控制。可采用标准化三联或四联方案治疗,易采取长疗程(18个月以上)。开始时需联合至少三种药物,以防病情恶化或产生耐药菌株。推荐联合应用异烟肼、利福平和链霉素,也可选用吡嗪酰胺、乙胺丁醇等。用药3个月后停用链霉素、吡嗪酰胺,留异烟肼和利福平口服维持治疗。

(4)需注意抗结核药物对糖代谢的影响:如利福平可促进肝微粒体酶对甲苯磺丁脲(D_{860})的代谢灭活作用,缩短其半衰期,从而降低甲苯磺丁脲的降糖效果;异烟肼可能对胰岛β-细胞有轻度抑制作用,引起血糖升高;吡嗪酰胺可影响嘌呤物质的代谢,使血尿酸升高。同时,还应注意监测抗结核药物的其他副作用。故应定期监测血糖和糖化血红蛋白,及时调整胰岛素或口服降糖药的剂量,达到良好的代谢控制,更有利于结核病本身的治疗。

三、泌尿系统感染

（一）临床特点

1. 发病率。糖尿病患者发生泌尿系感染仅次于呼吸系统感染,其中,以肾盂肾炎和膀胱炎最为常见,偶可发生严重的急性肾乳头坏死,有临床症状的泌尿系感染发生率约为20%。这是由于糖尿病控制不良时尿糖含量常增高,为细菌繁殖的滋生地。存在泌尿系统自主神经病变时,输尿管蠕动及膀胱尿排空发生障碍。有的男性病人伴有前列腺肥大,也易引起尿从膀胱排出不畅,残留尿增多,再加上糖尿病本身免疫功能低下,因而易发生尿路感染。

2. 糖尿病合并泌尿系统感染的发生率女性高。女性泌尿系感染可高达30%,明显高于男性。其原因有:①女性尿道较短,以及妊娠、尿道插管等,诱发感染的机会较多;②绝经后的女性患者,尿道黏膜退行性变,对局部细菌生长的抑制功能下降,此外,随着体内雌激素水平的下降,尿道表面保护性生物膜功能发生障碍,使尿路感染发作频繁且难以治愈;③糖尿病患者常并发神经原性膀胱和尿潴留,常可造成排尿不畅和残余尿,细菌残留于肾盂及膀胱并迅速繁殖,使糖尿病患者的泌尿系统感染发生率明显增加。

3. 病原菌。细菌侵入途径常以上行性感染为主。致病菌大多为革兰氏阴性杆菌,其中,大肠杆菌占80%以上;其次,为变形杆菌、铜绿假单胞菌和厌氧杆菌等。目前,真菌性感染发生率也日益增加,常见白色念珠菌的感染。

4. 临床表现。常见的泌尿系感染表现如下:

（1）临床上大部分患者表现为膀胱炎,有尿频、尿急、尿痛和小腹部不适等症状,尿色浑浊甚至出现血尿、脓尿,尿中常可见假性菌丝,尿常规涂片可发现较多的白细胞。

（2）部分反复感染的患者,除上述症状外还可出现单侧腰胀痛、发热,甚至寒战,体温可达39℃,清洁尿液培养细菌菌落计数$\geq 10^5$/ml,提示慢性肾盂肾炎的急性发作或急性肾盂肾炎。应提出注意的是:糖尿病患者可以出现无症状性细菌尿,即没有明显的上述尿路刺激症状,而清洁尿液培养细菌菌落计数$\geq 10^5$/ml。

（3）有少数血糖控制较差或抗生素治疗疗程不足的患者，由于反复尿路感染，可致尿路结构异常，排尿不畅，细菌快速生长繁殖，造成肾盂积脓。

（4）坏死性肾乳头炎是一种严重的并发症，可见于长期代谢控制不良的患者，病情严重，病死率高。临床表现为高热、肉眼血尿，常伴单侧性腰痛、进行性氮质血症及败血症。肾乳头呈缺血性坏死，尿液中可见肾组织坏死碎片，脱落后可阻塞尿路引起肾绞痛。

（5）泌尿系统结核也不少见，与一般尿路感染的不同之处在于使用普通抗生素无效，且尿中以红细胞增多为主，尿培养有结核菌生长，必须使用抗结核药物治疗。

（6）阴道的真菌感染也易出现。阴道是女性的一个直接与外界相通的腔道，容易发生感染，正常女性阴道内在生理状态下有少量的白色念珠菌存在，并不引起临床的异常表现。糖尿病患者血糖控制差，尿糖含量明显增多，阴道与尿道相邻，含糖量高的尿液可能污染阴道；加之阴道内的酸碱度为6.0左右，有利于白色念珠菌的生长繁殖。这些都是造成真菌在阴道内异常生长繁殖，发生真菌性阴道炎的重要原因。真菌性阴道炎的突出表现为外阴瘙痒，特别在夜间明显。瘙痒难忍，搔抓可损伤局部皮肤，阴道内可流出豆渣样白带等。长时间反复发病者，外阴部皮肤可增厚、破裂。做阴道分泌物涂片找到真菌便可诊断。

（二）治疗原则

1. 控制血糖。糖尿病患者泌尿系统感染的治疗效果与血糖控制情况及全身状况有很大关系。平时应用口服降糖药的患者，若在感染难以控制时应尽早改用胰岛素治疗。

2. 抗生素的应用。针对细菌学检查结果，应用足量有效的抗生素治疗，如喹诺酮类、氨基糖苷类、头孢菌素类或新一代广谱抗生素。对持久脓尿患者，必要时可选择有效抗生素稀释后，进行膀胱冲洗，直至尿液变清。治疗过程中尚需反复行细菌学检查，及时调整抗生素的种类、药物和剂量。必须在停药后反复作尿液细菌培养，若确实无致病菌存在，方可停止抗生素的治疗，防止复发。对泌尿系统念珠菌感染，可使用两性霉素B或氟胞嘧啶治疗。

3. 病因治疗。去除病灶，保持尿路畅通及足够的尿量。

四、皮肤和软组织感染

糖尿病患者常伴有周围神经病变，可引起触觉、痛觉减退，易致皮肤损伤，容易发生皮肤黏膜及软组织感染,包括细菌和真菌感染。

（一）皮肤感染

糖尿病常见的的皮肤感染有两类。一类为皮肤化脓性感染，常由金黄色葡萄球菌、铜绿假单胞菌等引起,也有厌氧菌的感染。临床表现为毛囊炎、汗腺炎、疖、痈等反复发作,以颈部多见,有时可导致败血症。若不积极控制血糖,感染也不易控制,病灶会很快扩大并向深部蔓延,一旦破溃即造成大的溃疡面。若表面破溃后,常为混合性感染。但若很好地控制血糖,注意皮肤卫生,其皮肤抵抗力与非糖尿病患者也差不多。但糖尿病患者手术后伤口感染的机会仍较非糖尿病为多。另一类为皮肤真菌性感染,表现为体癣、指甲癣（灰指甲）等。

（二）软组织感染

1. 坏死性蜂窝织炎。糖尿病患者多见,可由多种病原菌引起,进展迅速,短期内可累及筋膜及肌肉组织。病原菌可为产气、需氧或厌氧菌,常为梭状芽孢杆菌属和肠杆菌属。约50%的患者伴有菌血症,可在组织内产生气体,严重者可引起感染性休克,病死率高。

2. 坏死性筋膜炎。是一种快速进行性的浅筋膜及皮下组织感染。发病初期类似于蜂窝织炎,易发生于老年糖尿病患者的肢体、会阴部、外伤或皮肤感染后,致病菌为各类杆菌、厌氧菌及溶血性链球菌、葡萄球菌等。

3. 处理。糖尿病软组织感染的治疗应以抗生素为主,有手术指征者宜尽早手术治疗。

（三）足部感染

糖尿病足部感染多发生于糖尿病足。由于糖尿病足患者足部血液供应障碍,且常有神经病变致感觉障碍,足容易受伤。比如穿鞋的压伤和洗脚时水温不合适引起皮肤烫伤。糖尿病足可在缺血坏死的基础上发生感染,叫坏疽,也可在外伤的基础上继发感染。以葡萄球菌和绿脓杆菌感染较多见,后者感染时常有恶臭。如不及时控制,炎症可蔓延至骨,形成骨髓炎、深部脓肿等,严重时只能截肢。当感染扩散入血液时形成败血症,将危及病人生命。因此,应积极预防足部感染,一旦发生,应及早给予有效的治疗。

五、口腔感染

糖尿病与口腔疾病关系密切,由于高血糖有利于口腔细菌滋生,对牙周组织的影响更为突出。

1. 牙周炎。是相当常见的一种口腔感染,表现为牙龈出血,常伴口臭,感染重时可有溢脓,重者牙齿松动,口腔咬合无力。急性发作时疼痛加剧,可有脓肿形成称为牙周脓肿,此时可伴颌下淋巴结肿大。

2. 龋病。是牙齿脱钙、分解,牙齿硬组织崩解,形成牙齿缺损的一种慢性病。依据病变程度的不同分为浅、中及深三种类型。浅龋对热、酸、冷、甜等刺激无敏感反应,牙齿表面可见黄斑或黄白斑;深龋则对热、酸、冷、甜等刺激很敏感,牙齿有较深的龋洞形成;中龋介于上述二者之间。深龋可合并牙髓炎,表现为自发性牙痛,食物等嵌入洞内也可引起疼痛,急性发作时剧痛难忍。

3. 口腔念珠菌病。为第三个较常见的口腔感染,典型表现为口腔内有白色膜状物附于口腔黏膜,以唇、舌、软腭处多见。白膜下的口腔黏膜可有糜烂、出血,伴疼痛,可伴口角炎。

4. 防治。注意经常使血糖控制在较好水平,如果已发生了上述口腔疾病,应及早找口腔科医生诊治。

六、败血症

败血症可累及全身各组织和脏器,病情发展迅速而多变。糖尿病患者一旦发生较严重的感染,若短期内血糖仍未获得良好控制,或抗生素选择不当、剂量不足,则由于机体对感染的反应差,很容易发生败血症,继而诱发糖尿病酮症酸中毒(DKA),病死率较高。院内感染已成为住院糖尿病患者诱发严重败血症的诱因之一。

(一)革兰氏阴性杆菌性败血症

革兰氏阴性杆菌是败血症的主要致病菌,以大肠杆菌、产气杆菌、铜绿假单胞菌和变形杆菌为多见。这些致病菌菌种不仅从单一变成复合性,而且对抗生素的耐药菌株也显著增加。致病菌来源于泌尿系统感染、化脓性蜂窝织炎、肺部感染和胆管感染等。有报道,糖尿病患者手术后发生革兰阴性杆菌败血症者,比非糖尿病者明显增多。革兰氏阴性杆菌败血症常伴感染性休克、酸中毒,以及心、肾功能不全,并极易诱发DKA、非酮症性高渗综合征等严重急性代谢紊乱,死亡率高。

(二)金黄色葡萄球菌性败血症

常由局部感染引起,如皮肤黏膜感染、血管内静脉插管处,其中,约1/3的患者找不到原发感染病灶。此类败血症起病较急,有寒战、高热、关节痛及严重毒血症症状。严重者并发感染性休克,体内脏器迁延性脓肿形成,包括肾、肺、脑、骨、肝和脾等。

(三)抗生素的应用

若经细菌学检查明确病原菌后,应按照药敏试验结果结合患者具体情况,选用足量有效抗生素。一般以两种抗生素联合使用,并施以足疗程。不宜同时使用多种抗生素,以免干扰体内生理菌群,降低机体免疫功能,继发二重感染。一般推荐联合应用β-内酰胺类、氨基糖苷类及喹诺酮类,对病情严重者也可及早选用有效的新一代广谱抗生素。在选择抗生素药物及用药期间,应注意肝、肾功能情况。

第二节 糖尿病与外科手术

大约有50%的糖尿病患者一生中至少要经历一次手术,其中,许多手术与糖尿病的并发症相关,如肾移植、截肢和溃疡的清创等。糖尿病患者手术所造成的主要并发症为感染和心血管系统疾病。由于糖尿病患者的代谢紊乱,对手术的耐受性较差,使其手术的复杂性和危险性大大增加;同时,外科手术又使糖尿病的代谢紊乱加重。因此,要充分地认识到手术与糖尿病的相互影响,严格掌握手术适应证,在手术前应对糖尿病患者的健康状况和血糖控制情况做一全面评估,并在围手术期保持良好的血糖控制。

一、手术与糖尿病之间的相互影响

外科手术是一种应激状态,如果处理不当,容易发生酮症酸中毒、非酮症性高渗综合征、感染、刀口难以愈合等情况。

(一)糖尿病与外科学的直接联系

1. 足外科专业。如糖尿病足、坏疽。

2. 血管外科学。如糖尿病周围血管病变。

3. 外科移植术。如肾脏或胰腺移植/肾脏—胰腺联合移植。

4. 眼科学。白内障术、视网膜拨脱术。

5. 手术的影响。包括手术大小(大、中、小)、手术的选择方式(急诊/择期)。

6. 麻醉的影响。麻醉剂的选择、麻醉方式(局部麻醉或全身麻醉)的选择。

7. 糖尿病。类型(1型或2型糖尿病)和病情(轻、中、重)。

8. 公共问题。创口的愈合、感染、代谢平衡调节等。

(二)手术对糖尿病的影响

1. 围手术期的代谢应激反应。糖尿病患者伴有外科疾病和手术时,机体处于应激状态,升糖激素分泌增加,如皮质醇、儿茶酚胺、胰高血糖素、生长激素等,加重代谢紊乱使血糖升高,甚至发生糖尿病酮症酸中毒、糖尿病非酮症性高渗综合征等。一般认为,中、小手术可使糖尿病患者血糖升高1.0mmol/L左右,大手术可使血糖升高3.0~4.0mmol/L。

应用胰岛素治疗,可以纠正大部分的上述代谢紊乱,在糖尿病尚未得到控制之前,大大增加了手术的危险性。所以,只有在病情十分紧迫需要外科治疗时,才考虑对糖尿病患者进行急诊手术,否则,应采取择期手术。

2. 麻醉对糖尿病的影响。麻醉药物和麻醉方式均对糖代谢有影响,没有一种麻醉剂对糖代谢是十分有益的,它们可以抑制胰岛素的分泌,麻醉剂可使血糖升高0.55~2.8mmol/L。一般全身麻醉对血糖的影响较大,而局部麻醉、脊髓麻醉及硬脑膜外麻醉等的影响较少,尤其是针刺麻醉影响更小,宜予以采用。三氯乙烯、硫喷妥钠等麻醉剂对血糖影响较小,而乙醚、氯仿、氟乙烷等,可以通过刺激交感神经致使血糖中度升高,应尽量少用。

3. 其他。手术的大小和方式、精神紧张、禁食等因素,均可影响糖代谢的状态。

(三)糖尿病对手术的影响

1.合并感染。感染是糖尿病患者手术致死的重要原因之一,术后感染率在10%以上。糖尿病患者由于机体防御能力明显降低,对感染的易感性明显增高;高血糖有利于链球菌、大肠杆菌和肺炎球菌等病原菌的生长和繁殖;糖尿病血管病变,使中、小血管功能和形态发生异常,血流缓慢,周围组织血供减少,组织氧浓度降低,影响局部组织及脏器对感染的防御应激反应,降低白细胞依赖有氧的杀菌作用,有利于厌氧菌的生长。

2. 创口不易愈合。糖尿病患者创口的愈合能力小于非糖尿病患者,术后伤口愈合不良及并发症明显增高。其原因为:①胶原蛋白合成缺乏,成纤维细胞增生减少,缺乏牵引韧力;②白细胞功能受抑制;③心血管并发症、局部微血管供血不足,引起组织坏死和坏疽,以及外周神经病变,均可直接或间接地影响伤口愈合。

二、糖尿病患者围手术期的治疗目标

1. 围手术期治疗的总目标。降低围手术期的病死率是围手术期治疗的总目标。需要防治下列情况：①低血糖症；②血糖过高，如糖尿病酮症酸中毒、非酮症高渗综合征；③电解质紊乱（低钾血症、高钠血症等）；④心功能不全、低血压等；⑤感染。

2. 术前血糖的控制目标。患者术前血糖的控制目标，应根据患者年龄、糖尿病及外科疾病病情、糖尿病并发症、糖尿病类型、手术大小、是否急诊等多因素考虑。一般术前可以接受的血糖范围：①2型糖尿病空腹血糖为7.0~9.0mmol/L；②1型糖尿病空腹血糖为8.0~11.0mmol/L；③无论哪一型糖尿病，以空腹血糖为6.0~7.0mmol/L，尿糖为±~+，无酮症酸中毒，最为理想；但不主张空腹血糖<6.0mmol/L，由于容易发生低血糖症，低血糖对机体的急性危害远远大于高血糖，如引致心率增快和脑功能障碍等。

三、糖尿病患者的术前管理

为了保证糖尿病患者能够安全地渡过围手术期，必须充分地做好手术前的准备工作，这是糖尿病患者手术治疗成功的关键。

（一）择期手术患者术前准备

1. 术前检查。应于术前5~7d收住患者入院，并进行全面的检查。围绕糖尿病必需的检查包括：血糖、尿糖、尿酮体、电解质、尿素氮、肌酐、二氧化碳结合力及心电图、眼底等。对糖尿病的主要并发症进行必要的筛查，如了解有无心脏和肾脏损害、自主和外周神经损伤、增殖期视网膜病变等。

2. 控制血糖。围手术期血糖控制应在糖尿病专科医师指导下进行，择期手术前应尽量使血糖达到良好的控制，若控制不够满意时，宁可推迟手术日期。降糖药物的选择应遵循以下原则：

（1）对轻型糖尿病患者，又属小型手术者，单纯用饮食控制或加口服降糖药物治疗即能控制者，可不改为胰岛素治疗，除加强血糖、尿糖监测外，一般不需特别处理。

（2）对于病情较重的患者，需要用胰岛素控制血糖，特别是平时每日胰岛素用量在40U以上者，或1型糖尿病患者、施行大型手术者、需用全身麻醉者，应特别慎重处理，以减少和避免各种并发症。在术前应停用口服降糖药物或已注射的长效胰岛素,一律改用普通(短效)胰岛素治疗至少3d。服短效降糖药物甲苯磺丁脲(D_{860})者,可于术前1d停用;服格列苯脲(优降糖)或苯乙双胍(降糖灵)者,应于术前3d应停药,以避免围手术期发生低血糖或乳酸性酸中毒。采用每日3~4次的多次注射法,有条件者采用连续胰岛素皮下输注治疗(CSII,胰岛素泵),更符合胰岛素分泌的生理特点,控制血糖效果更好。

3. 补充碳水化合物。术前1周每天至少摄入糖类物质250g~400g,使糖原储备充分,补充营养及维生素的不足。不能进食者应静脉补充葡萄糖。

4. 其他。加强血糖监测,同时,预防性使用抗生素,预防和降低术后并发症。

(二)非择期手术患者术前准备

在术前检查发现空腹血糖>10.0mmol/L,或糖负荷后2h血糖>13.9mmol/L,应尽量推迟手术的时间,并加强血糖的控制。如进行急诊手术,应急查血糖、尿糖、尿酮体及电解质,并静脉输入葡萄糖和胰岛素,以降低血糖和消除酮体,然后进行麻醉和手术。如有糖尿病酮症酸中毒、非酮症性高渗综合征、乳酸性酸中毒时,血糖>16.7mmol/L、尿糖在(3+)以上,应用小剂量胰岛素持续静脉滴注和补液、补钾等治疗,应尽量推迟手术时间3~5h,以控制急性高血糖状态;二氧化碳结合力较低时,应适当给予碱性药物,以纠正酸中毒,病情稳定后,即可施行手术。同时,监测血糖及尿糖。

四、糖尿病患者的术后管理

包括外科常规处理、血糖控制及其并发症的处理等。

1. 血糖、尿糖监测。患者返回病房后,应立即测定血糖、尿糖,以后每天监测血糖2~3次,及时调整胰岛素注射剂量,使血糖维持在7.1~11.1mmol/L即可。积极防治糖尿病酮症酸中毒、非酮症性高渗综合征、乳酸性酸中毒、低血糖症。术后能正常进食者,降糖药物恢复术前原治疗方案,并根据血糖水平调整药物剂量。

2. 营养。尽量鼓励患者自行进食,减少静脉用药;如为消化道手术不能进食者,静脉补充糖类物质250~300g。手术创伤后3d,机体进入合成修复阶段,在此期间应进行静脉高能营养。同时,补充维生素、氨基酸、钾盐等,这对伤口愈合会起到良好的作用。

3. 防治感染。糖尿病外科手术的主要威胁是感染,糖尿病患者机体抵抗力低下,术后易发生伤口感染、肺部感染、泌尿系统及皮肤感染等。腹腔感染细菌多为大肠杆菌、副大肠杆菌、铜绿假单胞菌、变形杆菌及厌氧菌,应根据细菌学检查选用有效抗生素。除给予有效的抗生素外,还应继续控制血糖,以降低感染发生率;术后应尽量避免使用或尽可能早地撤去导尿管,以减少泌尿系统感染的机会;长期卧床患者易发生肺部和皮肤感染,应勤翻身、鼓励呼吸功能锻炼和做好皮肤护理。

4. 伤口愈合不良。糖尿病患者由于蛋白质合成减少,常可发生伤口愈合困难,当血糖>11.1mmol/L时,伤口愈合能力减弱。因此,糖尿病患者的术后拆线时间要比各类手术的常规拆线时间延长3d。如合并糖尿病肾病时,长期蛋白尿可导致低蛋白质血症,使伤口愈合不良。因此,在手术前后必须使用胰岛素控制血糖,并补充氨基酸和蛋白质。

5. 水电解质平衡紊乱。最常见的是低钾血症,因患者手术前后不能进食,不能摄入相当数量的钾,可导致低血钾,所以,术中术后如患者的尿量正常,应充分补充钾盐。同时,应合理地补充血容量。

6. 心脑血管并发症。由于糖尿病患者血液黏稠度增高,多数有高脂血症、高血压、冠心病等,在手术创伤、应激等情况下易发生心肌梗死、心律失常、心力衰竭、脑血栓形成或脑出血等,应及时予以处理。对术后卧床时间较长的病人,应鼓励患者早日下床活动,挤压腓肠肌帮助下肢静脉血液回流,避免深静脉栓塞的发生。

五、糖尿病患者围手术期的饮食

手术对人体是一个创伤,术后食欲及消化功能常减退,营养对术后伤口的愈合、人体功能的恢复极为重要。因此,在病人能承受的情况下,应及早恢复饮食。足够的热卡供给配合胰岛素治疗,是糖尿病术后恢复正常代谢的有效途径。应给予高热量、高蛋白、易于消化的饮食,对食欲差,不能满足术后恢复需要者,应静脉补充糖、蛋白质、脂肪、维生素等,必要时可采用胃肠道外营养。

第三节　糖尿病与肝病

肝脏是糖、脂肪和蛋白质代谢的重要器官,糖尿病患者肝脏病变主要有肝大、脂肪浸润和肝硬化三种。糖尿病与肝脏病变之间有以下几种情况:①糖尿病伴有肝脏肿大,但无肝功能异常;②糖尿病伴肝脏肿大,具有不同程度的肝功能损害,尤其是严重的糖尿病病情未予控制者;若糖尿病控制良好后,肝脏可回缩,肝功能可恢复;③糖尿病合并肝硬化者较多,为一般人群的2倍,主要与脂肪肝有关,后者持续5年以上可发展为肝硬化;④传染性肝炎伴发的糖尿病,可能与较长期的高糖饮食及病毒感染的影响有关,使胰岛素分泌不足所致。

一、糖尿病与脂肪肝

研究发现,1型糖尿病患者中脂肪肝发生率较低(4.5%),而且主要见于病情控制不良者;21%~78%(平均为50%)的2型糖尿病患者伴有脂肪肝,主要见于肥胖的2型糖尿病患者。脂肪肝患者中,有4%~46%发生糖耐量减低或显性糖尿病。

(一)临床表现

脂肪肝是由于过多的脂肪沉积于肝脏所致,常见于肥胖、脂代谢紊乱、酗酒患者。长期大量酗酒患者可导致酒精性脂肪肝。糖尿病的脂肪肝患者,常缺乏特异的肝病临床表现和实验室检查异常。轻度脂肪肝多无自觉症状,中—重度脂肪肝患者,自觉上腹部不适、肝区胀痛,有时恶心、呕吐、厌食、腹胀等。

在1型糖尿病儿童及青少年病人中可见肝脏肿大,尤其是病情严重而未被控制者,通常没有肝脏病变的临床表现,当糖尿病完全控制后,肝脏可恢复至正常大小。肝脏肿大可能是由于肝细胞内糖原堆积所致。2型糖尿病患者中,肝脏肿大见于肥胖的中年人,女性较多,肝脏边缘较硬,光滑而无压痛,肝脏肿大是由于肝内脂肪沉积增加所致,这主要与肥胖有关。

在糖尿病脂肪肝患者中,若糖尿病控制良好,常规肝功能试验一般为正常。大约仅有8%的糖尿病脂肪肝患者可出现肝功能异常,程度亦较轻。表现为血清转氨酶和碱性磷酸酶轻度升高、血清胆红素浓度轻度增加、血脂异常等。糖尿病控制后,这些改变均可恢复正常。当伴有脂肪性肝炎时,可见转氨酶持续升高。

(二)诊断

糖尿病患者脂肪肝的发生率增加,尤其是2型糖尿病患者。在糖尿病的基础上,如果脂肪肝的诊断成立,则多可以认为系糖尿病性脂肪肝。脂肪肝的诊断可通过影像学手段如B超、CT检查,表现主要是肝脏肿大,轻度脂肪肝仅能通过肝活检诊断。

(三)预防和治疗

糖尿病脂代谢紊乱的主要原因是由于胰岛素缺乏或胰岛素抵抗,以及葡萄糖利用障碍而脂肪过度动员所致。因此,补充胰岛素、纠正糖代谢紊乱,是纠正高脂血症的根本措施。糖尿病及时得到诊断和治疗,病情控制良好时,肝组织脂肪浸润可以预防,已经合并的脂肪肝也会减轻甚至完全消退。因此,应强调糖尿病的早期治疗,严格的饮食控制、适量的运动和良好的代谢控制,是十分重要的。

由于多数糖尿病患者存在高甘油三酯血症, 可以考虑使用调血脂药物,但调血脂药物对于脂肪肝的效果是有争议的,因此,饮食、运动治疗十分重要,尤其对于肥胖患者, 减轻体重非常必要, 应限制总热量、碳水化合物（占50%~60%）和脂肪(<25%)的摄入,加强体育锻炼,酗酒患者应戒酒。选用调血脂药物时,应以作用于抑制脂肪分解者最为宜,如吉非罗齐,可明显降低低密度脂蛋白、胆固醇及甘油三酯水平,升高高密度脂蛋白,抑制外周脂肪分解,降低血浆游离脂肪酸水平,减少肝脏产生甘油三酯。

二、肝源性糖尿病

(一)肝源性糖尿病的发病机制

肝脏是调节血糖浓度的重要器官。各种肝病时,可引起糖代谢异常,发生糖耐量减低或临床糖尿病,其发生有以下原因。

1. 肝细胞胰岛素受体活性下降。肝病时肝细胞内很多受胰岛素调节的酶活性发生改变,如葡萄糖激酶水平下降,在糖负荷后缺乏迅速合成糖原的能力,而周围肌肉和脂肪组织对胰岛素抵抗(胰岛素受体数量减少相亲和力降低),使葡萄糖利用减少,引起餐后持续血糖增高。

2. 肝细胞功能改变和数量减少。肝病时肝细胞受损,导致能量代谢中许多酶活性的改变。肝脏葡萄糖激酶是葡萄糖代谢调节的关键酶,在肝硬化时,葡萄糖激酶水平下降,引起肝脏摄取葡萄糖的能力下降,糖负荷后肝脏调节血糖能力下降。

3. 升糖激素增多。生长激素、胰高血糖素等均经肝脏代谢,肝细胞受损时,造成它们降解减少或门—体分流使其直接进入体循环。高生长激素水平和高胰高血糖素血症均有促进肝糖原分解的作用,致使血糖升高。

(二)临床特点

急性肝炎常有一过性的糖耐量损害;80%的肝硬化患者有糖耐量减低,其中,10%~20%有临床糖尿病;脂肪肝患者中有4%~46%可发生糖耐量减低或显性糖尿病。将上述肝病引起的糖尿病被称为肝源性糖尿病,以空腹血糖正常和糖负荷后高血糖伴高胰岛素血症为特征, 胰岛素分泌曲线表现为分泌高峰延迟。近年来报道,慢性丙型肝炎病毒(HCV)感染者,糖尿病发生率明显高于慢性乙型肝炎病毒(HBV)感染者,可能与丙型肝炎病毒侵犯胰岛β-细胞有关。临床有明显的肝脏疾患表现和体征,弥漫性肝病晚期可出现空腹低血糖症,或延迟的OGTT 5~7h低血糖。实验室检查肝功能异常、血糖升高、糖负荷后高胰岛素血症等。

(三)肝源性糖尿病治疗原则

1. 饮食治疗。饮食控制不宜过严,以保证足够的能量和营养的供给。由于空腹血糖水平由肝糖原分解供给,在慢性肝病时,肝脏贮藏糖原减少,易发生空腹低血糖,必要时输注10%的葡萄糖补充能量。以高蛋白、高维生素、易消化饮食为主, 为肝功能恢复创造条件。肾功能正常者每日优质蛋白质不低于1.5~2.0g/kg,碳水化合物不低于55%~65%,原则上不予控制,脂肪1.0~1.2g/kg。每日摄取的能量可按每千克理想体重35~40kcal计算。

2. 胰岛素控制血糖。糖尿病控制应给予胰岛素治疗,可弥补肝源性糖尿病胰岛素分泌和作用的病理缺陷,并有利于肝细胞修复。应注意胰岛素与饮食的平衡,必要时睡前加餐,防止低血糖症的发生。

3. 口服降糖药物。由于许多口服降糖药物均在肝脏进行代谢, 应避免使用。因有碍于肝细胞的再生功能,且肝脏受损时,对血糖调节发生障碍,易引起低血糖反应,低血糖的恢复比较迟延,故可加重对肝病的不良影响。磺酰脲类降糖药物增加了发生低血糖的危险性;双胍类药物可能出现乳酸性酸中毒;阿卡波糖用于肝源性糖尿病治疗的利弊,尚待进一步研究。

4. 积极治疗肝脏原发病。应积极寻求肝病专科医生针对病因恰当处理各种肝病,并给予适当的B族维生素和维生素C,以及其他保肝药物如肌苷、ATP、中药等。酗酒患者应立即戒酒。

5. 监测。治疗过程中,应定期监测肝功能,加强自我血糖监测。

第四节 糖尿病与皮肤病变

皮肤是抵御各种有害微生物入侵的第一道防线。糖尿病患者如果不注意控制病情,血糖长期升高,代谢功能紊乱,可导致皮肤的免疫功能降低,削弱了皮肤对微生物入侵的抵抗能力,发生种种感染性皮肤病。代谢功能紊乱可引起皮肤的末梢神经及微小血管病变,出现血管性或神经性的皮肤病。常见的皮肤病变有以下几种:

一、皮肤真菌感染

本症为糖尿病患者最常见的皮肤并发症,血糖控制差的病人更易发生,且很难治愈,容易复发。最常见的是白色念珠菌感染,如念珠菌性甲沟炎、外阴阴道炎、龟头炎等。其他真菌感染如手足癣、股癣及甲癣等也较常见。治疗真菌感染的内服药物有氟康唑、伊曲康唑等,其应用方法和剂量需在医生的指导下进行。外搽药物中刺激性比较小的有达克宁霜、孚琪霜等,都属于康唑类药物,是非处方用药,药店中有售,可每日外用1~2次。

二、皮肤化脓性感染

1. 病因。糖尿病患者由于皮肤组织内含糖量高,宜于细菌繁殖,再加上糖尿病患者对感染的抵抗力减弱,故皮肤化脓性感染的发生率明显增加。本病主要为金黄色葡萄球菌感染。

2. 临床表现。主要表现为皮肤疖痈、毛囊炎、汗腺炎、蜂窝织炎等。

(1)毛囊炎:常发生在胡须部、头部、四肢、阴部等处。起初在毛孔处出现小红疹,逐渐发展成小脓疱,大多分批出现,有痒痛感。脓疱破裂或拔出毛后,可排除少量脓血,脓疱经数日后可消失,但易复发,因而常绵延数月之久。发生在胡须部者,数目多,称为须疮。

(2)疖:糖尿病患者常有疖病发生。初起为黄豆大小的微红色硬结,以后可达鸽蛋大小,表面红肿,有疼痛,灼热感。数日后,硬结中央出现脓点,硬结化脓软化,从脓点处排出脓液,逐渐消肿愈合。疖常发生在臀部、背部、头部、面部等处,发生在面部的疖红肿较重。疖通常仅有单个或数个,若数目多且反复出现,经久不愈,则称为疖病。

(3)痈:未控制的糖尿病患者也容易患痈。如果疖的红肿范围明显扩大,达到掌心那么大,表面出现多个脓栓,疼痛剧烈,常伴有体温升高,全身不适等,称为痈。

3. 治疗。毛囊炎、疖、痈的治疗,首先应尽快控制血糖,并应用抗菌消炎药物。早期硬疖可用热水袋敷,每日早、晚15min,可促进血液循环,促使疖消退,但面部疖不宜使用。未化脓软化的疖不可挤捏，否则易导致细菌进入血液循环，引起败血症或脓毒血症而危及生命。鼻和上唇之间的皮肤血管丰富，直接与颅内血窦相通，称为危险三角区，这里发生疖，如果挤捏，可使细菌沿血管进入颅内，引起颅内感染如脑脓肿等。

三、皮肤瘙痒症

糖尿病患者易患皮肤瘙痒症，主要是由于高糖对皮肤的刺激、并发神经病变、合并皮肤真菌感染等原因所致。糖尿病皮肤反应性瘙痒分为泛发性和局限性瘙痒。泛发性皮肤瘙痒可见于高龄患者，发病部位不定。局限性瘙痒主要见于外阴及肛周部位，特别是女性病人外阴瘙痒更为常见，治疗首先应控制糖尿病，然后在医生指导下，内服抗组胺药物等对症处理。

四、糖尿病皮病

本病发生与皮肤血管微循环障碍及末梢神经病变导致皮肤营养不良有关，是糖尿病中较常见的、特有的皮损，好发生于下肢胫前部位皮肤（胫前色素沉着），前臂、股前等摩擦部位亦可发生。损害发展缓慢，早期为小的扁平暗红色丘疹，直径为5~12mm，疏散或群集分布，可出现红斑、水疱或紫癜，以后红斑逐渐萎缩，形成褐色色素沉着斑，数目不等，可产生鳞屑，见于双侧。本病除了注意保护易感部位免于反复创伤外，没有其他治疗方法。

五、糖尿病水疱病

自发性大疱，是糖尿病一种罕见的但有明显特征的皮肤表现。糖尿病患者的四肢末端，可出现突发的类似烫伤的大水疱，内液清亮，有时也可为血疱，周围无红晕，多无自觉症状，2~5周内可自行痊愈，愈后不留疤痕。另一种大疱，愈合后留有疤痕和轻度萎缩，发生于有长期糖尿病以及伴有糖尿病神经病变和（或）视网膜病变的患者。糖尿病水疱病多见于病情较为严重的患者中。无特殊治疗，可自行痊愈，也可用针吸引流，不可挑破，若继发细菌感染可引起严重后果。应严格控制血糖，糖尿病病情得不到控制，水疱病也难以治愈。

六、糖尿病皮肤发红

皮肤发红是指糖尿病患者面部有玫瑰红色，肤色较白的患者表现更为明显。糖尿病皮肤发红较为多见，原因不明。某些学者认为，控制糖尿病可减轻皮肤改变，另外，避光、避免局部刺激、避免饮酒和饮用兴奋性饮料如咖啡、茶水等，也是有益的。

七、黑棘皮病

本病是一种少见的皮肤病,以皮肤色素沉着,表皮增厚伴有绒毛状增生,呈"天鹅绒样"特征的皮肤损害。好发于颈、腋、腹股沟等皮肤皱褶部位。通常无色素增多,临床上损害呈现的褐色,是由于角化过度所致,与黑色素无关。一般认为,黑棘皮病发生与高胰岛素血症有关,提示本症患者可能存在严重的胰岛素抵抗。治疗:控制糖尿病,改善胰岛素抵抗。

第五节　阻塞性睡眠呼吸暂停低通气综合征与高血糖

阻塞性睡眠呼吸暂停低通气综合征 OSAHS 是指在睡眠中因上气道阻塞引起呼吸暂停,其特征表现为口鼻腔气流停止而胸腹呼吸尚存,是一种累及多系统并造成多器官损害的睡眠呼吸疾病,是 2 型糖尿病常见的共病之一。在校正肥胖等因素后,OSAHS 与胰岛素抵抗、IGT 和 2 型糖尿病的发生仍密切相关。

一、糖尿病合并OSAHS患病率

两种疾病常在同一个体存在,属于共同罹患疾病(共病),糖尿病患者中 OSAHS 的患病率显著高于一般人群。国外报道 2 型糖尿病患者合并 OSAHS [睡眠呼吸暂停低通气指数(AHI)≥5]的患病率大约是 70%(54%~87%),国内研究显示住院 2 型糖尿病患者 OSAHS 的患病率在 60% 以上,诊断率小于 1%。而 OSAHS 患者中糖尿病患病率亦明显高于正常人,肥胖的 2 型糖尿病患者 OSAHS 的患病率高达 86%。

二、OSAHS的诊断

1. OSAHS 的诊断标准

每夜 7 h 睡眠过程中呼吸暂停及低通气反复发作 30 次以上,或 AHI≥5 次/h,如有条件以呼吸紊乱指数(RDI)为准。呼吸暂停事件以阻塞性为主,伴打鼾、睡眠呼吸暂停、白天嗜睡等症状。睡眠呼吸暂停是指睡眠过程中口鼻呼吸气流消失或明显减弱(较基线幅度下降时间>90%),持续时间≥10s。低通气定义为睡眠过程中口鼻气流较基线水平降低≥30%并伴动脉血氧饱和度 (SaO_2)下降≥4%,持续时间≥10s;或是口鼻气流较基线水平降低≥50%并伴 SaO_2 下降≥3%,持续时间≥10s。AHI 指平均每小时呼吸暂停与低通气的次数之和。RDI 是平均每小时呼吸暂停、低通气和呼吸努力相关微觉醒(RERA)事件的次数之和。RERA 指未达到呼吸暂停或低通气标准，但有时间≥10s 的异常呼吸努力并伴有相关微觉醒。

2. OSAHS 的诊断方法

（1）多导睡眠图仪：是目前诊断 OSAHS 的"金标准"，可判断严重程度、定量评估睡眠结构、睡眠中呼吸紊乱及低氧情况、心电、血压的变化。

（2）睡眠呼吸初筛仪：简单、易于操作，可在门诊、病房由内分泌科医技人员进行测定。对于中重度 OSAHS 应用初筛仪结果与多导睡眠图仪一致性高。

糖尿病患者出现下列情况应想到共患 OSAHS 的可能性：包括打鼾、白日嗜睡、肥胖、严重胰岛素抵抗、糖尿病控制困难、顽固难治性高血压（以晨起高血压为突出表现）、夜间心绞痛、难以纠正的心律失常、顽固性充血性心力衰竭、反复发生脑血管疾病、癫痫、痴呆、遗尿、夜尿增多、性功能障碍、性格改变、不明原因的慢性咳嗽、不明原因的红细胞增多症等。建议进行相关检查。

三、糖尿病合并OSAHS的治疗

1. 生活方式干预

减重对于 OSAHS 以及糖尿病的治疗都有正向作用，同时能够使其他治疗方式发挥更好的效果。戒烟酒、戒辛辣刺激食物以免气道水肿，通气不畅加剧。避免服用镇静药物以减轻上气道的塌陷。白天适当运动避免过度劳累。许多 OSAHS 是体位依赖性的，体位改变或减少仰卧睡眠时间可降低 AHI。

2. 降糖药物治疗

对于 OSAHS 伴发 2 型糖尿病的患者，常用降糖药物均可选用，但应尽可能使用不增加体重的药物。由于 OSAHS 易发生夜间缺氧，对于低氧血症严重者慎用或禁用双胍类药物。

3. 改善 OSAHS 的治疗

排查及治疗其他原因所致的 OSAHS。如对甲状腺功能减退症所致 OSAHS 进行甲状腺激素补充治疗。手术治疗上气道阻塞，包括摘除肥大的扁桃体和腺样体、切除鼻息肉、正畸术和颌面部手术等。

持续气道正压通气治疗（CPAP）是 OSAHS 患者的首选治疗方式。国内外研究均显示，CPAP 治疗显著改善 OSAHS 合并 2 型糖尿病患者的胰岛素抵抗，显著降低空腹及餐后血糖，改善血糖波动降低 HbA1c，在血糖控制方面效果明显。

　　双水平气道正压通气及自动或智能化 CPAP 对合适患者也可考虑选用。口腔矫正器相对经济，对轻度 OSAHS 患者有一定使用价值。目前药物治疗 OSAHS 效果不确切。

　　应加强医务人员对两病共存的认识，在确诊其中一种疾病时应想到伴发另一种疾病的可能，进而进行相应的筛查。对 OSAHS 的治疗有利于改善糖尿病患者的血糖控制，而治疗糖尿病及其并发症（如自主神经病变）也有利于改善 OSAHS 的病情。

第十一章　糖尿病心理障碍与日常生活

第一节　糖尿病心理障碍

许多糖尿病患者存在心理障碍,调查显示,糖尿病患者的心理障碍发生率达30%~50%。糖尿病心理障碍直接影响到糖尿病的控制效果。

一、糖尿病心理障碍的临床特点

1. 恐惧心理。是糖尿病患者一种特有的精神应激反应,患者常常对以下情况感到恐惧:①确诊患有糖尿病;②需要改变生活模式(如饮食、运动调整);③糖尿病烦琐的治疗,如规律的服药、注射胰岛素、定期门诊随访、血糖监测等;④会出现糖尿病并发症;⑤可能发生低血糖反应;⑥因为糖尿病调换工作,还可能会影响到家庭关系和社会关系等。

恐惧是具有较大责任感患者的一种特点,诸如唯一负担家庭生计的父亲,或必须照顾全家生活的母亲。这些人惧怕自己患了糖尿病后,将会对那些需要他们负责任的人受影响。

2. 焦虑。患者的心理反应,与个体对糖尿病的关心程度不同而有差异,但常有恐惧、愤怒、内疚、混乱、拒绝等反应。产生的原因有:①对糖尿病缺乏了解而焦虑;②担心血糖控制不佳;③害怕出现糖尿病并发症;④恐惧注射胰岛素;⑤疏远感和罪恶感。

年轻有活力的糖尿病患者经常有愤怒的表现,并且感到被剥夺了生活的权利与自由。青少年因自己患了糖尿病而责备父母。孩子患有糖尿病时,父母内疚感是一种常见的心理反应。拒绝见于疾病过程的早期,对所患疾病抱有无所谓的态度,虽然,这能够使一个人保持积极的生活态度,但是,过长时间的拒绝,有可能妨碍了适当的自我监测,从而忽视了一些预警指征,有可能导致延误治疗。

3. 抑郁。约占糖尿病患者的1/5,心理、社会原因复杂,与糖尿病互为因果,诊断要慎重,复发率高。典型抑郁性心理障碍的核心征象是心境低落、愉快感丧失,活动效能减低。

抑郁症的诊断标准为:①全部兴趣减退;②不愿与其他人交往;③自觉病情严重;④自我评价过低;⑤感到前途悲观;⑥自觉疲乏;⑦自杀念头;⑧病程在2年以上。符合3条以上典型症状者即可诊断。

二、心理障碍对糖尿病治疗及预后的影响

消极情感、抑郁、焦虑对血糖的控制不利。长期的消极情感会导致一些患者的心理障碍,产生焦虑、抑郁。常见的消极情感包括:"为什么只有我得病?""得到太少,失去太多!""对低血糖及并发症感到恐惧""糖尿病不能根治,生活令人厌倦!""与别人不同,感到孤独"等。情绪越消极,血糖越不容易控制。患有抑郁、焦虑及对血糖测定结果恐惧的糖尿病患者,不仅血糖控制差,而且慢性并发症多。

许多因素影响一个人对糖尿病诊断的接受,并且影响自我监测的责任,这些因素包括:年龄、对糖尿病知识的了解情况、健康信条、控制目标。较年轻的患者更有能力接受生活方式和饮食习惯的改变。缺乏关于糖尿病的知识,或者糖尿病知识掌握不准确,将会产生莫须有的压力和焦虑。在缺乏症状的2型糖尿病患者中,疾病无形的本性有可能导致糖尿病患者对疾病存在的拒绝。在糖尿病治疗中,患者自我监测是最基本的。

心理研究表明,糖尿病患者的心理状态(如自信、自尊、情感、精神刺激、抑郁症、认知功能受限、进食障碍)、所处的环境(如治疗环境、家庭/社会、与医生的关系、糖尿病教育、合并症/伴发病)、自我管理能力(如饮食控制、运动治疗、坚持服药、胰岛素治疗、自我血糖监测、足护理、门诊复查)及治疗的结果(如检查结果、疾病后果,包括血糖值、糖化血红蛋白、胰岛功能、尿蛋白、血压、心电图、酮体、身体感觉、并发症、治疗满意度、生活质量)之间互相制约、互相影响。其中,重要的是患者掌握糖尿病知识的多少,以及对糖尿病的认识程度;患者对待糖尿病的态度及其情感状态;患者与医生、家庭及社会的关系。

三、糖尿病心理障碍的治疗要点

(一)心理治疗的原则与步骤

1. 心理治疗的原则。包括:真诚原则、保密原则、耐心原则、"中立"原则、回避(亲朋好友)原则。关键是同情、尊重、真诚。

2. 心理治疗的步骤。应遵循分阶段的原则:首先,要对患者进行糖尿病知识的普及教育,使之了解病情及危害;其次,了解病人改变生活方式的问题所在,共同探讨解决的办法,并制订具体的实施方案;再次,鼓励病人试着行动,医生要有计划地给予帮助,使之发挥最大的能动性;最后,要根据病人的具体困难,寻找原因并予以解决,必要时需重新调整计划。

(二)糖尿病患者心理障碍治疗注意事项

1. 严格控制血糖。既要保持良好的血糖控制,又要防治低血糖及合并症。

2. 正确评价患者的身体状况及心理状况,提高患者自我管理能力。运动有助于患者降低血糖,提高生活情趣,积极配合治疗。引导的方法是树立"运动促进健康"的观念,安排时间运动,培养运动兴趣。

3. 尊重患者。帮助他们保持自尊最重要,帮助他们树立战胜疾病的信心,消除紧张不安、抑郁悲观等心理负担,特别是青少年,保持正常的心理状态至关重要。对于严重的焦虑、恐惧患者,应适当地使用抗焦虑药物干预治疗。

4. 建立良好的医患关系和家庭关系。医生、护士要尊重病人,倾听病人心声,想尽一切办法帮助病人提高对糖尿病的正确认识,积极配合治疗(饮食、运动、药物),使病人生活的满意度提高。鼓励家人帮助患者控制血糖,并给予积极地心理援助,帮助患者树立信心,自强不息,遵守医嘱。依赖医生是患者常见的行为,不少患者认为治疗是医生的事,缺少主动性,消极配合,对待这样的病人,医生、护士应当帮助病人树立自尊、自爱、自强的思想。

5. 开展适宜的小组治疗。对于存在糖尿病心理疾患的病人,进行小组治疗也是有益的,其意义在于给予患者希望,让他们了解疾病的普遍性;为患者提供更多的信息,让他们共勉、互助、向他人学习、模仿他人有益的行为;学习处理人际关系,通过糖尿病教育提高凝聚力,提高人生价值感。糖尿病集体心理治疗可以揭开一些病人的防御面纱,让他们揭开面纱、放下架子、放松心情等,开展不高不低的批评与接受。

6. 鼓励患者自我心理调适。可试用以下几种方法:①正确对待;②倾诉出来;③寻求平衡;④转移精力;⑤寻求安慰。

四、不同人群患者的心理障碍特点

1. 儿童。儿童时期诊断为糖尿病,对孩子与父母都会产生巨大的内疚和焦虑。父母必须学会如何照顾孩子,还要妥善处理好自己的感受。让儿童承受疼痛(注射、抽血检查)是非常困难的,这种任务通常落在了父母的身上,有时是很困难的,并且增加了交流障碍。新近诊断的糖尿病儿童,可能会有一种与众不同的感觉,或有时会感到低于其他同胞兄弟姐妹或同龄人,这会影响儿童将来的发展。拒绝胰岛素治疗将会引起酮症酸中毒,而拒绝饮食有可能导致低血糖症。

2. 青少年。从青春期向成年人转变所发生的一系列心理、身体上的迅速变化,对于青少年和父母来说,都是很难处理的。这是自我形象还很脆弱的时期,被同龄人接受是最基本的,对权威的逆反是很常见的。患有糖尿病将会使青春期变得不好度过。青少年有可能不愿意被看作与他人有什么不同,因此,有可能千方百计地逃避胰岛素注射和抽血检查,或者放弃已经设定好的饮食计划。另一方面,由于受到过度的庇护,可能出现与其他人交往上的困难。

在这个阶段,父母必须允许孩子照顾自己的疾病,如血、尿的检查以及胰岛素的调整。孩子有可能拒绝父母的照顾。由于青少年的成熟性,可能会担心将糖尿病遗传给自己未来的孩子。支持、鼓励以及恰当的忠告是十分重要的。

3. 成年人。在成年人中,最显著的变化是需要对多年来形成的生活行为习惯进行改变,饮食模式不得不被打破。常常厌恶在食物选择上的限制,并且伴随有愤怒、拒绝和忽略。亲属关系有可能被搅乱,同时,会因家庭/配偶的过度呵护,从而导致过度的依赖或反抗。因此,对患者既要有家庭的支持,又要允许其独立,病人会逐渐适应妥善地处理自己的疾病,并且更主动地自我监测病情。

4. 老年人。年老的糖尿病患者,经常存在多种健康问题,有些是糖尿病相关并发症所导致的。对其他疾病进行治疗所使用的药物,有可能会引起药物间的相互作用,联合服用时应权衡利弊。在使用口服降糖药物治疗的老年患者中,低血糖症的发生可能在临床上较难被识别,可能并不存在典型的低血糖症状,而被误以为脑血管意外、精神紊乱或正常老化现象。老年人健忘现象十分普遍,可能会漏服药物或吃错药。因此,对于存在多种健康问题的老年人,需要亲属的家庭护理和关照。

第二节 糖尿病与日常生活

糖尿病患者与正常人一样,同样要面临上学、就业、婚姻、家庭、生育以及参加各种社会活动等日常生活问题。

一、糖尿病患者的家庭生活

(一)婚姻

糖尿病本身并不禁止组织一个家庭。糖尿病是一种具有遗传易感性的疾病,但并非必然结果。只有少数糖尿病属于单基因突变导致的糖尿病,如MODY和线粒体基因突变糖尿病等,为常染色体显性遗传,具有很强的遗传和发病趋势,子女患病率高,因此,这种糖尿病患者在婚前应该进行遗传咨询。目前,各国婚姻法律均没有限制糖尿病患者的婚育。

长期的糖尿病,有可能引起男性患者阳痿和导致女性患者频繁的阴道炎,这将会干扰他们婚后的性生活。但是,可以通过良好的血糖控制,或对阳痿患者暂时使用某些机械装置而被完全解决。糖尿病并不是"传染病",对其配偶一般无影响,但在婚后多年如一方患了2型糖尿病,其配偶患2型糖尿病的风险有所增加,这可能是由于他们的生活方式相近的原因。

(二)妊娠

糖尿病妇女成功妊娠的关键是需要有计划地怀孕, 从受孕(尤其最初3个月)到分娩的时间内,应用胰岛素进行良好的血糖控制是特别重要的。保持血糖尽可能接近正常,避免低血糖症的发生。在妊娠期间,需要严密的监测血糖、婴儿的生长和健康状况以及母亲的糖尿病情况。对于已经存在糖尿病并发症的妇女,如视网膜病变和糖尿病肾病,妊娠期间有些并发症将会加重。总体来说,大多数糖尿病妇女都能有正常健康的小孩。较差的糖尿病控制将会导致巨大胎儿(出生时体重超过4kg)、畸形儿的发生,对于患有糖尿病母亲的婴儿来说,这一危险性有轻度的升高,但是,这可以通过在妊娠之前和妊娠期间有效的血糖控制而得以降低。许多患有糖尿病的父母其子女并不发展为糖尿病,在1型糖尿病中,只有15%的子女可能患糖尿病。在2型糖尿病中这一比例有轻度的增高,如果只有一人患病,任何子女发展成为糖尿病的机会在10%~20%;如果父母双方均有患病,这一危险性将增加至30%~50%。

二、糖尿病患者的工作和学习

(一)糖尿病和职业

糖尿病患者在血糖控制良好和无糖尿病并发症的情况下，体能和智能方面，与普通人没有差别，可以从事绝大多数工作，而且，应当鼓励他们积极参加社会工作，任何单位及个人都不应当歧视。但是，糖尿病患者需要生活规律，在这个基础上接受药物治疗，如口服降糖药或胰岛素，如果间断药物治疗会引起血糖升高，导致高血糖引发的症状和不适，不规律的生活、过度的体力消耗，很容易导致低血糖的发生。因此，在职业选择方面应当避免重体力劳动，不宜从事高温、高空及潜水作业，最好也不要从事司机工作。

(二)糖尿病患者的驾驶问题

糖尿病患者驾驶汽车、火车、飞机等交通工具时，如果遇到低血糖反应，可能会导致严重后果。即便是轻度的血糖降低或仅有轻微的低血糖症状，对驾驶能力也会产生不利影响。低血糖反应在注射胰岛素或口服磺脲类降糖药的患者容易发生。影响患者驾驶交通工具能力的因素，还有糖尿病的慢性并发症，特别是视网膜病变、白内障以及激光眼底治疗后，均可能会使视力或视野受到影响，当视力在0.5以下，或有视野缺损时，不宜驾驶交通工具。

为了安全起见，糖尿病患者不宜选择驾驶员作为职业。许多国家明确规定，使用胰岛素治疗的糖尿病患者，不能从事旅游交通工具的驾驶工作，也不能单独驾驶私家车，口服磺脲类降糖药的患者也受到一定程度的限制。在驾驶室内一定要备有应急用的糖块或富含碳水化合物的食物，当发生低血糖反应的时，必须立刻停止驾驶，并进行急救处理。

(三)糖尿病与就学

青少年糖尿病患者，不应该因为疾病而终止学业。在血糖控制平稳的情况下，可以参加正常的学习。但因大多数青少年糖尿病患者为1型糖尿病，需要胰岛素的治疗，而且，血糖受到各种因素的影响而容易波动，加上未成年患者自我管理能力差，需要家庭、医疗机构和学校多方配合，给予关怀和帮助。

糖尿病中小学生一般不宜住校，应当选择离家较近的学校读书，以便能按时注射和用餐，并及时得到家长的监护。应认真做好以下事宜：①提高患病学生自我管理能力；②处理好体育课同胰岛素用量及加餐的关系；③准备好低血糖时食用的急救糖块或巧克力；④家长应与老师取得密切联系，让老师充分了解学生的病情,特别是低血糖的表现与急救措施;⑤应当将病情告知同班同学,取得同学的理解、关心和必要的帮助;⑥学校应充分理解学生按时用药及就餐的需要,并力所能及地提供方便。

近年来,2型糖尿病趋于年轻化,校园里出现了2型糖尿病的学生,他们大多体型肥胖,血糖波动小,不易发生低血糖,运动及饮食控制疗效好。提高其自我管理能力十分重要,家长也应将学生的病情告知老师,在督促控制饮食及适当运动方面,取得老师的帮助和监护。

三、糖尿病与社会活动

(一)饮酒与吸烟

1. 饮酒。酒精对糖尿病患者产生以下方面的不利影响:①酒精有可能加速严重的低血糖症,如清晨的低血糖症,这是由于肝脏葡萄糖生成暂时受到抑制;②过量酒精的影响,有可能掩盖了低血糖症状;③酒精较高的能量含量,有可能搅乱了饮食;④酒精可升高血浆甘油三酯的水平;⑤在有神经病变的糖尿病患者中,过多的酒精有可能加重神经病变的症状;⑥酒精可以降低患者对低血糖反应的判断能力,患者有可能忘记进行胰岛素注射或进食。

酒精对糖尿病的影响最重要的是引起严重的低血糖症,因此,酒精的摄入应当适度,并且应当同时进食食物。此外,酒精的作用有可能掩盖低血糖症状。相反,发生低血糖的糖尿病患者,虽然并没有醉酒,但却被错误地认为"喝醉了"。因此,在认为糖尿病患者"喝醉酒"之前,迅速检查血糖浓度是必要的。

2. 吸烟。在糖尿病患者中,冠状动脉、脑动脉以及周围动脉的粥样硬化性疾病,是重要的并发症和引起过早死亡的原因。吸烟已被充分地认识到是动脉粥样硬化形成的独立危险因子,糖尿病吸烟患者,动脉粥样硬化性疾病发生的危险性明显增高,特别是缺血性心脏病。因此,吸烟对糖尿病血糖的良好控制不利,又易于促发高血压及冠心病等血管并发症的发生及发展。糖尿病患者应积极戒烟。

(二)外出就餐

外出就餐已经成为人们生活方式的一部分。糖尿病患者应当慎重地、明智地选择菜单,千万不可"贪嘴",应当时常想着健康饮食计划的需要。应当预计到就餐时间有可能被延迟,在去餐馆之前最好先吃一点儿。选择较合理的饮食,要求少油、少盐;正确识别食量;请求调味汁不要与菜肴混合在一起;如果需要低胆固醇饮食,应当避免食用动物内脏(如肝脏,脑等)、蟹、龙虾和大虾等;如果需要低脂饮食,尽量少食油炸的食品(如鱼、鸡、炸土豆片等);避免进食糕点、甜食;避免过度饮酒和饮用甜味的果汁。

(三)糖尿病患者的旅游与出差

糖尿病患者外出旅行时,原有的生活规律被打乱,血糖可能会发生变化而不易控制,因此,要在旅行前充分考虑到可能发生的变化,在心理上、物质上都做好应变的准备。旅行前及旅途生活中,应注意以下事宜:

1. 旅行前最好做必要的体格检查和病情评估,并征求医生的意见,必须首先确定代谢控制是良好的。建议有旅行病史(晕车或晕船)的患者,预防性的服用药物。这些药物有可能引起困倦,因此,应当在家事先试服,出发前要监测血糖。

2. 安排好旅程表、作息时间,尽量使旅行生活(用餐、用药及运动量等)贴近平时的生活规律。在长途旅行前,一定要做好旅行计划,特别是做好旅途安排,充分估计旅途中可能遇到的各种问题,做好应对措施的准备工作,如何时何地就餐、何时何地休息、何时何地监测血糖、何时何地打针或服药等。旅行应量力而行,防止过度疲劳。

3. 准备好自己的"小药箱",准备足够的治疗用药,包括胰岛素、口服降糖药及其他必需的药品(平时旅行用的药品,如硝酸甘油、抗生素、止泻药、抗感冒药、晕车药、防暑药等);注射胰岛素的患者要带好注射、消毒用具。

4. 胰岛素的储存:在旅途中,胰岛素不应当被托运在行李中,而应放在手提袋里,因为被托运的行李有可能被延误或丢失;在货舱中,超过零点的温度有可能冻结胰岛素而发生变性。胰岛素能够被较高的温度所破坏,只要不暴露在直接光照或受热的环境下,如小汽车的后备厢中或者小汽车仪表盖下、接近火的地方或直接放在散热器上,胰岛素在25℃能够安全地储存至少1个月。在炎热的天气里,将胰岛素储存在较凉的袋子中、饭店的冷藏箱中或者存放在房间最凉的地方,并且覆盖湿毛巾,到了驻地及时放入4℃的冰箱中。

5. 应当随身携带糖果、含糖饮料或巧克力等,以防备在旅行中交通延误等意想不到的事件而发生低血糖,这些食物应放在容易拿到的地方,不应当锁在行李包中。旅游要结伴而行,同行者应当学会如何识别和处理低血糖症。

6. 带好血糖监测工具,做好血糖监测。因为假日的活动、生活方式以及饮食有可能与平常不同,监测是特别重要的。在假期有些患者要进行运动,并有可能尝试新的体育运动,而另一些患者运动要少于平常,因此,理解体育运动对血糖的作用将是非常重要的,同时仔细地监测血糖水平和进行尿酮体的测试。

7. 最好写旅行日记,记录身体的感觉和血糖监测结果。并且带上注明自己病情、要求急救及联系人等的疾病卡片,以备急用。

8. 旅行中的服装要休闲舒适,特别是鞋要轻便、松软,鞋底不能太薄;要多饮水,补充足够的水分;注意劳逸结合,避免过度疲劳。

第十二章　糖尿病监测随访与三级预防

第一节　糖尿病监测与随访

糖尿病是一种慢性病,目前尚不能根治,因此治疗是长期的、终生的。漫长的治疗过程中,在医生的指导下,病人及其家属要学会如何观察病情的变化,如何观察治疗的效果,如何观察药物的副作用,如何定时定期监测血、尿糖等指标的变化等,都是十分重要的。只有当糖尿病患者学会自我管理,认真监测自己的病情,才能达到最佳的治疗效果,减少或延缓并发症的发生和发展,提高病人的生活质量,延长寿命。

一、糖尿病监测

(一)自我血糖监测(SMBG)

1. 自我血糖监测的定义和意义。糖尿病患者采用微型快速血糖仪监测自己血糖的变化称为自我血糖监测(SMBG)。自我血糖监测对指导治疗、随访病情起重要作用,并能调动病人对自己的病进行保健的主动性和积极性。SMBG为近些年来糖尿病患者管理的主要进展之一,已成为每一位糖尿病患者掌握自己病情的资料和信息的主要手段,并且患者或医生可根据血糖水平,及时调整饮食、运动及药物治疗方案,并判断治疗效果。血糖监测较尿糖监测能更为准确地反映患者的病情及控制情况。

根据治疗方案的不同,按时测定血糖并作记录,既有利于患者自己评价治疗效果,又可定期去医院,将所测结果提供给医生审核治疗方案及所用药物剂量是否合适,测定次数根据病情和所用药物而不同。自测血糖还可及时发现低血糖,并予以处理。若病人系用强化胰岛素治疗方案,自我血糖监测更是必不可少。

2. 自我血糖监测的适用对象。所有糖尿病患者均适用自我血糖监测,尤其是用胰岛素治疗的病人,下列病人应积极推荐使用:①正在进行糖尿病强化治疗者;②病情不稳定,尤其是脆性型糖尿病者;③频繁发生低血糖,特别是无警觉性低血糖者;④易发生酮症酸中毒者;⑤糖尿病伴妊娠或妊娠糖尿病(GDM)者;⑥肾糖阈异常者。

3. 自我血糖监测仪器的选择与操作。自我血糖监测所用的微型快速血糖仪,目前市场上出售的品牌较多,按其工作原理分为两类:一类利用葡萄糖特异性酶反应,如葡萄糖氧化酶、己糖激酶等;另一类为电化学反应。这些血糖仪的特点为小巧、便于携带、操作简单、采用指血(毛细血管血)测定。使用前应由专业人员给予必要的培训,因为操作正确与否可影响测定结果。

(1)操作注意事项:①仪器的校正;②检查试纸的型号是否与仪器匹配,是否过期或变质,试剂条打开后只能保存3个月;③操作前应洗手并进行手指消毒;④取血滴大小、滴放位置对测定结果有一定的影响;尽量刺破手指侧面,避免用力挤压,吸血式优于滴血式;⑤红细胞压积可影响测定结果。

(2)测定值:毛细血管血糖与静脉血糖值是有差异的,毛细血管血糖值(指血)往往略低于血浆或静脉葡萄糖测定值。换算关系为:真糖值(血浆或全血葡萄糖氧化酶法)=血糖仪测定血糖值(毛细血管血)×1.12。

4. 自我血糖监测频率和时间。临床上根据患者病情的实际需要、经济承受能力及医生的判断,血糖测定可采取不同时间和不等频率,推荐如下:

(1)监测频率:血糖不稳定或正在进行药物剂量调试者,应每天或至少一周进行3d血糖监测。血糖稳定后可每周测定1d血糖。

(2)监测时间:①一般应测定早餐前、餐后2h,中餐前、餐后2h和晚餐前、餐后2h和睡前7次全天血糖谱,从而反映病人一天不同时间内的血糖控制情况;②易发生低血糖者,睡前血糖不应低于7.2mmol/L,否则,会发生夜间低血糖;对于怀疑夜间低血糖者,可加测凌晨3点的血糖,夜间血糖不应<5.5mmol/L,否则,可能存在苏木杰效应;③血糖稳定者,可每周监测一次三餐前、三餐后2h和睡前的7次血糖。

5. 自我血糖监测的好处。自我血糖监测具有以下好处:①可教育病人如何控制血糖;②鼓励病人积极参与到治疗和自我管理中;③加强病人自己控制病情的责任感；④及时发现低血糖；⑤监测胰岛素强化治疗的疗效；⑥为医生调整治疗方案提供依据。

6. 自我血糖监测的注意事项。为了加强自我血糖监测，每位患者最好能配备一台自己的血糖仪，只有经常监测血糖，才能根据血糖结果不断调整治疗。由于每位患者的情况不同，因此，应向医生咨询所要求的血糖监测次数。要记录好血糖结果，妥善保存每次的血糖监测结果，在每次就诊时，应带上血糖监测记录。自我血糖监测应注意以下几点：

（1）每天检查4~7次血糖，包括睡前和凌晨3点，1周进行几天监测，应视病情而定。

（2）按照医生的指导调整治疗计划。

（3）记录有可能导致低血糖或血糖升高的各种事件和因素。

（4）每次复诊时应携带血糖记录和所应用的药物，包括胰岛素的剂型。

（5）确保血糖仪正常工作和试纸条符合要求，使监测结果准确可信。

（6）记录血糖监测结果，记录表见表12-1。

表12-1　糖尿病治疗病人自我血糖监测记录表

胰岛素或口服药剂量		自我血糖监测结果							备　注
日期	治疗时间	早餐前	早餐后	午餐前	午餐后	晚餐前	晚餐后	睡前	
		上午	中午	下午	晚上				

（二）医院血糖监测

1. 门诊血糖监测。糖尿病诊断需采用静脉血浆测定葡萄糖浓度，必要时行OGTT试验；糖尿病复诊时可采用静脉血浆测定空腹和餐后2h葡萄糖浓度，也可采用快速血糖仪测定毛细血管血糖。

2. 动态血糖监测。近年来,由MiniMed公司研制开发的动态血糖监测系统(CGMS)已在我国上市并应用于临床,如同动态心电图监测一样,进行动态血糖监测。动态血糖监测系统处理后显示出监测时段(24~72h)内的血糖图谱,将每5min的血糖信号平均值进行存储,每天存储288个血糖值,可存储由患者输入的事件标志(如就餐、注射胰岛素或服药、运动、低血糖、其他)。动态血糖监测系统所获取的有关信息,可作为常规家用血糖监测(SMBG)所获取血糖数据的重要补充信息,但不能取而代之。动态血糖监测系统所提供的信息对于提高血糖波动的认识、完善血糖监测手段和协助制订糖尿病治疗方案,无疑都是非常有帮助的。适用于各种类型的糖尿病患者,尤其适用于血糖波动大、反复低血糖发生、怀疑夜间低血糖(苏木杰效应)、妊娠糖尿病、追求更佳治疗方案者。可根据对血糖变化趋势的分析,来指导患者将来的血糖控制方案,从而实现对患者血糖更加精细的调节。

(三)糖化血红蛋白(HbA1c)监测

葡萄糖与血红蛋白上的游离氨基发生非酶促的共价附着反应(糖基化),形成糖化血红蛋白,一旦形成,则不可逆转,直到红细胞120d后死亡才消失,故糖化血红蛋白的结果能反映8~12周的血糖平均水平,由于血糖是波动的,而所测血糖值只能代表采血当时一"点"时间的血糖高低,只有糖化血红蛋白才能真正反映出一段时间血糖控制的整体水平(血糖全貌)。正常人糖化血红蛋白占血红蛋白的4%~6%,而控制差的糖尿病人,糖化血红蛋白可为正常人的2~3倍。但经过血糖控制下降一段时间后,升高的糖化血红蛋白也可恢复。

糖尿病患者应每3个月监测1次糖化血红蛋白。糖化血红蛋白不能代替自我血糖监测(SMBG),二者在监测血糖方面的优缺点比较如表12-2。

表12-2 SMBG与尿糖、HbA1c的比较

	优 点	缺 点
SMBG	直接反映血糖水平,能反映低血糖,能通过平均血糖值了解血糖的长期控制情况	有创 试纸较尿糖试纸价格高
尿糖	无痛,试纸较为便宜	尿糖有时不能反映高血糖水平(肾糖阈降低) 不能监测低血糖
HbA1c	能反映血糖长期控制的全貌	不能反映血糖的即刻情况 不能监测即刻低血糖

(四)尿糖的监测

尿糖监测只有在无法监测血糖的情况下进行。正常人肾糖阈血糖值为9.0~10.0mmol/L。肾糖阈异常的患者不适宜监测尿糖,而应监测血糖。目前,所用的尿糖试剂条含有葡萄糖氧化酶和过氧化氢酶,产生的过氧化氢作用于成色试剂而显色,从而通过肉眼比色判断尿中葡萄糖的含量。试剂条应尽量不要暴露在潮湿的空气中,应防晒、防热,密闭保存,并按照说明书进行操作,试剂条过期不能再使用。

(五)血酮体和尿酮体的监测

一般在血糖控制不佳或合并有急性感染等应激时,应注意监测血酮体和尿酮体的变化,及早发现糖尿病酮症酸中毒。应注意,目前测定尿酮体的方法,不能检出尿中的β-羟丁酸,故尿酮体阴性时不能除外以β-羟丁酸为主的酮症酸中毒,应测定血酮体。尿酮体试剂条已广泛使用,像尿糖测试条一样,尿酮体阳性时试纸条呈紫色反应。尿酮体测试条应妥善保管,避免光晒,受潮。尿酮体检查不必天天做,当糖尿病患者有以下情况时,可做尿酮体检测:①合并感染、外伤、精神紧张、工作过劳等应激情况;②当发生食欲不振、恶心、呕吐、腹泻等;③因某种疾病不能进食,补充糖类及胰岛素不足时;④糖尿病患者妊娠期;⑤发生了酮症酸中毒的患者。

(六)糖尿病肾病的早期监测

1. 尿微量白蛋白(uAlb)的监测。监测尿中白蛋白的含量是诊断早期糖尿病肾病的指标,它不仅能预测肾脏病变的发展,而且对了解视网膜病变及大血管病变也密切相关。如能早期发现微量白蛋白尿,对于早期诊断糖尿病肾病、早期治疗及改善其预后至关重要。持续性微量白蛋白尿,是糖尿病肾病的早期标志,此阶段的肾病是可逆的,也是阻止向临床肾病发展的关键时机。故现推荐1型糖尿病和病程大于5年的2型糖尿病,应每年监测尿微量白蛋白,以便早期发现糖尿病肾病。

尿白蛋白分泌率(UAER)测定方法是:在1~6个月内,收集3次24h或过夜尿标本(8h)测定UAER,2~3次UAER的平均值在20~200μg/min,提示早期糖尿病肾病;正常值在20μg/min以下;大于200μg/min提示临床糖尿病肾病。尿标本留取应注意以下两点:

(1)8h尿白蛋白排泄率测定留尿方法:前一天晚10时排空膀胱,此后开始留尿,收集至次日晨6时(包括6时排的尿)的全部尿液,共收集8h尿,放入标本瓶中送检。

(2)尿中白蛋白的排出量虽然是反映肾小球滤过膜屏障破坏的程度,但它同时还受其他因素的影响,如泌尿道感染、运动负荷、代谢控制状态等。因此,在做此项检查时,患者应在充分休息状态、尿中无酮体、泌尿道无感染的情况下留尿。

2.尿常规的监测。及时发现泌尿系感染和了解临床蛋白尿的进展。若尿常规中已有持续蛋白尿(临床蛋白尿)时,无须进行尿微量白蛋白的监测,而应直接监测尿蛋白。

(七)其他项目的监测

糖尿病患者每次随诊时,都应检查体重、血压;每半年应检查12导联心电图、腰臀围、血脂1次;每年至少应散瞳检查眼底1次,每年应常规筛查并发症1次。

二、糖尿病患者随访

糖尿病随访实际是对患者诊疗效果的信息反馈,对疗效观察和科学研究都很有意义,特别是对观察病人远期疗效和转归的意义更大。随访中还可对病人进行必要的健康指导和长期治疗方案的调整。应首先制订随访计划,根据需要确定随访的内容、标准、方式和时间,最好建立个人健康档案和长期随访计划。

(一)随访指导

糖尿病管理是连续的,在随访或专科门诊中,专科医师应主动向病人做详细的院外管理指导,主要包括以下内容:

1. 遵医嘱正确、按时用药,切勿擅自停用或更改,要定期监测血糖、血脂、体重、血压等。如需要调整用药(药物剂量或更换药品)时,应在糖尿病专科医师指导下进行。

2. 饮食应遵循已确定的饮食计划,定时、定量,合理搭配,避免食用不洁或过期食品,应改变不良生活习惯,如戒烟限酒。应特别注意进餐与口服降糖药物或胰岛素注射的时间关系。

3. 根据自身情况和爱好习惯,在医生的指导下,选择适当的运动方式,如太极拳、散步、慢跑、骑车、上下楼梯等。运动要循序渐进,持之以恒,运动的时间最好安排在餐后1h左右,以避免低血糖的发生。

4. 应注意休息,保持心情愉快,避免劳累、精神刺激和过度紧张。随季节变化及时添减衣物,防止受凉感冒。若存在呼吸道等感染时,应积极抗感染治疗,以防感染加重。

5. 在感染、手术、创伤或合并其他疾病等应激状态下,若出现下述症状时,提示血糖异常,应及时监测血糖和就医,在糖尿病专科医生的指导下,调整降糖药物的治疗方案。①高血糖可能出现的征象:口渴,饥饿感,尿量增加,特别是夜尿频繁,疲劳,视物模糊,体重下降,皮肤干燥,易感染,肢体感觉异常,伤口不易愈合等;②低血糖可能出现的征象:心慌,双手颤抖,出冷汗,难忍的饥饿感,全身乏力,头痛,头昏,情绪变化大,注意力不集中,意识模糊,抽搐甚至昏迷等。

6. 如出现高血糖症状时,应多饮水,尽快检查血糖、尿糖,并上医院就诊。如出现低血糖症状时,有条件者可先查血糖,如血糖低于3.9mmol/L以下,应进食饼干,严重者可饮糖水一杯,外出时最好随身携带糖果和糖尿病疾病卡,以备急用。

7. 注意讲究个人卫生,防止感染,要勤洗澡、更衣,内衣要柔软舒适,穿软底宽松鞋袜,鞋袜应合脚,保持皮肤清洁、完整,保持足部干爽。每天用温水洗脚,并仔细检查有无足部小伤口。修剪趾甲时,应注意勿损伤皮肤。如有足部病变,要正确换药,防止病情加重,并及时就医。

8. 已有眼部病变者应注意安全;有严重心、脑血管疾病及严重视网膜病变、下肢神经—血管病变等,禁止运动。

9. 注射胰岛素的病人,应严格无菌操作,注射部位要经常更换。注射剂量必须准确,注射后15min至半小时内必须进餐,如不能及时进餐,可进食少量饼干,以免发生低血糖。

10. 应坚持自我血糖监测,定期监测其他代谢异常与并发症,主动参与到自己的医疗保健中,积极配合医生的治疗,最好选定一名相对固定的专科医生。

(二)建立健康档案

糖尿病是一种复杂的慢性终身性疾病,因此,对糖尿病的治疗是一项长期并随病程的进展不断调整的管理过程。糖尿病管理,除了包括根据糖尿病的自然病程和病情及时调整糖尿病的治疗方案外,还包括对糖尿病患者的教育、帮助患者掌握糖尿病自我管理的技巧、对糖尿病并发症的监测和治疗,以及对糖尿病患者相关数据的系统管理。

为了便于随访管理,对于每位已经参与到各医疗单位的糖尿病患者,应建立一份健康档案,有条件的医疗单位或医疗中心建立电子档案,由专人管理。健康档案内容包括健康登记卡(表12-3),糖尿病及其并发症、合并症诊断、主要治疗经过等。

表12-3 糖尿病健康资料登记卡

姓名:＿＿＿＿＿＿ 性别:＿＿＿＿＿ 出生年月:＿＿＿＿ 籍贯:＿＿＿＿

民族:＿＿＿＿＿＿ 职业:＿＿＿＿＿ 文化程度:＿＿＿＿ 身高(cm):＿＿＿

家庭住址:＿＿＿＿＿＿＿＿＿＿ 邮编:＿＿＿＿＿ 联系电话:＿＿＿＿

工作单位:＿＿＿＿＿＿＿＿＿＿ 邮编:＿＿＿＿＿ 联系电话:＿＿＿＿

家属姓名:＿＿＿＿ 家属单位:＿＿＿＿＿＿ 联系电话:＿＿＿＿

就诊医院:＿＿＿＿ 病历号:＿＿＿＿＿ 联系医生:＿＿＿＿ 联系电话:＿＿＿＿

糖尿病确诊时间:＿＿＿＿ 治疗药物:＿＿＿＿＿＿＿＿＿＿＿＿

已确诊的并发症:＿＿＿＿＿＿＿＿＿＿＿＿＿＿＿＿＿＿＿＿

登记时间: 登记人员:

(三)随访计划及实施

1. 糖尿病随访及监测计划。

表12-4 糖尿病监测计划

月份	00*	01	02	03	04	05	06	07	08	09	10	11	12
日期													
体重(kg)	√	√	√	√	√	√	√	√	√	√	√	√	√
血压(mmHg)	√	√	√	√	√	√	√	√	√	√	√	√	√
腰围(cm)	√						√						√
臀围(cm)	√						√						√
尿常规				√						√			
FBG(mmol/L)	√	√	√	√	√	√	√	√	√	√	√	√	√
2hBG(mmol/L)	√	√	√	√	√	√	√	√	√	√	√	√	√
胰岛素、C-肽试验	√												√

续表12-4

月份	00*	01	02	03	04	05	06	07	08	09	10	11	12
HbA1c(%)	√			√			√			√			√
TC(mmol/L)	√						√						√
TG(mmol/L)	√						√						√
LDL-C(mmol/L)	√						√						√
HDL -C（mmol/L)	√						√						√
UAER（ug/min）或UAlb(ug/ml)	√						√						√
12导联心电图	√						√						√
眼底散瞳检查△	√												√

注：* 表示初诊时间；√表示随访及监测时间；△眼底检查在青春期以前是没有必要的

FBG：空腹血糖；PBG：餐后血糖；HbA1c：糖化血红蛋白；TG：甘油三酯；TC：总胆固醇；LDL-C：低密度脂蛋白胆固醇；HDL-C：高密度脂蛋白胆固醇；UAER：尿白蛋白排泄率；UAlb：尿微量白蛋白

2. 随访记录。糖尿病患者应做好每一次的监测记录，并于每次就诊时都要随身携带，以供医生参考；同时，医生应于每次随访时都要填写随诊意见（见表12-5）。

表12-5　糖尿病监测及治疗随访记录单

姓名：　　　　性别：　　　　　年龄：　　　　　主要诊断：

随诊日期	血糖（时间与数值）	UAlb、尿蛋白 糖化血红蛋白	体重、血压	血脂、其他	随诊意见（补充诊断、药物调整、检查及注意事项等）

第二节 糖尿病三级预防

糖尿病已经成为继心血管疾病、肿瘤之后,第三大危害人类健康的疾病。目前,全世界糖尿病人数已逾越4.15亿,我国已有近1.4亿糖尿病患者。糖尿病并发症已成为主要的、日益严重的健康问题,在我国,2型糖尿病占糖尿病人群的90%以上,其血管并发症使人们丧失劳动能力,预期寿命缩短8~12年。

糖尿病是一个重要的公共健康问题,已造成社会、单位和家庭巨大的医疗经济负担。2型糖尿病已接受治疗人群、未接受治疗人群和未发现糖尿病的人群呈"海底金字塔"样分布,而已接受治疗的人群只占很少一部分,位于塔尖。面对这一严峻形势,各国政府卫生部门都十分重视,我国卫生部1995年制定了《九·五国家糖尿病防治规划纲要》,成立了"卫生部糖尿病防治咨询专家委员会",开展了糖尿病流行病学调查等工作;2003年、2007、2010、2013、2014年分别出台了《中国糖尿病防治指南》、《中国2型糖尿病防治指南》。第42届世界糖尿病大会呼吁,各成员国应建立糖尿病"三级预防网络",三级预防主要是针对2型糖尿病,是糖尿病全面管理的重要措施。

一、糖尿病一级预防

(一)一级(初级)预防的目的和目标

1. 目的。预防糖尿病的发生,降低糖尿病发生率。

2. 目标。纠正可控制的糖尿病危险因素,降低糖尿病患病率;提高糖尿病的检出率,尽早发现和及时处理糖尿病。糖调节受损患者的血糖控制目标:空腹血糖<5.6mmol/L,餐后2h血糖<7.8mmol/L,HbA1c<6.0%。

(二)糖耐量减低的筛查

糖耐量减低的筛查方法是简单的,推荐应用口服75g糖耐量试验(OGTT),但大规模的人群普查OGTT也是不现实的,因此,只能选择那些具有糖尿病高危因素的人群进行筛查。若进行OGTT有困难的情况下,可只测定空腹血糖,仅测空腹血糖有漏诊的可能,毛细血管血糖(血糖仪测定)只能作为筛查糖尿病的预检手段。

(三)主要措施

1. 在一般人群中。加强糖尿病防治知识的宣传,如糖尿病的定义、症状、体征、常见的并发症以及危险因素;改变人群中与2型糖尿病发病有关的因素(如肥胖、体力活动减少等),提倡健康的生活行为,如合理饮食、适量运动、戒烟限酒、心理平衡;定期检查,一旦发现有糖耐量减低(IGT)或空腹血糖受损(IFG),应及早地进行生活方式的干预。

2. 在重点人群中。开展糖尿病筛查,对高危人群如糖调节受损、肥胖的患者,减少糖尿病的发病率,提倡健康的生活方式,适当开展药物干预治疗。

糖尿病重点人群为:①年龄≥45岁;②体重≥正常体重的115%或体质指数(BMI)≥25kg/m²者;③有糖尿病家族史者;④既往有IGT或IFG者;⑤高密度脂蛋白胆固醇降低和/或高甘油三酯血症者; ⑥有高血压和/或心脑血管病变者;⑦年龄≥30岁的妊娠妇女,有妊娠糖尿病史者,有曾分娩巨大婴儿(出生时体重≥4kg)史者,有不能解释的滞产史者;⑧多囊卵巢综合征的妇女;⑨常年不参加体力活动者;⑩使用一些特殊药物者,如糖皮质激素、利尿剂等。

3. 糖尿病是可以预防的。重点人群的预防措施,包括:

(1)糖尿病教育:特别是针对糖尿病危险因素控制的教育,如肥胖、活动减少、不适当的营养及生活方式等。

(2)加强筛查,尽早检出糖尿病:①利用分期分批进行的特殊人群体检,如干部体检、单位集中体检;②利用其他的体检方式,如司机体检、婚前体检、出国前体检;③通过各级医院门诊检查;④加强对非内分泌专科医生的培训,提高社区全科医生对糖尿病的认识水平,尽可能早地发现糖尿病;⑤对于一些因大血管病变、高血脂、肥胖及其他与糖尿病相关的疾病住院患者,进行常规血糖筛查。

(3)生活方式的干预:强化生活方式干预可以预防糖尿病的发生,研究显示,中等强度的干预既有效,又能为广大人群所接受并常年坚持。

糖耐量减低阶段的主要病理生理改变,是胰岛素抵抗和高胰岛素血症引起的餐后轻度高血糖状态,绝大多数患者超重或肥胖,因此,治疗的目的是减轻胰岛素抵抗。包括生活方式干预和药物干预,原则上首先考虑生活方式干预,通过严格的饮食控制和加强运动来减轻体重,达到并维持理想的体重,困难的是长期保持健康的生活方式并非易事。

(4)药物干预:药物干预对糖尿病的预防作用要比生活方式干预的效果略逊一筹。什么人群需要进行药物干预、什么时候开始进行药物干预、应用何种药物干预、干预要进行多久、费用与疗效分析(卫生经济学方面的研究)等,这些问题都需要进一步探讨。合适糖耐量减低干预的药物应以改善胰岛素抵抗、保护胰岛β-细胞功能为主,在有效降低餐后血糖的同时,不发生低血糖,不增加体重,长期使用安全、耐受性好、副作用少。目前,已经应用的药物有二甲双胍、α-糖苷酶抑制剂、噻唑烷二酮类。

药物的使用应在坚持健康的生活方式基础上,经过4~6个月的饮食和运动治疗后,若血糖仍未达到正常时,可以针对性地选择合适的药物干预治疗。药物选择的原则是:①年轻、肥胖患者可使用二甲双胍;②对肥胖且有心血管疾病和高风险的患者可首选GCP-授体激动机剂和SGL-T$_2$抽制剂;③老年患者可选择α-糖苷酶抑制剂;④胰岛素抵抗严重者可选择噻唑烷二酮类;⑤药物剂量宜从小剂量开始,治疗时间的长短要综合考虑;⑥多数糖耐量减低患者已出现代谢紊乱综合征,常常伴有高血压、血脂异常、高尿酸血症等,因此,在监测血糖的同时,也要定期监测上述指标,在降低血糖的同时,也要重视其他代谢紊乱的治疗。

二、糖尿病二级预防

(一)二级预防的目的和目标

1. 目的。早期发现和有效地治疗糖尿病,包括对尚未诊断糖尿病的高危人群进行筛查,保持对糖尿病的良好控制,减少有害因素,如戒烟限酒、纠正脂代谢紊乱及高血压等,以减少和防止糖尿病并发症的发生。

2. 目标。关键是防止糖尿病并发症的发生,包括:①尽早地发现糖尿病,尽可能地控制和纠正糖尿病患者的高血糖、高血压、血脂紊乱、肥胖以及吸烟等导致并发症发生的危险因素;②对2型糖尿病患者,定期进行糖尿病并发症以及相关疾病或代谢紊乱的筛查,如视网膜病变、肾脏病变、神经病变以及高血压、血脂紊乱或心脑血管疾病等,并加强相关的治疗措施,以达到全面治疗的目标。

(二)糖尿病并发症筛查

对于新发现的糖尿病患者,尤其是2型糖尿病患者,应进行系统而全面的检查,尽早进行并发症筛查,以便及早发现和处理。

1. 常规筛查。新诊断的2型糖尿病患者必须进行以下检查。①眼:视力、散瞳检查眼底;②心脏:标准12导联心电图、卧位和立位血压;③肾脏:尿常规、镜检、24h尿白蛋白定量、尿白蛋白与肌酐比值、血肌酐和尿素氮;④神经:四肢腱反射、立卧位血压、音叉振动觉或尼龙丝触觉;⑤足:足背动脉、胫后动脉搏动情况和缺血表现、皮肤色泽、有否破溃、溃疡、感染、胼胝等；⑥血液生化检查：血脂（胆固醇、甘油三酯、LDL-胆固醇和HDL-胆固醇）、尿酸、电解质；⑦询问有关症状。

2. 必要时做进一步检查。包括：①对于可疑或有增殖前期、增殖期的视网膜病变者，应进一步做眼底荧光造影；②有下肢缺血者，行多普勒超声检查、血流测定、肱动脉与足背动脉血压比值测定；③疑有心脏病变者，心脏超声、24h动态心电图、核素心肌灌注和血压监测；④疑有肾脏病变者，肌酐清除率测定，肾脏核素显像及肾小球滤过率（GFR）测定；⑤怀疑有神经病变者，神经传导速度测定（肌电图）、痛觉阈值测定等；⑥对于青少年发病者和怀疑有1型糖尿病可能的患者（LADA），检查胰岛细胞抗体、胰岛素抗体和谷氨酸脱酸酶抗体等；⑦所有糖尿病患者均应测定空腹及餐后血浆胰岛素和C-肽等，尤其有胰岛素抵抗表现患者。

3. 随访。完成并发症筛查后，决定患者随访时间及下一步处理，对于无并发症的患者，原则上：①2型糖尿病患者应每年全面筛查一次；②1型糖尿病患者如首次筛查正常，3~5年后应每年筛查一次；③尽可能地建立糖尿病的电子资料库，以便随访观察和开展临床研究。

（三）主要措施

1. 健康教育。对所有糖尿病患者，加强糖尿病及其并发症知识教育，让患者掌握有关知识，如并发症的种类、危害性、严重性及其危险因素等和预防措施。积极开展和推广自我血糖监测技术，教会患者如何监测血糖以及监测的频度，对用胰岛素治疗的患者，应学会自己调整胰岛素用量的方法。

2. 代谢控制。应强调：①非药物治疗的重要性，饮食控制和运动是糖尿病、脂代谢紊乱、肥胖的基础治疗；②对于每位糖尿病患者，都应确立血糖的控制目标；③1型糖尿病患者，应立即开始胰岛素治疗，在加强血糖监测的基础上，控制好全天的血糖，同时，注意保护残存的胰岛β-细胞功能；④必须要求全面达标，即除了血糖控制满意外，还要求血脂、血压正常或接近正常，体重保持在正常范围，并保持良好的精神状态；血压的控制和血脂紊乱的纠正以及戒烟等至关重要；⑤有条件的医院，应加强糖尿病专业与相关专业的协作，开展多学科协作的糖尿病临床和基础研究工作，为糖尿病患者提供具有更多科学依据的高质量和便捷的综合服务，减轻患者的经济负担。

三、糖尿病三级预防

(一)糖尿病三级预防的目的和目标

1. 目的。遏制糖尿病并发症的恶化,以减少糖尿病的致残率和死亡率,提高糖尿病患者的生活质量及生存率。

2. 目标。严格控制血糖,积极预防急性并发症及慢性并发症的发生;同时,要认真控制肥胖、高血压、脂肪代谢紊乱、吸烟、大量饮酒等不利因素。通过有效的治疗,慢性并发症的发展在早期有可能被终止或逆转。

(二)并发症预防的基本原则

糖尿病各种并发症在发病机制方面有许多相似之处,并发症的预防和治疗的基本原则是:①尽可能使血糖降至正常或接近正常;②严格控制血压;③纠正血脂紊乱;④提倡健康的生活方式;⑤选择科学的治疗方法,定期随访;⑥建立相互信任的医患关系,患者要学习和应用糖尿病及其相关疾病的医疗、护理和保健知识,医生要充分调动患者及其家属的积极性,让他们能够处理常见的糖尿病并发症及其有关问题。

(三)主要并发症的预防措施

1. 预防失明。定期进行眼底并发症的筛查;在控制好血糖的基础上,对于有激光治疗指征的视网膜病变,应及时给予治疗;视网膜剥离和糖尿病性青光眼,可以通过手术治疗而避免患者失明;糖尿病合并的白内障,可以通过手术治疗而重见光明。

2. 预防肾功能衰竭。有效地控制好血糖和血压是关键。首选的降压药为血管紧张素转化酶抑制剂(ACEI)或血管紧张素 II 受体拮抗剂(ARB);适当限制蛋白的摄入量,尤其是植物蛋白的摄入,可明显延缓糖尿病肾病的发生与发展。

3. 严重的周围神经病变。如痛性神经病变,在血糖控制满意并稳定一个时期后,病情可以得到缓解或好转;严重的糖尿病足病变可能导致患者截肢,良好的糖尿病控制和患者对足部的自我护理,可使截肢率明显下降。

四、糖尿病"三级预防"网络建立需要动员全社会的力量

(一)糖尿病三级预防网络的建立

1. 一级预防。主要是在社区完成,在政府有关部门的领导和支持下,需要全社会各有关方面的帮助和支持,加强社会的组织和动员。

2. 二级预防。是在综合性医院糖尿病专科或地方性糖尿病医疗中心指导下,

使糖尿病患者得到更好的管理、教育、护理保健与治疗。

3. 三级预防。需要多学科的共同努力,需要社区医疗单位的督促与协助随访,需要综合防治与专科医疗相结合,确保患者得到合理的、经济的、有效的治疗。

(二)糖尿病防治工作中存在的主要问题

1. 对糖尿病的认知。公众对糖尿病的认知程度差,防病意识差,已确诊病人对治疗的认识差,配合治疗的积极性不高,专业人员对糖尿病的防治意识不足。

2. 人员问题。专业技术人员缺乏,即使是现有的专业人员,也因地区、单位、自身专业水平不同而不均衡。

3. 卫生经费不足。用于糖尿病诊疗的经费本来就很少,投入到糖尿病预防的经费更少。

(三)具体措施建议

(1)大力宣传、转变观念,加强社会医学、预防医学意识。条件较好的医疗单位,应建立糖尿病教育培训基地,加强糖尿病教育。

(2)建立健全组织机构。卫生行政部门的干预,或糖尿病专业学会/协会承担,或成立专门的糖尿病防治机构。

(3)加强专业工作,包括专业队伍的建设。在参与糖尿病管理的人员中,糖尿病患者、普通内科医生、内分泌科或糖尿病专科医生和糖尿病教育护士,不但是糖尿病管理的核心和组织者,还是与糖尿病相关资源的整合者。参加糖尿病管理的人员和组织,应尽量利用现有的条件,组织相关人员和动员社会资源对糖尿病患者进行共同的关护。

(4)开展糖尿病流行病学调查和筛查,门诊、住院病人35岁以上者,应常规进行血糖筛查,尤其是餐后血糖,所有孕妇应将血糖纳入妊娠保健常规,早期发现糖尿病或IGT者。开展地域性糖尿病流行病学调查,为地方政府决策、合理配制医疗资源及临床诊治工作提供科学的依据。

(5)进行糖尿病登记、建立健康档案,长期随访。

(6)糖尿病患者应积极参加医疗保险、大病统筹等。

参考文献

1. Abbott CA, Vileikyte L, Williamson S, et al.Multicentre study of the incidence and predictive risk factors for diabetic neuropathic foot ulceration. Diabetes Care, 1998, 21:1071

2. American Association of Diabetes Educators. AADE position statement: education for continuous subcutaneous insulin infusion pump uses. Diabetes Educ, 1997, 23:397~398

3. Bianchi S, Bigazzi R, Campese VM.Microalbuminuria in essensial hypertension: significance, pathophysiology, and the therapeutic implications.Am J Kidney Dis, 1999, 34(6):973~975

4. Bessesen DH.The role of carbohydrates in insulin resistance.J Nutr, 2001, 131(10):27852~27865

5. Brink SJ. Diabetic acidosis. Acta Paediatr(Supp1), 1999, 88:14~24

6. Boland EA, Grey M, Oesterle A, et al. Continuous subcutaneous insulin infusion: a new way to lower risk of severe hypoglycemia, improve metobolic control, and enhance coping in adolescents with type 1 diabetes. Diabetes Care, 1999, 22:1779~1784

7. Campbell RK. Glimepiride: role of a new sulfonylurea in the treatment of type 2 diabetes mellitus. Ann Pharmacother, 1998, 32:1044

8. Chen R, Meseck M, McEvoy RC, et al. Glucose−stimulated and self−limiting insulin production by glucose 6 −phosphatase promoter driven insulin expression in hepatoma cells. Gene Ther, 2000, 7:1802~1809

9. Cunningham FG, Gant NF, Leveno KJ, et al. Diabetes. Williams Obstetrics.21 th ed. 北京:科学出版社, 2002, 1360~1377

10. 陈家伦. 餐后高血糖（IGT）的重要性及防治. 中华内分泌代谢杂志, 1998, 14:327~329

11. 陈名道. 脂肪细胞产物与肥胖和代谢综合征. 中华内分泌代谢杂志，2003，19:161~163

12. 陈劲松，刘玉韶，陈玉驹.白天格列本脲和睡前小剂量NPH联合治疗磺脲类继发失效.中国糖尿病杂志，1999，7:368

13. 常宝成，郑少雄.胰岛素增敏剂——罗格列酮在糖尿病中的应用.国外医学内分泌分册，2001，21(1):34~36

14. DCCT Research Group. The effect of intensive treatment of diabetes on the development and progression of long-term complications in IDDM. N Endl J Med，1993，329:977~986

15. Dillon AE，Menard K，Rust P，et al. Glucometer analysis of onehour glucose challenge samples.Am J Obstet Gynecol，1997，177:1120~1123

16. Ellis PA，Cairns H S. Renal impairment in elderly patients with hypertension and diabetes. QJM，2001，94:261~265

17. Fujioka K，Seaton T.B.Rowe E，et al.Weight loss with sibutrmine improves glycaemic control and other metabolic parameters in obese patients with type 2 diabetes mellitus.Diabetes，Obesity Metab，2000，2(3):175~187

18. Fritz T，Rosenqvist. Walking for-immediate effect on blood glucose levels in type 2 diabetes. Scand J Prim Health Care，2001，19:31~33

19. Gowri MS，Reaven RM，Nag B.Therpeutic efficacy of CLX -0921 in a rodent model of Syndrome X. Diabetes，2000，49(suppl 1)A:428

20. Glaser N，Barnett P，McCaslin I，et al. Risk factors for cerebral edema in children with diabetic ketoacidosis. N EngI J Med，2001，344:264~269

21. 国家"九五"攻关计划糖尿病研究协作组.中国12地区中老年人糖尿病患病率调查.中华内分泌代谢杂志，2002，18:280~284

22. Kelley DE，Bidot P，Freedman Z，et al. Efficacy and safety of acarbose in insulin-treated patients with type 2 diabetes. Diabetes Care，1998，21:2056~2061

23. Harris MI，Flegal KM，Cowie CC，et al. Prevalance of diabetes，impaired fasting glucose，and impaired glucose tolerance in U.S. adults. The Third National Health and Nutrition Examination Survey 1988—1994. Diabetes Care，

1998，21:519

24. Ha H,Lee HB.Reactive oxygen species as glucose signaling molecules in mesangial cells cultured under high glucose.Kidney Int,2000,58(S77):S19~S25

25. Hanninen J, Takala J, Keinanen－Kiukaanniemi S. Good continuity of care may improve quality of care life in type 2 diabetes. Diabetes Res Clin Pract, 2001,51:21~27

26. Harrower AD. Comparative tolerability of sulphonylurea in diabetes mellitus. Drug saf, 2000,22:313~320

27. Hsueh WA,Law RE.Insulin signaling in the arterial wall.Am J Cardiol, 1999,84:21~24

28. Hansen AMK,Christensen IT,Wahl P.Repaglinide and nateglinide are differentially affected by a single point mutation in SUR1/Kir 6.2 channels. Diabetes,2001,50(supp 2):A 9

29. Isabelle B, Christine R,Gerard R, Vincent P. Long－term exposure of isolated rat islet of Langerhans to supraphysiologic glucose concentrations decrease insulin mRNA levels. Metabolism, 1999,48:319~323

30. Jude EB,Spittle M,Conner H,et al.The diabetic foot 1998. diabetic Med, 1999,16:170

31. Jornsay DL. Continuous subcutaneous insulin infusion（CSII）therapy during pregnancy. Diabetes Spect, 1998, 11:26~32

32. Johansen K. Efficacy of metformin in the treatment of NIDDM. meta analysis. Diab Care, 1999,22:33~37

33. Kaufman FR, Halvorson M, Miller D, et al. Insulin pump therapy in type 1 pediatric patients: now and into the year 2000. Diabetes Metab Res Rev, 1999, 15:338~352

34. Lernmark Ake, Alberto Falroni. Immune phenomena and events in the islets in IDDM. In: John Pickup, Gareth Williams eds. Textbook of Diabetes. London: Blackwell Science, 1997

35. Litzelman DK, Marriott DJ, Vinicor F. Independent physiological predictors of foot lesions in patients with NIDDM. Diabetes Care, 1997, 20:

1273~1278

36. Lopez-Alvarenga JC, Aguilaz-Salinas CA, Velasco-Perez ML. Acarbose vs. bedtime NPH insulin in the treatment of secondary failures to sulphonylurea-metformin therapy in type 2 diabetes mellitus.Diabetes Obes Metab, 1999, 1:29~35

37. Lee HC, Kim SJ, Kim KS, et al. Remission in models of type 1 diabetes by gene therapy using a single-chain insulin analogue. Nature, 2000,408: 483~488

38. Lalej-Bennis D, Boillot J, Bardin C, et al. Efficacy and tolerance of intranasal insulin administered during 4 months in severely hyperglycaemic Type 2 diabetic patients with oral drug failure: across-over study. Diabet Med, 2001,18: 614~618

39. Lewis GF, Uffelman KD, Szeto L, et al. Interaction between free fatty acids and insulin in the

40. 李秀钧,钱荣立.胰岛素抵抗及其临床意义.中国糖尿病杂志,1999,7: 163~167

41. 刘新民.实用内分泌学.第2版.北京:人民军医出版社,1997,269~274

42. 刘国良.糖尿病肾病的早期诊断及临床评价.实用糖尿病杂志,1996,4 (1):5~9

43. 李继强.糖尿病与肝病.见:许曼音主编.糖尿病学.上海:上海科技出版社,2003

44. McMahon MJ,Ananth CV, Liston RM. Gestational diabetes mellitus. Risk factors, obstetric complications and infant outcomes. J Repro Med,1998,43:372~378

45. Messerli FH,Grossman E. Diabetes,hypertension,and cardirovascular diabetes:an update. Hypertension,2001,38(3):E11

46. Miyazaki Y, Mahankali A, Matsuda M, et al. Effect of pioglitazone on abdominal fat distribution and insulin sensitivity in patients with type 2 diabetes mellitus. Diabetes,2000,49(supp 1):A 299

47. Moses RG,Gomis R,Franden KB,et al.Flexible meal-related dosing with

repaglinide facilitates glycemic control in therapy –na?ve type 2 diabetes Care, 2001, 24:11~15

48. 孟作龙,李明,韩月香.达美康联合胰岛素治疗磺脲类继发性失效的探讨[J].兰州医学院学报,2000,26(2):43

49. 孟作龙,宁英远.糖尿病管理规范与诊疗进展.兰州:甘肃科学技术出版社,2006

50. Naylor CD, sermer M, Chen E, et al. For the Toronto trihospital gestational diabetes project investigators, selective screening for the gestational diabetes mellitus. Obstet Gynecol Surv, 1998, 53:267~269

51. Packer M, Coats AJS, Fowler MB, et al.Effect of carvedilol on survival in severe chronic heart failure.N Engl J Med, 2001, 344:1651~1658

52. 潘长玉.葡萄糖耐量低减的定义、诊断及流行病学观点.中华内分泌代谢杂志,2001,17:393~394

53. 潘长玉,朱禧星,李光伟等.新型口服抗糖尿病药物——瑞格列奈在中国2型糖尿病患者中的疗效及安全性分析.中华内分泌代谢杂志,1999,15:359~362

54. 全国糖尿病防治协作组.1994年中国糖尿病患病率及其危险因素.中华内科杂志,1997,36:384~389

55. Rosenstock J, Brown A, Fischer J, et al. Efficacy and safety of acarbose in metformin treated patients with type 2 diabetes. Diabetes Care, 1998, 21: 2050~2055

56. Ramsey SD.Newton K,Blough D,et al.Incidence,outcomes and cost of foot ulcers in patients with diabetes Care,1999,22:382

57. Reynolds LR. Reemergence of insulin pump therapy in the 1990s. South med J,2000,93(12):1157~1161

58. Renner R, Pfutzner A, Trautmann M, et al. Use of insulin lispro in continuous subcutaneous insulin infusion treatment. Results of a multicenter trial. German Humalog–CSII Study Group. Diabetes Care,1999,22:784–788

59. 冉兴无,李秀钧.餐时血糖调节剂:瑞格列奈.国外医学内分泌分册,2000,20(5):225~228

60. 荣蓉,陈宇红,赵咏桔,等.2型糖尿病磺脲类失效的强化胰岛素治疗:胰岛素有效剂量及相关因素分析.中国糖尿病杂志,2001,9:8~10

61. Seino S, Iwanaga T, Nagashima K, et al. Diverse roles of KATP channels learned from Kir 6.2 genetically engineered mice. Diabetes, 2000, 49: 311~318

62. Schiffrin A. Nighttime continuous subcutaneous insulin infusion revisited: a strategy for improving insulin delivery. Diabetes Care, 2000,23:571~573

63. Smigaj D, Roman −Drago NM, Amini SB, et al. The effect of oral terbutaline on maternal glucose metabolism and energy expenditure in pregnancy. Am J Obstet Gynecol, 1998,178:1041~1047

64. 申世芳,吴北生,刘玉洁,等.口服50克葡萄糖筛查妊娠期糖尿病的研究.中华妇产科杂志,1997,32:104~105

65. 沈稚舟,吴松华,邵福源,等.糖尿病慢性并发症.上海:上海医科大学出版社,1999

66. The MHC sequencing consortium. Complete sequence and gene map of a human major histocompatibility complex. Nature, 1999, 401: 921~923

67. Turner RC, Cull CA, Frighi V, et al. Glycemic control with diet, sulfonylurea, metformin, or insulin in patients with type 2 diabetes mellitus: progressive requirement for multiple therapies (UKPDS 49). UK Prospective Diabetes Study(UKPDS) Group. JAMA, 1999,281:2005~2012

68. 童南伟,梁荩忠.一种新的长效磺脲类降糖药:格列美脲.中国糖尿病杂志,2000,8(4):238~239

69. UK prospective diabetes study (UKPDS)group. Intensive blood glucose control with sulphonylureas or insulin compared with conventional treatment and risk of complications in patients wilh type 2 diabetes.The Lancet,l998,352:837~865

70. Valensi P, Sachs RN, Harfouche B, et al. Predictive value of cardiac autonomic neuropathy in diabetic patients with or without silent myocardial ischemia. Diabetes Care, 2001,24:339~343

71. WHO Ad Hoc Diabetes Reporting Group. Global estimates for prevalence

of diabetes mellitus and IGT in adults. Diabetes Care, 1997, 16:157~177

72. Wagner A, risse A, Brill HL, etal. Therapy of severe diabetic ketoacidosis. Zero-mortality under very-low-dose insulin application. Diabetes Care, 1999, 22: 674~677

73. Watkins PJ, Thomas PK. Diabetes mellitus and the nervous system. J Neurol Neurosurg Psychiatry, 1998, 65:620~632

74. 卫生部疾病控制司, 中华医学会糖尿病学分会. 中国2型糖尿病防治指南. 2007年版

75. 卫生部疾病控制司, 中华医学会糖尿病学分会. 中国糖尿病防治指南（试行本）, 2003

76. 王克安, 李天麟, 李新华, 等. 中国儿童1型糖尿病发病率的研究. 中华内分泌代谢杂志, 1999, 1(15):3

77. 向红丁, 吴纬, 刘灿群, 等. 1996年全国糖尿病流行病学特点基线调查报告. 中国糖尿病杂志. 1998, 6:131~133

78. 许曼音. 糖尿病学. 上海: 上海科技出版社, 2003

79. 邵孝琪. 现代急诊医学. 北京医科大学中国协和医科大学联合出版社, 1997

80. 血脂异常预防专题组. 全国血脂异常诊断与治疗专题学术研讨会纪要. 中华心血管杂志, 1997, 25:163~173

81. Yudkin J.S. Abnormalities of coagulation and fibrinolysis in insulin resistance. Diabetes care. 1999, 22(Suppl 3):C25~30

82. 杨裕国, 林东平, 盛宏光, 等. 降脂药物——必降脂对糖代谢的影响. 中华内分泌代谢杂志, 1998, 14(2):103

83. 杨文英, 林丽香, 齐今吾, 等. 阿卡波糖和二甲双胍对IGT人群糖尿病预防的效果—: 多中心3年前瞻性观察. 中华内分泌代谢杂志, 2001年, 17:131~134

84. Zinman B, Tildesly H, Chiasson J, et al. Insulin Lispro in CSII: results of a double-blind crossover study. Diabetes, 1997, 46:440~443

85. 赵列宾, 赵红燕, 王凌, 等. 以血糖跟踪监测及数据处理系统作为糖尿病监测手段调整治疗的临床研究. 上海医学, 1998, 21:8

86. 周智广, 伍汉文. 成人隐匿性自身免疫性糖尿病的诊断与治疗. 中华内

分泌代谢杂志1998,14:1~2

　　87. 赵佑更,庄留棋.正常妊娠和妊娠期糖尿病代谢变化.中华妇产科杂志,1997,32:248~250

　　88. 赵佑更,唐振华.妊娠期糖尿病的早期诊断和治疗现状.中华实用医学杂志,2000,2:41~44

　　89. 赵佑更.妊娠期糖尿病性巨大儿的研究.中华妇产科杂志,1998,33:249~251

　　90. 张应天.糖尿病与外科学的关系.中国实用外科杂志,1993,13:589~591